中医特色
临床诊疗实践
ZHONGYI TESE LINCHUANG ZHENLIAO SHIJIAN

主编 朱珍琦 陈 翊 宋永红

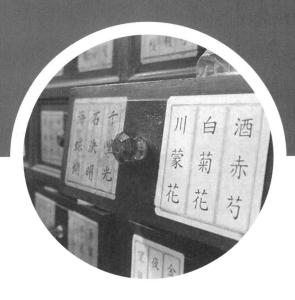

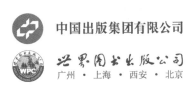

中国出版集团有限公司

世界图书出版公司
广州·上海·西安·北京

图书在版编目（CIP）数据

中医特色临床诊疗实践 / 朱珍琦, 陈翊, 宋永红主
编.—广州：世界图书出版广东有限公司，2023.10
ISBN 978-7-5232-0925-7

Ⅰ.①中… Ⅱ.①朱… ②陈… ③宋… Ⅲ.①中医诊
断学②中医治疗法 Ⅳ.①R24

中国国家版本馆CIP数据核字(2023)第207993号

书　　名	中医特色临床诊疗实践	
	ZHONGYI TESE LINCHUANG ZHENLIAO SHIJIAN	
主　　编	朱珍琦　陈　翊　宋永红	
责任编辑	刘　旭	
责任技编	刘上锦	
装帧设计	品雅传媒	
出版发行	世界图书出版有限公司　世界图书出版广东有限公司	
地　　址	广州市海珠区新港西路大江冲25号	
邮　　编	510300	
电　　话	（020）84460408	
网　　址	http://www.gdst.com.cn	
邮　　箱	wpc_gdst@163.com	
经　　销	新华书店	
印　　刷	广州今人彩色印刷有限公司	
开　　本	889 mm×1 194 mm　1/16	
印　　张	14.5	
字　　数	399千字	
版　　次	2023年10月第1版　2023年10月第1次印刷	
国际书号	ISBN 978-7-5232-0925-7	
定　　价	138.00元	

编 委 会

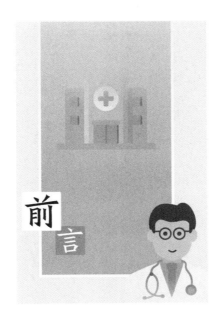

前言

　　随着健康观念和医学模式的转变，中医药越来越显示出其独特的优势。党的二十大报告中强调要坚持中西医并重，扶持中医药和民族医药事业发展，这为中医药事业的发展指明了方向。中医学作为中医药学的重要组成部分，也被赋予了更深刻的内涵和更广阔的外延。中医"临病人问所变""切脉、望色、听声、写形、言病之所在"，诊治患者疾病，以人为本，通过问患者、切脉、望色、听声，工、巧、神、圣，四诊和"写形"，司外揣内，见微知著，从而达到准确诊断，辨证论治的目的。本书整理和发掘了中医学的宝贵财富，博采众长，广收博蓄，提炼精华，顺应了中医药事业前进的步伐，提升中医队伍的服务水平，继承和发扬中医理论。目的是为中医临床工作者提供一部能够自修研读、借鉴参考的书，真的能够使读者开卷有益。

　　全书主要涉及中医常见病的常见诊疗方法。我们精选了临床最常见的疾病种类，以达到浓缩精华、科学实用的目的。重点介绍常见辨证分型、病情观察要点、中医饮食、中药使用等，着重体现中医特色，主要包括中医基础、脑系病证、心系病证、脾胃系病证、肝胆系病证、肾系病证、风湿病证、妇科病证、骨科疾病等内容。

　　在编写过程中，参阅了大量相关教材、书籍及文献，反复进行论证，力求做到有理有据、准确使用，且与临床紧密结合。"工欲善其事，必先利其器。"我们期盼本书能够为制定中医决策提供参考和依据，成为广大中医临床医师可以依赖的工具书。在即将付梓之际，对先后为本书付出努力的同志表示诚挚的感谢！尽管我们已尽心竭力，但唯恐百密一疏，愿专家、读者能加以指正，不胜期盼之至。

编　者

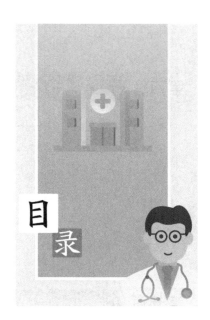

目录

第一章 中医辨证

第二章 脑系病证

第三章 心系病证

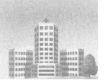

第一章

中医辨证

第一节　八纲基本证

一、表里辨证

表里是辨别病变部位外内浅深的两个纲领。

表与里是相对的概念，如皮肤与筋骨相对而言，皮肤属表，筋骨属里；脏与腑相对而言，腑属表，脏属里；经络与脏腑相对而言，经络属表，脏腑属里；经络中三阳经与三阴经相对而言，三阳经属表，三阴经属里等。

表里主要代表辨证中病位的外内浅深，一般而论，身体的皮毛、肌腠、经络在外，属表；血脉、骨髓、脏腑相对在内，属里。因此，临床上一般把外邪侵犯肌表，病位浅者，称为表证；病在脏腑，病位深者，称为里证。从病势上看，外感病中病邪由表入里，疾病渐增重为势进；病邪由里出表，疾病渐减轻为势退。因而前人有"病邪入里一层，病深一层；出表一层，病轻一层。"的认识。

辨别表里对外感疾病来说，尤为重要。这是由于内伤杂病的证型一般属于里证范畴，主要应辨别"里"所在的具体脏腑的病位。而外感病则往往具有由表入里、由浅而深、由轻而重的发展传变过程，因此，表里辨证是对外感病发展的不同阶段的基本认识，可说明病情的轻重浅深及病机变化的趋势，可为把握疾病演变的规律及取得诊疗的主动性提供依据。

（一）表证

表证是指外感疾病的初期阶段，正（卫）气抗邪于肤表浅层，以新起恶寒发热为主要特征的证。

1. 临床表现　新起恶风寒，或恶寒发热，头身疼痛，喷嚏，鼻塞，流涕，咽喉痒痛，微有咳嗽、气喘，舌淡红，舌苔薄，脉浮。

2. 证因分析　六淫、疫疠等邪气，经皮毛、口鼻侵入机体，正邪相争于肤表，阻遏卫气的正常宣发、温煦功能，故见恶寒发热；外邪束表，经气郁滞不畅，不通则痛，故有头身疼痛；皮毛受邪，内应于肺，鼻咽不利，故喷嚏、鼻塞、流清涕，咽喉痒痛；肺气失宣，故微有咳嗽、气喘；病邪在表，尚未入里，没有影响胃气的功能，舌象没有明显变化，故舌淡红、苔薄；正邪相争于表，脉气鼓动于外，故脉浮。

表证发生，主要是感受六淫之邪，临床常见的表证有风邪袭表证、寒邪束表证、风热犯表证、湿邪遏表证、燥邪犯表证、暑湿伤表证、热邪犯表证及疫疠证的早期阶段等。

本证以新起恶寒发热、脉浮等症状为辨证要点。

（二）里证

里证是指病变部位在内，脏腑、气血、骨髓等受病所反映的证。

1. 临床表现　里证的范围极为广泛，凡非表证（及半表半里证）的特定证候，一般都属里证的范畴，因此其表现多种多样。

2. 证因分析　里证形成的原因有三个方面：一是外邪袭表，表证不解，病邪传里，形成里证；二是外邪直接入里，侵犯脏腑等部位，即所谓"直中"为病；三是情志内伤、饮食劳倦等因素，直接损伤脏腑气血，或脏腑气血功能紊乱而出现各种证。由于里证形成的原因及表现不同，其证候机制亦各不相同。

本证以脏腑、气血津液等异常所致症状为辨证要点。

（三）半表半里证

表半里证指病变既非完全在表，又未完全入里，病位处于表里进退变化之中，以寒热往来等为主要表现的证。

1. 临床表现　寒热往来，胸胁苦满，心烦喜呕，默默不欲饮食，口苦，咽干，目眩，脉弦。

2. 证因分析　属六经辨证中的少阳病证，多因外感病邪由表入里的过程中，邪正分争，少阳枢机不利所致。

本证以寒热往来、胸胁苦满、口苦、咽干、目眩、脉弦等症状为辨证要点。

二、寒热辨证

寒热是辨别疾病性质的两个纲领。

病邪有阳邪与阴邪之分，正气有阳气与阴液之别，寒证与热证实际是机体阴阳偏盛、偏衰的具体表现，正如张景岳所说："寒热乃阴阳之化也。"阴盛或阳虚则表现为寒证，阳盛或阴虚则表现为热证。《素问·阴阳应象大论篇》所言"阳胜则热，阴胜则寒"及《素问·调经论篇》所说"阳虚则外寒，阴虚则内热"即是此意。

寒象、热象与寒证、热证既有区别，又有联系。如恶寒、发热等可被称为寒象或热象，是疾病的表现征象，与反映疾病本质的寒证或热证是不同的。一般情况下，疾病的本质和表现的征象多是相符的，热证多见热象，寒证多见寒象。但反过来，出现某些寒象或热象时，疾病的本质不一定就是寒证或热证。因此，寒热辨证，不能孤立地根据个别症状做判断，而是应在综合分析四诊资料的基础上进行辨识。

辨清寒证与热证，对认识疾病的性质和指导治疗有重要意义，是确定"寒者热之，热者寒之"治疗法则的依据。

（一）寒证

寒证是指感受寒邪，或阳虚阴盛，导致机体功能活动衰退所表现的具有"冷、凉"特点的证。由于阴盛可表现为寒的证，阳虚亦可表现为寒的证，故寒证有实寒证与虚寒证之分。

1. 临床表现　恶寒（或畏寒）喜暖，肢冷蜷卧，冷痛喜温，口淡不渴，痰、涕、涎液清稀，小便清长，大便溏薄，面色苍白，舌质浅淡，苔白而润，脉紧或迟等。

2. 证因分析　多因感受寒邪，或过服生冷寒凉所致，起病急骤，体质壮实者，多为实寒证；因内伤久病，阳气虚弱而阴寒偏胜者，多为虚寒证；寒邪袭于表者，多为表寒证；寒邪客于脏腑，或因阳虚阴盛所致者，多为里寒证。阳气虚弱，或因外寒阻遏阳气，形体失却温煦，故见恶寒（或畏寒）喜暖、肢冷蜷卧、冷痛喜温等症；阴寒内盛，津液未伤，所以口淡不渴，痰、涕、涎液、大小便等分泌物、排泄物澄澈清冷，苔白而润；寒邪束遏阳气则脉紧，阳虚推动缓慢则脉迟。

本证以怕冷喜暖与分泌物、排泄物澄澈清冷等症状共见为辨证要点。

（二）热证

热证是指感受热邪，或脏腑阳气亢盛，或阴虚阳亢，导致机体功能活动亢进所表现的具有"温、热"特点的证。由于阳盛可表现为热的证，阴虚亦可表现为热的证，故热证有实热证与虚热证之分。

1. 临床表现　发热，恶热喜冷，口渴欲饮，面赤，烦躁不宁，痰、涕黄稠，小便短黄，大便干结，舌红少津，舌苔黄燥，脉数等。

2. 证因分析　多因外感火热阳邪，或过服辛辣温热之品，或寒湿郁而化热，或七情过激，五志化火等导致体内阳热过盛所致，病势急骤，形体壮实者，多为实热证；因内伤久病，阴液耗损而阳气偏亢者，多为虚热证；风热之邪袭于表者，多为表热证；热邪盛于脏腑，或因阴虚阳亢所致者，多为里热证。由于阳热偏盛，津液被耗，或因阴液亏虚而阳气偏亢，故见发热、恶热、面赤、烦躁不宁、舌红、苔黄、脉数等症；热伤阴津，故见口渴欲饮、痰涕黄稠、小便短黄、大便干结、舌红少津等症。

本证以发热恶热与分泌物、排泄物黏浊色黄等症状共见为辨证要点。

三、虚实辨证

虚实是指辨别邪正盛衰的两个纲领，主要反映病变过程中人体正气的强弱和致病邪气的盛衰。

《素问·通评虚实论篇》说："邪气盛则实，精气夺则虚。"《景岳全书·传忠录》亦说："虚实者，有余不足也。"实主要指邪气盛实，虚主要指正气不足，所以实与虚是用以概括和辨别邪正盛衰的两个纲领。

由于邪正斗争是疾病过程中的根本矛盾，阴阳盛衰及其所形成的寒热证，亦存在着虚实之分，所以分析疾病过程中邪正的虚实关系，是辨证的基本要求，因而《素问·调经论篇》有"百病之生，皆有虚实"之说。通过虚实辨证，可以了解病体的邪正盛衰，为治疗提供依据。实证宜攻，虚证宜补，虚实辨证准确，攻补方能适宜，才能免犯实实虚虚之误。

（一）虚证

虚证是指以人体阴阳、气血、津液、精髓等正气亏虚，而邪气不显著为基本病理所形成的证。

1. 临床表现　由于损伤正气的不同及影响脏腑器官的差异，虚证的表现也各不相同。

2. 证因分析　多因先天禀赋不足，后天失调或疾病耗损所致。如饮食失调，营血生化不足；思虑太过、悲哀惊恐、过度劳倦等，耗伤气血营阴；房事不节，耗损肾精元气；久病失治、误治，损伤正气；大吐、大泻、大汗、出血、失精等，使阴阳气血耗损，均可形成虚证。

本证以临床表现具有"不足、松弛、衰退"等特征为辨证要点。

（二）实证

实证是指人体感受外邪，或疾病过程中阴阳气血失调，体内病理产物蓄积，以邪气盛实、正气不虚为基本病理所形成的证。

1. 临床表现　由于感邪性质与病理产物的不同，以及病邪侵袭、停积部位的差别，实证的表现也各不相同。

2. 证因分析　实证的形成主要有两个方面：一是因风寒暑湿燥火、疫疠以及虫毒等邪气侵犯人体，正气奋起抗邪所致；二是内脏功能失调，气化失职，气机阻滞，形成痰、饮、水、湿、脓、瘀血、宿食等有形病理物质，壅聚停积于体内所致。

本证以临床表现具有"有余、亢盛、停聚"等特征为辨证要点。

四、阴阳辨证

阴阳是指归类病证类别的两个纲领。

阴阳是辨别疾病类别的基本大法。阴、阳分别代表事物相互对立的两个方面，它无所不指，也无所定指，故疾病的性质、证的类别以及临床表现，一般都可用阴阳进行概括或归类。《素问·阴阳应象大论篇》说："善诊者，察色按脉，先别阴阳。"《类经·阴阳类》说："人之疾病……必有所本，或本于阴，或本于阳，病变虽多，其本则一。"《景岳全书·传忠录》亦说："凡诊病施治，必须先审阴阳，乃为医道之纲领，阴阳无谬，治焉有差？医道虽繁，而可以一言蔽之者，曰阴阳而已。"由此可见阴阳在辨别病证中的重要性。

阴证与阳证的划分是根据阴阳学说中阴与阳的基本属性。凡临床上出现具有兴奋、躁动、亢进、明亮、偏于身体的外部与上部等特征的临床表现，病邪性质为阳邪，病情变化较快的表证、热证、实证时，一般可归属为阳证的范畴；出现具有抑制、沉静、衰退、晦暗、偏于身体的内部与下部等特征的临床表现，病邪性质为阴邪，病情变化较慢的里证、寒证、虚证时，一般可归属为阴证的范畴。

阴阳是八纲中的总纲。表证与里证、寒证与热证、虚证与实证反映了病变过程中几种既对立又统一的矛盾现象。此三对证是分别从不同的侧面来概括病情的，所以只能说明疾病在某一方面的特征，而不能反映出疾病的全貌。六类证型相互之间虽然有一定的联系，但既不能相互概括，也不能相互取代，六者在八纲中的地位是相等的。因此，为了对病情进行更高层面或总的归纳，可以用阴证与阳证概括其他六类证，即表证、热证、实证属阳，里证、寒证、虚证属阴，因此，阴阳两纲可以统帅其他六纲而成为八纲中的总纲。

阴证与阳证的划分不是绝对的，是相对而言的。如与表证相对而言，里证属于阴证，但里证又有寒热、虚实之分，相对于里寒证与里虚证而言，里热证与里实证则又归于阳证的范畴。因此，临床上在对具体病证归类时会存在阴中有阳，阳中有阴的情况。

（朱珍琦）

第二节　八纲证之间的关系

八纲中，表里寒热虚实阴阳，各自概括着一个方面的病理本质，然而病理本质的各个方面是互相联系着的。寒热病性、邪正相争不能离开表里病位而存在，反之也没有可以离开寒热虚实等病性而独立存在的表证或里证。因此，用八纲来分析、判断、归类证，并不是彼此孤立、绝对对立、静止不变的，而是可有相兼、错杂、转化，甚至出现真假，并且随病变发展而不断变化。临床辨证时，不仅要注意八纲基本证的识别，更应把握八纲证之间的相互关系，只有将八纲综合起来对病情作综合性的分析考察，才能对各证有比较全面、正确的认识。

八纲证之间的相互关系，主要可归纳为证的相兼、证的错杂、证的转化及证的真假4个方面。

一、证的相兼

广义的证的相兼，指各种证的相兼存在。本处所指狭义的证的相兼，是指在疾病的某一阶段，其病位无论是在表、在里，但病情性质上没有寒与热、虚与实等相反的证存在的情况。

表里、寒热、虚实各自从不同的侧面反映疾病某方面的本质，故不能互相概括、替代，临床上的证则不可能只涉及病位或病性的某一方面。因而辨证时，无论病位之在表在里，必然要区分其寒热虚实性质；论病性之属寒属热，必然要辨别病位在表或在里、是邪盛或是正虚；论病情之虚实，必察其病位之表里、病性之寒热。

根据证的相兼的概念，除对立两纲（表与里、寒与热、虚与实）之外的其他任意三纲均可组成相兼的证。经排列组合可形成表实寒证、表实热证、表虚寒证、表虚热证、里实寒证、里实热证、里虚寒证、里虚热证八类证。但临床实际中很少见到真正的表虚寒证与表虚热证。以往关于"表虚证"有两种说法：一是指外感风邪所致有汗出的表证（相对外感风寒所致无汗出的"表实证"而言），其实表证的有无汗出，只是在外邪的作用下，毛窍的闭与未闭，是邪正相争的不同反应，毛窍未闭、肤表疏松而有汗出，不等于疾病的本质属虚，因此，表证有汗出者并非真正的虚证；二是指肺脾气虚所致卫表（阳）不固证，但实际上该证属于阳气虚弱所致的里虚寒证。

相兼的证的临床表现一般多是相关纲领证候的叠加。

例如，表实寒证与表实热证，既同属于表证的范畴，又分别属于寒证与热证，分别以恶寒重而发热轻、无汗、脉浮与发热重而恶寒轻、口微渴、汗出、脉浮数等为辨证要点；里实寒证与里实热证既同属于里实证的范畴，又分别属于寒证与热证，分别以形寒肢冷、面白、口不渴、痰稀、尿清、冷痛拒按、苔白、脉沉或紧与壮热、面赤、口渴、大便干结、小便短黄、舌红苔黄、脉滑数或洪数为辨证要点；里虚寒证与里虚热证既同属于里虚证的范畴，又分别属于寒证与热证，分别以畏寒肢冷、神疲乏力、尿清便溏、冷痛喜温喜按、舌淡胖苔白、脉沉迟无力与形体消瘦、五心烦热、午后颧红、口燥咽干、潮热盗汗、舌红绛、脉细数为辨证要点。

二、证的错杂

证的错杂指在疾病的某一阶段，八纲中相互对立的两纲病证同时并见所表现的错杂证。在错杂的证中，矛盾的双方都反映着疾病的本质，因而不可忽略。临床辨证当辨析疾病的标本缓急，因果主次，以便采取正确的治疗。八纲中的错杂关系，从表与里、寒与热和虚与实角度，分别可概括为表里同病、寒热错杂、虚实夹杂，但临床实际中表里与寒热、虚实之间是可以交互错杂的，如表实寒里虚热、表实热里实热等，因此临证时应对其进行综合分析。

（一）表里同病

表里同病是指在同一患者身上，既有表证，又有里证。表里同病的形成常见于以下3种情况：一是初病即同时出现表证与里证的表现；二是表证未罢，又及于里；三是内伤病未愈而又感外邪。

表里同病，以表里与虚实或寒热分别排列组合，包括表里俱寒、表里俱热、表里俱虚、表里俱实、表热里寒、表寒里热、表虚里实与表实里虚8种情况。除去临床上少见的"表虚证"，则表里同病可概括为以下6种情况。

（1）表里俱寒：如素体脾胃虚寒，复感风寒之邪，或外感寒邪，同时伤及表里，表现为恶寒重发热轻、头身痛、流清涕、脘腹冷痛、大便溏泄、脉迟或浮紧等。

（2）表里俱热：如素有内热，又感风热之邪，或外感风热未罢，又传及于里，表现为发热重恶寒轻、咽痛、咳嗽气喘、便秘尿黄、舌红苔黄、脉数或浮数等。

（3）表寒里热：如表寒未罢，又传于里化热，或先有里热，复感风寒之邪，表现为恶寒发热、无汗、头痛、身痛、口渴喜饮、烦躁、便秘尿黄、苔黄等。

（4）表热里寒：如素体阳气不足，复感风热之邪，表现为发热恶寒、有汗、头痛、咽痛、尿清便溏、腹满等。

（5）表里俱实：如饮食停滞之人，复感风寒之邪，表现为恶寒发热、鼻塞流涕、脘腹胀满、厌食便秘、脉浮紧等。

（6）表实里虚：如素体气血虚弱，复感风寒之邪，表现为恶寒发热、无汗、头痛身痛、神疲乏力、少气懒言、心悸失眠、舌淡脉弱等。

（二）寒热错杂

寒热错杂是指在同一患者身上，既有寒证的表现，又有热证的症状。寒热错杂的形成有 3 种情况：一是先有热证，复感寒邪，或先有寒证，复感热邪；二是先有外感寒证，寒郁而入里化热；三是机体阴阳失调，出现寒热错杂。

结合病位，可将寒热错杂概括为表里的寒热错杂与上下的寒热错杂。表里的寒热错杂包括表寒里热与表热里寒，详见表里同病；上下的寒热错杂包括上热下寒及上寒下热。

（1）上热下寒：如患者同时存在上焦有热与脾胃虚寒，则既有胸中烦热、咽痛口干、频欲呕吐等上部热证表现，又兼见腹痛喜暖、大便稀薄等下部寒证的症状。

（2）上寒下热：如患者同时存在脾胃虚寒与膀胱湿热，则既有胃脘冷痛、呕吐清涎等上部寒证的表现，又兼见尿频、尿痛、小便短等下部热证的症状。

（三）虚实夹杂

虚实夹杂是指同一患者，同时存在虚证与实证的表现。虚实夹杂的形成主要有以下两种情况：一是因实证邪气太盛，损伤正气，而致正气虚损，同时出现虚证；二是先有正气不足，无力祛除病邪，以致病邪积聚或复感外邪，又同时出现实证。

结合病位，虚实夹杂可概括为表里或上下的夹杂。但辨别虚实夹杂的关键是分清虚实的孰多孰少，病势的孰缓孰急，为临床确立以攻为主或以补为主或攻补并重的治疗原则提供依据，因此，可将虚实夹杂概括为以虚为主的虚证夹实、以实为主的实证夹虚及虚实并重 3 种类型。

（1）虚证夹实：如温热病后期，虽邪热将尽，但肝肾之阴已大伤，此时邪少虚多，表现为低热不退、口干口渴、舌红绛而干、少苔无苔、脉细数等，治法当以滋阴养液为主，兼清余热之邪。

（2）实证夹虚：如外感温热病中常见的实热伤津证，为邪多虚少，表现为既见发热、便秘、舌红、脉数等里实热的现象，又见口渴、尿黄、舌苔干裂等津液受伤的虚象，治法当以清泻里热为主，兼以滋阴润燥。

（3）虚实并重：如小儿疳积证，往往虚实并重，既有大便泄泻、完谷不化、形瘦骨立等脾胃虚弱的表现，又有腹部膨大、烦躁不安、贪食不厌、舌苔厚浊等饮食积滞、化热的症状，治疗应消食化积与健脾益气并重。

三、证的转化

证的转化是指在疾病的发展变化过程中，八纲中相互对立的证之间在一定条件下可以互易其位，相互转化成对立的另一纲的证。但在证的转化这种质变之前，往往有一个量变的过程，因而在证的转化之前，又可以呈现出证的相兼或错杂现象。

证的转化后的结果有两种可能：一是病情由浅及深、由轻而重，向加重方向转化；二是病情由重而轻、由深而浅，向痊愈方向转化。

八纲证的转化包括表里出入、寒热转化、虚实转化 3 种情况。

（一）表里出入

表里出入是指在一定条件下，病邪从表入里或由里透表，致使表里证发生变化。

1. 表邪入里　表邪入里是指先出现表证，因表邪不解，内传入里，致使表证消失而出现里证。

例如，外感病初期出现恶寒发热、头身疼痛、无汗、苔薄白、脉浮紧等症状，为表实寒证。如果失治误治，表邪不解，内传于脏腑，继而出现高热、口渴、舌苔黄、脉洪大等症状，即是表邪入里，表实寒证转化为里实热证。

2. 里邪出表　里邪出表是指某些里证在治疗及时、护理得当时，机体抵抗力增强，驱邪外出，从而表现出病邪向外透达的症状或体征。其结果并不是里证转化为表证，而是表明邪有出路，病情有向愈的趋势。

例如，麻疹患儿疹不出而见发热、喘咳、烦躁等症，通过恰当调治后，使麻毒外透，疹子发出而烦热、喘咳等减轻、消退；外感温热病中，出现高热、烦渴等症，随汗出而热退身凉、烦躁等症减轻，便是邪气从外透达的表现。

邪气的表里出入，主要取决于正邪双方斗争的情况，因此，掌握病势的表里出入变化，对预测疾病的发展与转归、及时调整治疗策略具有重要意义。

（二）寒热转化

寒热转化是指寒证或热证在一定条件下相互转化，形成相对应的证。

1. 寒证化热　寒证化热是指原为寒证，后出现热证，而寒证随之消失。

寒证化热常见于外感寒邪未及时发散，而机体阳气偏盛，阳热内郁到一定程度，则寒邪化热，形成热证；或是寒湿之邪郁遏，而机体阳气不衰，由寒而化热，形成热证；或因使用温燥之品太过，亦可使寒证转化为热证。

例如，寒湿痹病，初为关节冷痛、重着、麻木，病程日久或过服温燥药物，而变成患处红肿灼痛等，则是寒证转化为热证。

2. 热证转寒　热证转寒是指原为热证，后出现寒证，而热证随之消失。

热证转寒，常见于邪热毒气严重的情况之下，因失治、误治，以致邪气过盛，耗伤正气，阳气耗散，从而转为虚寒证，甚至出现亡阳的证。

例如，疫毒病初期，表现为高热烦渴、舌红脉数、泻痢不止等。由于治疗不及时，骤然出现冷汗淋漓、四肢厥冷、面色苍白、脉微欲绝等症，则是由热证转化为了寒证（亡阳证）。

寒证与热证的相互转化，是由邪正力量的对比所决定的，其关键又在机体阳气的盛衰。寒证转化为热证，是人体正气尚强，阳气较为旺盛，邪气才会从阳化热，提示人体正气尚能抗御邪气；热证转化为寒证，是邪气虽衰而正气不支，阳气耗伤并处于衰败状态，提示正不胜邪，病情加重。

（三）虚实转化

虚实转化是指在疾病的发展过程中，由于正邪力量对比的变化，致使虚证与实证相互转化，形成对应的证。实证转虚为疾病的一般规律，虚证转实临床少见，实际上常常是因虚致实，形成本虚标实的证。

1. 实证转虚　实证转虚是指原先表现为实证，后来表现为虚证。

邪正斗争的趋势，或是正气胜邪而向愈，或是正不胜邪而迁延。故病情日久，或失治误治，正气伤而不足以御邪，皆可形成实证转化为虚证。

例如，外感热病的患者，始见高热、口渴、汗多、烦躁、脉洪数等实热证的表现，因治疗不当，日久不愈，导致津气耗伤，而出现形体消瘦、神疲嗜睡、食少、咽干、舌嫩红无苔、脉细无力等虚象，即是由实证转化为虚证。

2. 虚证转实　虚证转实是指正气不足，脏腑功能衰退，组织失却濡润充养，或气机运化迟钝，以致气血阻滞，病理产物蓄积，邪实上升为矛盾的主要方面，而表现以实为主的证候，因此，实为因虚致实的本虚标实证。

例如，心阳气虚日久，温煦无能，推运无力，则可使血行迟缓而成瘀，在原有心悸、气短、脉弱等心气虚证的基础上，而后出现心胸绞痛、唇舌紫暗、脉涩等症，则是心血瘀阻证，此时血瘀之实的表现较心气之虚的表现显得更为突出。

总之，所谓虚证转化为实证，并不是指正气来复，病邪转为亢盛，邪盛而正不虚的实证，而是在虚证基础上转化为以实证为主要矛盾的证候。其本质是因虚致实，本虚标实。

四、证的真假

证的真假是指当某些疾病发展到严重或后期阶段时，可表现出一些与疾病本质不一致，甚至相反的"假象"，从而干扰对疾病真实面貌的认识。"真"，是指与疾病内在本质相符的证；"假"，是指疾病发展过程中表现出的一些不符合常规认识的"假象"，即与病理本质所反映的常规证不相应的某些表现。当出现证的真假难辨时，一定要注意全面分析，去伪存真，抓住疾病的本质。

八纲证的真假主要可概括为寒热真假与虚实真假两种情况。

（一）寒热真假

一般来说，寒证多表现为寒象，热证多表现为热象，只要抓住寒证、热证的要点就可作出判断。但在某些疾病的严重阶段，当病情发展到寒极或热极的时候，有时会出现一些与其寒、热病理本质相反的"假象"症状或体征，从而影响对寒证、热证的准确判断。具体来说，有真热假寒和真寒假热两种情况。

1. 真热假寒　真热假寒是指疾病的本质为热证，却出现某些"寒"的现象，又称"热极似寒"。

如里热炽盛之人，除出现胸腹灼热、神昏谵语、口臭息粗、渴喜冷饮、小便短黄、舌红苔黄而干、脉有力等里热证的典型表现之外，有时会伴随出现四肢厥冷、脉迟等"寒象"症状。从表面来看，这些"寒象"似乎与疾病的本质（热证）相反，但实际上这些表现是由于邪热内盛，阳气郁闭于内而不能布达于外所致，而且邪热越盛，厥冷的症状可能越重，即所谓"热深厥亦深"，因此，这些"寒象"实为热极格阴的表现，本质上也是热证疾病的反映，只不过是较常规热证的病机和表现更为复杂而已。

2. **真寒假热**　真寒假热是指疾病的本质为寒证，却出现某些"热象"的表现，又称"寒极似热"。

如阳气虚衰，阴寒内盛之人，除出现四肢厥冷、小便色清、便质不燥、甚至下利清谷、舌淡苔白、脉来无力等里虚寒证的典型表现之外，尚可出现自觉发热、面色发红、神志躁扰不宁、口渴、咽痛、脉浮大或数等"热象"症状。从表面来看，这些"热象"似乎与疾病的本质（寒证）相反，但实际上这些表现是由于阳气虚衰，阴寒内盛，逼迫虚阳浮游于上、格越于外所致，而非体内真有热。同时，这些"热象"与热证所致有所不同。如虽自觉发热，但触之胸腹无灼热，且欲盖衣被；虽面色发红，但为泛红如妆，时隐时现；虽神志躁扰不宁，但感疲乏无力；虽口渴，却欲热饮，且饮水不多；虽咽喉疼痛，但不红肿；虽脉浮大或数，但按之无力。因此，这些"热象"实为寒极格阳的表现，本质上也是寒证疾病的反映，但较一般寒证的病机和表现更为复杂。

当出现上述"热极似寒"或"寒极似热"的情况时，一定要注意在四诊合参、全面分析的基础上，透过现象抓本质。在具体辨别时，应注意以下几个方面。

（1）了解疾病发展的全过程。一般情况下，"假象"容易出现在疾病的后期及危重期。

（2）辨证时应以身体内部的症状及舌象等作为判断的主要依据，外部、四肢的症状容易表现为"假象"。

（3）"假象"和真象存在不同：如"假热"之面赤，是面色苍白而泛红如妆，时隐时现，而里热炽盛的面赤却是满面通红；"假寒"常表现为四肢厥冷伴随胸腹部灼热，揭衣蹬被，而阴寒内盛者则往往身体蜷卧，欲近衣被。

（二）虚实真假

一般来说，虚证的表现具有"不足、松弛、衰退"的特征，实证的表现具有"有余、亢盛、停聚"的特征。但疾病较为复杂或发展到严重阶段，可表现出一些不符合常规认识的征象，也就是当患者的正气虚损严重，或病邪非常盛实时，会出现一些与其虚、实病理本质相反的"假象"症状或体征，从而影响对虚、实证的准确判断。具体来说，有真实假虚和真虚假实两种情况。

1. **真实假虚**　真实假虚是指疾病的本质为实证，却出现某些"虚羸"的现象，即所谓"大实有羸状"。

如实邪内盛之人，出现神情默默、身体倦怠、不愿多言、脉象沉细等貌似"虚羸"的表现，是由于火热、痰食、湿热、瘀血等邪气或病理产物大积大聚，以致经脉阻滞，气血不能畅达所致，其病变的本质属实。因此，虽默默不语但语时声高气粗，虽倦怠乏力却动之觉舒，虽脉象沉细却按之有力，与虚证所导致的真正"虚羸"表现不同。同时还伴随疼痛拒按、舌质苍老、舌苔厚腻等实证的典型表现，是"大实有羸状"的复杂病理表现。

2. **真虚假实**　真虚假实是指疾病的本质为虚证，反出现某些"盛实"的现象，即所谓"至虚有盛候"。

如正气内虚较为严重之人，出现腹胀腹痛、二便闭涩、脉弦等貌似"盛实"的表现，是由于脏腑虚衰，气血不足，运化无力，气机不畅所致，其病变的本质属虚。因此，腹虽胀满而有时缓解，不似实证之持续胀满不减；腹虽痛，不似实证之拒按，而是按之痛减；脉虽弦，但重按无力，与实证所致表现不同，同时伴随神疲乏力、面色无华、舌质娇嫩等虚证的典型表现，是"至虚有盛候"的复杂病理表现。

当出现上述"大实有羸状"或"至虚有盛候"的情况时，一定要注意围绕虚证、实证的表现特点及鉴别要点综合分析，仔细辨别，从而分清虚、实的真假。

（朱珍琦）

第三节 六淫辨证

六淫之邪侵袭人体，机体必然发生一定的病理变化，并通过不同的症状和体征反映出来。因此，六淫辨证则是根据六淫各自的自然特性和致病特点，探求疾病所属何因的辨证方法。六淫病证的发生，往往与季节有关。如春多风病，夏多暑病，长夏多湿病，秋多燥病，冬多寒病。在四时气候变化中，六淫病证并不是固定的，且人体感受邪气，也不是单一的，例如风有风寒、风热、风湿；暑有暑热、暑湿、暑风等，因此，疾病的表现也是复杂多变的。

此外，临床上还有一些病证，其病因并不是外感六淫所致，而是在疾病发展过程中由于内部病理变化所产生的类似六淫的证候，称为内风证、内寒证、内湿证、内燥证、内火证等，其实质上是一种象征性的病理归类，应注意辨析。

一、风淫证

风淫证是指感受外界风邪所致的一类证，或称外风证。根据风邪侵袭所反映病位的不同，风淫证常有风邪袭表证、风邪犯肺证、风客肌肤证、风邪中络证、风窜关节证、风水相搏证等。风为百病之长，根据与外风兼见证候的不同，又有风寒、风热、风火、风湿以及风痰、风水、风毒等名称的不同。

1. 临床表现 一般有恶风寒，微发热，汗出，鼻塞或喷嚏，咳嗽，咽喉痒痛，苔薄白，脉多浮缓；或新起皮肤瘙痒，甚至出现丘疹时隐时现、此起彼落；或突现颜面麻木不仁，口眼㖞斜，颈项拘急；或肢体关节疼痛而游走不定；或突起面睑肢体浮肿。

2. 证因分析 多因感受外界的风邪，其中也可能包含着某些生物性致病因素。风邪袭表，腠理开合失调，故见恶风、微热、汗出等症；风邪犯肺，肺系不利，则见鼻塞或喷嚏、咳嗽、咽喉痒痛等；风邪客于肌肤，则见皮肤瘙痒，或见丘疹时隐时现、此起彼落；风邪侵袭经络，经气阻滞不通，轻则局部脉络麻痹、失调，而见肌肤麻木不仁、口眼㖞斜，重则导致筋脉挛急，而现颈项强直等症；风与寒湿合邪，阻痹经络，流窜关节，则肢体关节游走疼痛；风水相搏，肺失宣降，则见面睑肢体浮肿。

本证以新起恶风、微热、汗出、脉浮缓，或突起风团、瘙痒、麻木、肢体关节游走疼痛为辨证要点。

风邪袭表者，治宜疏风解表，方用荆防败毒散（《摄身众妙方》，荆芥、防风、羌活、独活、川芎、生姜、甘草、薄荷、柴胡、前胡、桔梗、茯苓）；风邪犯肺者，治宜疏风宣肺，方用杏苏散（《温病条辨》，杏仁、苏叶、半夏、橘红、桔梗、枳壳、前胡、茯苓、甘草、大枣、生姜）或桑菊饮（《温病条辨》，桑叶、菊花、连翘、杏仁、桔梗、甘草、芦根、薄荷）；风邪客于肌肤者，治宜疏风清热利湿，方用消风散（《外科正宗》，当归、生地黄、防风、蝉蜕、知母、苦参、胡麻仁、荆芥、苍术、牛蒡子、石膏、木通、甘草）；风邪侵袭经络者，治宜祛风止痉，方用牵正散（《杨氏家藏方》，白附子、白僵蚕、全蝎）；风寒湿痹痛者，治宜祛风宣痹，方用防风汤（《宣明论方》，防风、当归、茯苓、杏仁、黄芩、秦艽、葛根、麻黄、肉桂、生姜、大枣、甘草）；风水相搏者，治宜祛风利水，方用越婢加术汤（《金匮要略》，麻黄、石膏、甘草、生姜、大枣、白术）。

二、寒淫证

凡感受外界寒邪所致的一类证，称为寒淫证，或称实寒证。

根据寒邪侵袭所反映病位的不同，寒淫证有"伤寒证""中寒证"之分。伤寒证是指寒邪外袭，伤人肤表，阻遏卫阳，阳气抗邪于外所表现的表实寒证；中寒证是指寒邪直中而内侵脏腑、气血，损伤或遏制阳气，阻滞气机或血液运行所表现的里实寒证。寒邪常与风、湿、燥、痰、饮等病因共同存在，而表现为风寒、寒湿、凉燥、寒痰、寒饮等证。并且常因寒而导致寒凝气滞、寒凝血瘀，寒邪损伤机体阳气可演变成虚寒证，甚至亡阳证。

1. 临床表现　伤寒证者新起恶寒，或伴发热之感，头身疼痛，无汗，鼻塞流清涕，口不渴，舌苔白，脉浮紧等。中寒证者新起畏寒，脘腹或腰背等处冷痛、喜温，或见呕吐腹泻，或见咳嗽、哮喘、咯吐白痰。

2. 证因分析　多因淋雨、涉水、衣单、露宿、食生、饮冷等，体内阳气未能抵御寒邪而致病。故多属新病突起，病势较剧，并常有感受寒邪的原因可查。

伤寒证多因寒伤于表，郁闭肌腠，失于温煦，故见恶寒、疼痛、无汗、口不渴、分泌物或排泄物清稀、苔白、脉浮紧等。

中寒证多因寒邪遏伤机体阳气，故常除有新起恶寒、身痛肢厥、蜷卧拘急、小便清长、面色苍白、舌苔白、脉沉紧或沉弦、沉迟有力等一般表现之外，还可因寒邪所犯脏腑之别，而表现出各自脏器的证候特点。如寒滞胃肠，多有呕吐腹泻；如寒邪客肺，常见咳嗽、哮喘、咯吐白痰等。

本证以恶寒甚、无汗、头身或胸腹疼痛、苔白、脉弦紧为辨证要点。

寒伤于表者，治宜辛温解表，方用麻黄汤（《伤寒论》，麻黄、桂枝、炙甘草、杏仁）；寒邪直中胃肠者，治宜温中散寒，方用桂附理中汤（《产科发蒙》，人参、炒白术、炒干姜、肉桂、制附子、炙甘草）；寒邪客肺者，治宜温肺化痰，方用小青龙汤（《伤寒论》，麻黄、芍药、细辛、干姜、炙甘草、桂枝、五味子、半夏）。

三、湿淫证

湿是指外界湿邪侵袭人体，或体内水液运化失常而形成的一种呈弥漫状态的病理性物质。由外界湿邪所致的证，即为湿淫证，亦称外湿证。亦有因过食油腻、嗜酒饮冷等而致脾失健运，水液不能正常输布而湿浊内生，是为内湿证。然而，湿证之成，常是内外合邪而为病，故其临床表现亦常涉及内外。

根据寒邪侵袭所反映病位的不同，湿淫证有"湿遏卫表""湿凝筋骨"和"湿伤于里"等证。此外，湿郁则易于化热，而成湿热之证；湿邪亦可与风、暑、痰、水等邪合并为病，而为风湿、暑湿、痰湿、水湿、湿毒等证。

1. 临床表现　湿遏卫表，则恶寒微热，头胀而痛，身重体倦，口淡不渴，小便清长，舌苔白滑，脉濡或缓。湿凝筋骨，则骨节烦疼，关节不利。湿伤于里，除面色晦垢，肢体困重，舌苔滑腻，脉象濡缓等症之外，或有胸闷脘痞，纳谷不馨，甚至恶心欲呕；或见大便稀溏，或小便浑浊，妇女可见带下量多。

2. 证因分析　多因外湿侵袭，如淋雨下水、居处潮湿、冒犯雾露等而形成。湿遏卫表，与卫气相争，故恶寒微热；湿遏气机，清阳失宣，故见头胀而痛、身重体倦、口淡胸闷；湿不伤津，故口不渴、小便清长；舌苔白滑，脉濡或缓，是湿邪为患之征。寒湿留滞于筋骨，气血痹阻不通，不通则痛，故骨节烦疼，则关节不利。

湿伤于里，则可出现一系列脏腑气机困阻的病证。湿滞胃肠，胃失和降，则胸闷脘痞，纳谷不馨，甚则恶心欲呕；湿困脾阳，运化失常，故见大便稀溏；湿滞膀胱，气化失常，故小便浑浊；湿浊下注胞宫，则妇女可见带下量多。湿邪为病，病势多缠绵，容易阻滞气机，困遏清阳，故以面色晦垢、肢体困重、舌苔滑腻、脉象濡缓为主要表现。

本证以身体困重、肢体酸痛、脘腹痞闷、舌苔滑腻为辨证要点。

湿遏卫表者，治宜解表祛湿，方用藿香正气散（《太平惠民和剂局方》，大腹皮、白芷、紫苏、茯苓、半夏曲、白术、陈皮、厚朴、桔梗、藿香、甘草、生姜、大枣）；湿凝筋骨者，治宜利湿祛风散寒，方用薏苡仁汤（《奇效良方》，薏苡仁、当归、芍药、麻黄、官桂、甘草、苍术）；湿伤于里者，治宜温阳化湿，方用香砂理中汤（《医灯续焰》，炮姜、炒白术、炙甘草、人参、木香、砂仁）。

四、燥淫证

凡外界燥邪侵袭，耗伤人体津液所致的证，称为燥淫证，又称外燥证。燥淫证有"温燥""凉燥"之分，这多与秋季气候有偏热偏寒的不同变化相关。燥而偏热为温燥，燥而偏寒为凉燥。

1. 临床表现　皮肤干燥甚至皲裂、脱屑，口唇、鼻孔、咽喉干燥，口渴饮水，舌苔干燥，大便干燥，或见干咳少痰、痰黏难咯，小便短黄，脉象偏浮。

凉燥常有恶寒发热，无汗，头痛，脉浮缓或浮紧等表寒症状；温燥常有发热有汗，咽喉疼痛，心烦，舌红，脉浮数等表热症状。

2. 证因分析　燥邪具有干燥，伤津耗液，损伤肺脏等致病特点。燥淫证的发生有明显的季节性，是秋天的常见证，发于初秋气温者为温燥，发于深秋气凉者为凉燥。

燥邪侵袭，易伤津液，而与外界接触的皮肤、清窍和肺系首当其冲，所以燥淫证的证候主要表现为皮肤、口唇、鼻孔、咽喉、舌苔干燥，干咳少痰等症；大便干燥，小便短黄，口渴饮水系津伤自救的表现。

此证是感受外界燥邪所致，所以除了"干燥"的证候以外，还有"表证"的一般表现，如轻度恶寒或发热、脉浮等。初秋之季，气候尚热，余暑未消，燥热侵犯肺卫，故除了干燥津伤之证候表现外，又见类似风热表证之象；深秋季节，气候既凉，气寒而燥，人感凉燥，除了燥象之外，可见类似寒邪袭表之表寒证。

临床上常见的燥淫证，有燥邪犯表证、燥邪犯肺证、燥干清窍证等，各自症状虽可有所偏重，但由于肌表、肺系和清窍常同时受累，以至于三证的症状常相兼出现，因而辨证时可不严格区分，而主要在于辨别凉燥与温燥。

燥淫证与由于血虚、阴亏所导致的机体失于濡润而出现的干燥证不同，前者因于外感，属外燥；后者因于内伤，属内燥。但两者亦可相互为因、内外合病。

本证以皮肤、口鼻、咽喉干燥等为辨证要点。

凉燥者，治宜辛温解表，宣肺润燥，方用杏苏散（《温病条辨》，苏叶、半夏、茯苓、前胡、桔梗、枳壳、甘草、生姜、大枣、橘皮、杏仁）；温燥者，治宜辛凉解表，润肺止咳，方用桑杏汤（《温病条辨》，桑叶、杏仁、沙参、象贝、香豉、栀皮、梨皮）。

五、火淫证

火淫证是指感受外界阳热之邪所致的一类实热证。

1. 临床表现　发热恶热，烦躁，口渴喜饮，汗多，大便秘结，小便短黄，面色赤，舌红或绛，苔黄干燥或灰黑，脉数有力（洪数、滑数、弦数等）。甚者或见神昏、谵语、惊厥、抽搐、吐血、衄血、痈肿疮疡。

2. 证因分析　火、热、温邪的性质同类，仅有轻重、缓急等程度之别。程度上认为"温为热之渐，火为热之极"，病机上有"热自外感，火由内生"之谓，但从辨证学的角度看，火证与热证均是指具有温热性质的证候，概念基本相同。

火淫证多因外界阳热之邪侵袭，如高温劳作、感受温热、火热烧灼、过食辛辣燥热之品、寒湿等邪气郁久化热、情志过极而化火、脏腑气机过旺等而起。火为阳邪，具有炎上，耗气伤津，生风动血，易致肿疡等特性。

阳热之气过盛，火热燔灼急迫，气血沸涌，则见发热恶热、颜面色赤、舌红或绛、脉数有力；热扰心神，则见烦躁不安；邪热迫津外泄，则汗多；阳热之邪耗伤津液，则见口渴喜饮、大便秘结、小便短黄等。

由火热所导致的病理变化，最常见者为伤津耗液，甚至亡阴；火热迫血妄行可见各种出血；火热使局部气血壅聚，血肉腐败而形成痈肿脓疡；火热炽盛可致肝风内动，则见抽搐、惊厥；火热闭扰心神，则见神昏谵语等，其中不少为危重症。

火热证的临床证候，可因病变发生在脏腑、组织等部位的不同，所处阶段的不同，以及轻重程度的不同，而表现出各自的特点。常见证有风热犯表证、肺热炽盛证、心火亢盛证、胃热炽盛证、热扰胸膈证、肠热腑实证、肝火上炎证、肝火犯肺证、热闭心包（神）证、火毒入脉证、热入营血证、热（火）毒壅聚肌肤证等。

按八纲归类，火热证有表实热、里实热之分。热邪外袭，卫气抗邪于外为表实热证；邪热传里，或火热之邪直接内侵，或体内阳热有余，以热在脏腑、营血等为主要表现者，为里实热证。

外感温热类疾病的基本病性是热（火）。卫气营血辨证主要是说明温（火）热类疾病在不同阶段、层次以及轻重、演变等方面的证候特点。

火热证常与风、湿、暑、燥、毒、瘀、痰、饮等邪同存，而为风热证、风火证、湿热证、暑热证、温燥证、火（热）毒证、瘀热证、痰热证、热饮证等。

病久而体内阴液亏虚者，常出现低热、五心烦热、口渴、盗汗、脉细数、舌红少津等症，辨证为阴虚证。阴虚证虽与火热证同属热证范畴，但本质上有虚实的不同，火热证以阳热之邪有余为主，发热较甚，病势较剧，脉洪滑数有力。

本证以发热、口渴、面红、便秘尿黄等为辨证要点。

治宜清热泻火，方用白虎汤（《伤寒论》，知母、石膏、甘草、粳米）或者黄连解毒汤（《外台秘要方》，黄连、黄芩、黄柏、栀子）。

六、暑淫证

暑淫证是指夏月炎暑之季，感受暑热之邪所致的一类证。暑邪的性质虽与火热之邪同类，但暑邪致病有严格的季节性，其病机、证候也与一般火热证有一定的差别。

根据感暑的轻重缓急，有伤暑、冒暑、中暑三类，其中，较伤暑为轻者是冒暑；较伤暑急骤而神闭者为中暑。而根据暑邪兼挟寒热之邪的不同，伤暑证又有阳暑和阴暑之别。一般暑季受热者为阳暑；暑月感寒者为阴暑。

1. 临床表现　若恶热，汗出，口渴喜饮，气短神疲，肢体困倦，小便短黄，舌红苔黄或白，脉洪数或虚数者，为阳暑；若头痛恶寒，身形拘急，肢体疼痛而心烦，肌肤大热而无汗，脉浮紧者，为阴暑。若仅见头晕、寒热、汗出、咳嗽等症者，是为冒暑。如暑热炎蒸，忽然闷倒，昏不知人，牙关紧闭，身热肢厥，气粗如喘者，为中暑。

2. 证因分析　伤暑之阳暑，多因夏季气温过高，或烈日下劳动过久，或工作场所闷热，因而受热，动而得病。由于暑性炎热升散，耗津伤气，故见恶热汗出，口渴喜饮，气短神疲，肢体困倦，小便短黄，舌红苔黄，脉洪数或虚数。伤暑之阴暑，常在炎热暑月，过食生冷，或贪凉露宿，因而受寒，静而得病。因寒束肌表，卫阳被遏，故见头痛恶寒，身形拘急，肢体疼痛，脉浮而紧；但暑热郁蒸于内，故并见心烦、肌肤大热等热象。

冒暑，是夏月感受暑热湿邪，邪犯肺卫的暑淫轻症。暑邪在表，卫表失宣，故见头晕、寒热、汗出等；暑邪袭肺，气郁不宣，故见咳嗽。

中暑，是在炎夏酷暑季节，卒中暑热，内闭心神，故忽然闷倒，神志昏迷，不知人事，牙关紧闭；阳郁不达、暑热内迫，则有身热肢厥、气粗如喘等症。

本证以发热、口渴、汗出、疲乏、尿黄等为辨证要点。

伤暑之阳暑者，治宜清热泻暑，方用白虎加苍术汤［《类证活人书》，知母、甘草（炙）、石膏、苍术、粳米］；伤暑之阴暑者，治宜解表散寒，清暑化湿，方用新加香薷饮（《温病条辨》，香薷、金银花、鲜扁豆花、厚朴、连翘）；冒暑者，治宜清热疏风，泻暑祛湿，方用六和汤（《太平惠民和剂局方》，砂仁、半夏、杏仁、人参、炙甘草、茯苓、藿香、白扁豆、木瓜、香薷、厚朴）；中暑者，治宜清暑益气，解热熄风，方用白虎加人参汤（《伤寒论》，知母、石膏、人参、甘草）或者羚羊钩藤汤（《通俗伤寒论》，羚羊角、钩藤、霜桑叶、川贝母、鲜竹茹、生地黄、菊花、白芍、茯神、甘草）。

（朱珍琦）

第四节　疫疠辨证

疫疠，是一类具有强烈传染性的致病邪气，又有"瘟疫""疠气""毒气""异气"之称。疫疠致病的一个特点是有一定的传染源和传染途径。其传染源有二：一是自然环境，即通过空气传染；二是人与人互相传染，即通过接触传染。其传染途径是通过呼吸道或消化道。疫病致病的另一特点是传染性强，死亡率高。《诸病源候论》说："人感乖戾之气而生病，则病气转相染易，乃至灭门。"疫疠所致的病证很多，临床常见的有瘟疫、疫疹、瘟黄等病证。

一、瘟疫证

瘟疫证是指感受疫疠之气而发生的急性流行性传染病。《素问遗篇·本病论》说："大风早举，时雨不降，湿令不化，民病温疫。"临床常见的瘟疫病有3种不同的类型。

（一）湿热疫毒证

1. 临床表现　初起恶寒而后发热，寒热如疟，头痛身疼，胸痞呕恶；以后但热不寒，昼夜发热，日晡益甚；舌质红绛，苔白如积粉，脉数。

2. 证因分析　多因疠气疫毒，伏于膜原。邪正相争于半表半里，故初起恶寒而后发热、寒热如疟、头痛身疼等；瘟疫每挟湿浊痰滞，蕴阻于内，邪浊交阻，表气不通，里气不达，故见胸痞呕恶、苔白如积粉等症状；疫邪久郁，化热入里，故见以后但热不寒、昼夜发热、日晡益甚、舌质红绛、脉数等症状。

寒热如疟者，治宜开达膜原，辟秽化浊，方用达原饮（《温疫论》，槟榔、厚朴、草果仁、知母、芍药、黄芩、甘草）；但热不寒者，治宜化湿泄热，方用白虎加术汤（《类证活人书》，知母、炙甘草、石膏、苍术、粳米）。

（二）暑热疫毒证

1. 临床表现 壮热烦躁，头痛如劈，腹痛泄泻，并可见衄血，发斑，神志昏迷，舌绛苔焦，脉数实。

2. 证因分析 多因暑热疫毒，伏邪于胃。暑热疫邪充斥表里三焦，故初起即壮热烦躁、头痛如劈；暑热疫邪充斥于里，故见腹痛泄泻；热毒侵入血分，迫血上溢，则见衄血，外溢肌肤，则见发斑；热毒内扰心神，则见神志昏迷等症状；舌绛苔焦，脉象数实，皆为热毒壅盛之象。

本证治宜解毒清泄，凉血护阴，方用清瘟败毒饮［《疫疹一得》，生石膏、生地黄、犀角（可水牛角代）栀子、桔梗、黄芩、知母、赤芍、玄参、连翘、生甘草、丹皮、鲜竹叶］。

（三）温热疫毒证

1. 临床表现 始起恶寒发热，头面红肿，继而恶寒渐罢而热势益增，口渴引饮，烦躁不安，头面肿，咽喉疼痛加剧，舌苔焦黄，脉象数实。

2. 证因分析 多因温热毒邪，攻窜头面。温毒犯表，卫气失和，故始见恶寒发热等症；头为诸阳之会，继而热毒攻窜于上，则见头面红肿或咽喉疼痛；随着温毒化火，邪热逐渐侵入肺胃，由卫表传入气分，故不恶寒而但发热；气分热炽，津液受伤，则口渴烦躁；热毒充斥于上，则头面、咽喉肿痛急剧加重；舌赤苔黄，脉象数实，均为里热炽盛之征。

始起恶寒发热者，治宜透表泄热，解毒利咽，方用清咽栀豉汤［《疫喉浅论》，栀子、香豆豉、金银花、薄荷、牛蒡子、甘草、蝉蜕、白僵蚕、犀角（可水牛角代）、连翘壳、桔梗、马勃、芦根、灯芯草、竹叶］；邪入肺胃，但热不寒者，治宜清热解毒，疏风消肿，方用普济消毒饮（《东垣十书》，黄芩、黄连、玄参、连翘、板蓝根、马勃、牛蒡子、薄荷、白僵蚕、桔梗、升麻、柴胡、陈皮、甘草）。

二、疫疹证

疫疹证是指瘟疫病过程中热毒侵入血分，热迫血溢，斑疹外发于肌肤的病证。它是传染性较强，并可造成大流行的疾患。疫疹证又有阳毒疫疹证和阴毒疫疹证之分。

（一）阳毒疫疹证

1. 临床表现 初起发热遍体炎炎，头痛如劈，斑疹透露。如斑疹松浮，洒于表面，或红赤，或紫黑；如斑疹从皮里钻出，紧束有根，其色青紫，宛如浮萍之背，多见于胸背。脉数或浮大而数，或沉细而数，或不浮不沉而数。

2. 证因分析 多因外感疫疠之邪而火毒内盛，侵入血分，外发于肌肤所致。疫毒火邪充斥表里，故初起即见壮热、遍体炎炎、头痛如劈。疫毒火邪侵入血分，迫血外溢于肌肤，故见斑疹透露于皮肤。斑疹松浮，洒于表面，不论色红或色紫或色黑，都是邪毒外泄之象，一般预后良好。若斑疹如从皮里钻出，紧束有根，此乃邪气闭伏于里而一时不得外出之征，病多比较危重。若其色青紫，如紫背浮萍，且多见于胸背，则不仅疫毒深重，亦因气血不畅所致。疫疹之脉多数，这是由于暑热之疫，火热亢盛使然。如邪不太甚，正能胜邪，驱邪外出，则其脉多浮大而数；如邪气甚，正气不能胜邪，邪热闭于里，则脉见沉细而数，甚则若隐若现。邪毒郁伏愈深，则脉愈沉伏，所以暑热疫疹而见此等脉象，预后多属不良。

斑疹阳毒者，治宜清热、解毒、凉血，方用青盂汤（《医学衷中参西录》，荷叶、生石膏、羚羊角、知母、蝉蜕、白僵蚕、重楼、甘草）或清瘟败毒饮［《疫疹一得》，生石膏、生地黄、犀角（可水牛角代）、川连、栀子、桔梗、黄芩、知母、赤芍、玄参、连翘、竹叶、甘草、丹皮］。

（二）阴毒疫疹证

1. 临床表现　如初起六脉细数沉伏，面色青惨，昏愦如迷，四肢逆冷，头汗如雨，头痛如劈，腹中绞痛，欲吐不吐，欲泄不泄，摇头鼓颔，则为闷疫。

2. 证因分析　阴毒疫疹证又称闷疫，是热毒深伏于里，不能透达于外的疫疹重症。疫毒闭伏而不外达，故见初起六脉细数沉伏、面色青惨；热盛神昏，故见昏愦如迷；热深厥亦深，故见四肢逆冷；火热上攻，故见头汗如雨、头痛如劈；疫毒闭伏于内，而不能畅达于外，故腹中绞痛，欲吐不吐，欲泄不泄，甚则摇头鼓颔等症皆可出现。

疫疹阴毒昏愦如迷者，宜先温阳救逆，祛寒透疹，方用人参三白汤（《医学入门》，人参、白术、白芍、白茯苓、柴胡、川芎、天麻）加附子、干姜，待斑色渐红，手足渐暖，尚有余热不清者，再以清热解毒，方用黄连解毒汤（《外台秘要方》，黄连、黄芩、黄柏、栀子）。

三、瘟黄证

瘟黄证是指伴有黄疸的传染性很强的急性传染病。本病多因感受"天行疫疠"之气，湿热时毒，燔灼郁蒸而成。《沈氏尊生书·黄疸》说："又有天行疫病，以致发黄者，俗称之瘟黄，杀人最急。"临床常有瘟黄重症和急症两类。

（一）瘟黄重症

1. 临床表现　初起可见发热恶寒，随即卒然发黄，全身、齿垢、白睛黄色深染。重症患者变证蜂起，或四肢逆冷，或神昏谵语，或神呆直视，或遗尿；甚至舌卷囊缩，循衣摸床，撮空理线。

2. 证因分析　瘟黄，多因时邪外袭，郁而不达，内阻中焦，脾胃运化失常，湿热蕴蒸于肝胆，逼迫胆汁外溢，浸渍肌肤而成。发病迅速，初起可见发热恶寒等表证的现象，随即出现卒然发黄，全身、齿垢、白睛俱黄等热毒炽盛的症状。

瘟黄重症发病迅速且变化较多，如疫毒闭伏于内，热深厥亦深，故见四肢逆冷；热毒内陷心包，心神被扰，故见神志昏迷、谵言妄语；疫邪上扰清空，故见神呆直视；热盛神昏，而致膀胱不约，故见遗尿；热毒流窜肝经，筋脉受其煎熬，故舌卷囊缩；甚至热盛动风，而见循衣摸床、撮空理线等症状。

本证治宜清热解毒，凉血开窍，方用犀角散［《奇效良方》，犀角（可水牛角代）、麻黄、羌活、附子、杏仁、防风、桂心、白术、人参、川芎、白茯苓、细辛、当归、石膏、炙甘草］或神犀丹［《温热经纬》，犀角（可水牛角代）、石菖蒲、黄芩、生地黄、金银花、金汁、连翘、板蓝根、香豉、玄参、天花粉、紫草］等。

（二）瘟黄急症

1. 临床表现　发病急，来势猛，卒然发黄，全身尽染，常见心满气喘，命在顷刻。
2. 证因分析　急黄是湿热疫毒伤及营血的危症，其发病急，来势猛，预后不良。

本证治宜清热利湿，凉血解毒，方用黄连解毒汤（《外台秘要》，黄连、黄芩、黄柏、栀子）合茵陈蒿汤（《伤寒论》，茵陈蒿、栀子、大黄）。

（陈　翊）

第五节　情志伤辨证

情志，是指喜、怒、忧、思、悲、恐、惊等情感。当外来的精神刺激过于强烈或持续过久，超过了正常活动范围，便可导致情志内伤病证的发生。综合分析患者的临床表现，从而辨别情志所伤的证候，称为情志证。

情志病证常与患者个性有关，而人事环境，则为动因。不同的情志变化，对内脏有不同的影响。如《素问·阴阳应象大论篇》曰："喜伤心""怒伤肝""忧伤肺""思伤脾""恐伤肾"。情志病变亦可导致人体气机紊乱，故《素问·举痛论篇》指出："怒则气上""喜则气缓""悲则气消""恐则气下""惊则气乱""思则气结"。由于五脏之间存在着相互依存、相互制约的关系，情志所伤亦可相互影响，故临床见症亦颇复杂。辨证时除详查病因之外，还须细审脏腑见症。

一、喜伤证

喜伤证是指由于过度喜乐，神气失常所致的证。

1. 临床表现　喜笑不休，心神不安，精神涣散，思想不集中，甚则语无伦次，举止失常，肢体疲软，脉缓等。

2. 证因分析　喜为心志，适度喜乐能使人心情舒畅，精神焕发，营卫调和。然喜乐无制，则可损伤心神，使心气弛缓，神气不敛，故见肢体疲软、喜笑不休、心神不安、精神涣散、思想不集中等症；暴喜过度，神不守舍，诱发痰火扰乱心神，则见语无伦次、举止失常等症。

本证以喜笑不休、精神涣散等为辨证要点。

治宜养心安神，方用养心汤（《医方集解》，黄芪、茯苓、茯神、当归、川芎、半夏、炙甘草、柏子仁、炒酸枣仁、远志、五味子、人参、肉桂）。

二、怒伤证

怒伤证指由于暴怒或过于愤怒，肝气横逆、阳气上亢所致的证。

1. 临床表现　烦躁多怒，胸胁胀闷，头胀头痛，面红目赤，眩晕，或腹胀、泄泻，甚至呕血、发狂、昏厥，舌红苔黄，脉弦劲有力。

2. 证因分析　多因大怒不止，致使肝气升发太过，阳气上亢而成本证。肝气郁滞而欲发，则见胸胁胀闷、烦躁易怒；肝气上逆，血随气涌，故见面红目赤、头胀头痛、眩晕，甚至呕血；阳气暴张而化火，冲扰神气，可表现为发狂，或突致昏厥；肝气横逆犯脾，则见腹胀、泄泻；舌红苔黄，脉弦劲有力为气逆阳亢之征。

本证以烦躁多怒、胸胁胀闷、面赤头痛等为辨证要点。

治宜清肝泻火，方用龙胆泻肝汤（《太平惠民和剂局方》，龙胆草、黄芩、山栀子、泽泻、木通、车前子、当归、生地黄、柴胡、生甘草）。

三、忧伤证

忧伤证是指由于忧愁过度，脾肺气机抑郁所致的证。

1. 临床表现　郁郁寡欢，忧愁不乐，表情淡漠，胸闷腹胀，善太息，倦怠乏力，脉涩等。

2. 证因分析　忧愁过度，气机沉郁，情志不舒，则见郁郁寡欢、忧愁不乐、表情淡漠、善太息等；肺气郁闭不宣，则胸闷气短；脾气不运，则腹部胀满、倦怠乏力等；脉涩为气滞不宣之象。

本证以忧愁不解、胸闷气短、倦怠乏力等为辨证要点。

治宜行气开郁，健脾化痰，方用半夏厚朴汤（《金匮要略》，半夏、厚朴、茯苓、生姜、苏叶）。

四、思伤证

思伤证是指由于思虑过度，心脾等脏腑气机紊乱所致的证。

1. 临床表现　倦怠少食，面色萎黄，头晕健忘，失眠，多梦，心悸，消瘦，脉沉结。

2. 证因分析　思虑太过则气结不散，脾不得正常受纳、运化而倦怠少食；思虑过度，暗耗心血，血不养神，则有头晕、健忘、失眠、多梦、心悸等症；心脾两虚，气血不足则面色萎黄、消瘦等；中焦气结，中气失运故脉沉结。

本证以倦怠少食、健忘、失眠多梦等为辨证要点。

治宜补益心脾，方用归脾汤（《正体类要》，白术、当归、白茯苓、黄芪、龙眼肉、远志、酸枣仁、木香、炙甘草、人参、生姜、大枣）。

五、悲伤证

悲伤证是指由于悲伤过度，使气机消沉，伤及肺脏所致的情志证。

1. 临床表现　善悲喜哭，精神萎靡，疲乏少力，面色惨淡，脉结等。

2. 证因分析　悲则气消，悲哀太过，则神气涣散，意志消沉，故见悲哀好哭、精神萎靡、疲乏无力、面色惨淡等；气消则血行不畅，故见脉结。

本证以情绪悲哀、神疲乏力等为辨证要点。

治宜益气升陷助阳，方用升陷汤（《医学衷中参西录》，黄芪、知母、柴胡、桔梗、升麻）或参苓白术散（《太平惠民和剂局方》，人参、白术、茯苓、山药、扁豆、莲子、薏苡仁、砂仁、桔梗、甘草）。

六、恐伤证

恐伤证是指由于恐惧过甚，使气机沉降，伤及肾脏所致的证。

1. 临床表现　恐惧不安，心悸失眠，常被噩梦惊醒，甚则二便失禁，或为滑精、阳痿等。

2. 证因分析　恐则伤肾，恐则气下，肾气不固，神气不宁，故见恐惧不安、心悸失眠，甚至出现二便失禁、滑精、阳痿等症。

本证以恐惧、胆怯易惊等为辨证要点。

治宜固肾益心，安神止遗，方用桑螵蛸散（《本草衍义》，桑螵蛸、远志、石菖蒲、人参、茯神、当归、龟板）。

七、惊伤证

惊伤证是指由于经受过度惊骇，气机逆乱所致的证。

1. 临床表现　胆怯易惊，惊悸不宁，坐卧不安，失眠多梦，或见短气、体倦自汗、饮食无味等。

2. 证因分析　惊则心无所倚，神无所归，虑无所定，气机逆乱，故见胆怯易惊、惊悸不宁、坐卧不安、失眠多梦等症；短气、体倦自汗、饮食无味等症则系过度惊吓导致心虚胆怯所为。

本证以胆怯易惊、惊悸不宁、坐卧不安、失眠多梦等为辨证要点。

治宜重镇安神，宁心潜阳，方用磁朱丸（《备急千金要方》，磁石、朱砂、六曲）。

（陈　翊）

第六节　饮食劳逸伤辨证

饮食、劳动和休息是人类赖以生存和保持健康的必要条件。但饮食失节，过量饮酒，都能伤害胃肠，所以《素问·痹论篇》说："饮食自倍，肠胃乃伤。"过劳则气耗，过逸则气惰，劳逸失当，使气血、筋骨、肌肉失其常态；房劳太过，耗竭其精，亦能造成虚损等病。饮食劳逸辨证是辨别由于饮食失节、过劳过逸、房劳精伤所致的病证。

一、饮食伤证

饮食伤证是指因饮食不节，或饮酒无度所致的证。临床一般又分为食伤、饮伤和虫伤三类证候。

（一）食伤证

食伤的原因有过食生冷瓜果鱼腥寒物者；有过食辛辣炙煿酒面热者；又有壮实之人恣食大嚼者；有虚弱之人贪食不化者；有因久饥大食大啖以致食滞者。

1. 临床表现　腹胀气逆，胸膈痞塞；或吞酸嗳气，如败卵臭；或呕逆恶心，欲吐不吐，恶闻食气；或胃脘作痛，手按腹痛；或泄泻黄臭，而腹痛尤甚。

2. 证因分析　食为有形之物，阻滞中焦，气机不畅，则腹胀气逆、胸膈痞塞；食积于胃，郁而为热，热与胃液相煎，则吞酸嗳气，如败卵臭；食滞与热相搏，胃气失于下降，则呕逆恶心，欲吐不吐，恶闻食气；食滞胃脘，气不通降，不通则痛，则胃脘作痛，手按腹痛；若食与热下迫于大肠，则泄泻黄臭而绞痛尤甚。

本证以腹胀腹痛、吞酸嗳气、呕逆恶心等为辨证要点。

治宜消食导滞，方用保和丸（《丹溪心法》，山楂、神曲、半夏、陈皮、连翘、萝卜子）。

（二）饮伤证

饮伤证是指因饮酒过多而致的证。

1. 临床表现　伤饮者脾虚泄泻，腹中胀满，烦渴肿胀。若伤于酒，则身热尿赤，轻者头痛眩晕，呕吐痰逆，神昏闷乱，胸满恶心，饮食减少，小便不利；重者醉后战栗，手足厥冷，不省人事，又称酒厥。

2. 证因分析　伤饮者耗伤脾胃，引起水液停留不能运化，故见脾虚泄泻、腹中胀满、烦渴肿胀等症。伤酒者，则生痰益火，耗气损精。当酒入于胃，则脉络满而经脉虚，酒气与谷气相搏，热盛于体内，故身热而尿赤。酒性辛热燥烈，灼气耗精，故其病轻者，出现头痛眩晕，呕吐痰逆，神昏烦乱，胸满恶心，小便不利等；大醉则辛烈酒性，燥灼于中，而经气郁结而奔聚于内，故能使人忽然战栗，手足厥冷，不省人事而成"酒厥"。

本证以多饮后出现泄泻、腹胀及饮酒过多后出现呕恶神昏等为辨证要点。

饮多泄泻者，治宜健脾渗湿，温阳利水，方用苓桂术甘汤（《伤寒论》，茯苓、桂枝、白术、甘草）；酒伤轻症者，治宜燥湿运脾，行气和胃，方用不换金正气散（《太平惠民和剂局方》，陈皮、厚朴、苍术、藿香、法半夏、甘草）；酒伤重症者，治宜清火解毒，开窍醒神，方用牛黄清心丸（《痘疹世医心法》，牛黄、朱砂、黄连、黄芩、栀子、郁金）。

（三）虫伤证

虫伤证是指因吞食不洁之物而引起的肠道寄生虫病。临床以蛔虫、蛲虫病最为普遍。

1. 临床表现　蛔虫病者，脐腹作痛，时痛时止；严重时腹痛甚剧，并可触到条索状物，时聚时散；脘腹疼痛，甚则呕吐，其手足厥冷者为蛔厥。蛲虫病者，以肛门奇痒为主症，因痒而致睡不安；病久则面色萎黄，神疲乏力。

2. 证因分析　多因由于吞食不洁的食物，虫卵从食物进入人体，寄生于肠道，以致湿热内聚生虫。虫积日久则影响脾胃的正常受纳和运化功能，而致食欲不振、腹痛阵作。当蛔虫窜动肠道则脐腹作痛，虫静则痛亦止。所以，其痛以时痛时止为特点。虫聚则气不通，在疼痛的时候，腹部可触及条索状物，若虫窜散则索状物消失，故腹部触诊时索状物有时聚时散的特点。如蛔虫上扰于胃或窜入胆管，则脘腹痛剧，甚则呕吐；气机闭塞，手足厥冷，则形成蛔厥证候。若蛲虫寄生肠道，夜则窜出肛门产卵，故致肛门奇痒；久则酿成湿热，郁滞脾胃，亦可导致面色萎黄、神疲乏力等症状。

蛔虫病痛甚者，先安蛔，后驱虫。安蛔者，方用乌梅丸（《伤寒论》，乌梅、细辛、干姜、黄连、当归、附子、蜀椒、桂枝、人参、黄柏）；驱虫者，方用化虫丸（《太平惠民和剂局方》，鹤虱、槟榔、苦楝根皮、铅粉、枯矾）。

蛲虫病者，治宜驱虫为主，方用化虫丸（《太平惠民和剂局方》，鹤虱、槟榔、苦楝根皮、铅粉、枯矾）。

二、劳逸伤证

劳逸伤证是指过劳与过逸，损伤元气所致的证。临床一般包括过劳、过逸和房劳三类证候。

（一）过劳伤证

过劳伤证是指因过度劳累，耗伤正气，积劳成疾所致的证。

1. 临床表现　过度劳累，精神困顿，精疲力竭，甚则气喘心悸，虚热自汗，心烦不安等。

2. 证因分析　《素问·举痛论篇》曰："劳则气耗。劳则喘息汗出，外内皆越，故气耗矣。"过度劳累，脏腑、经络内外之气，皆发越于肢体，久之其气耗竭，则精神困顿，精疲力竭。心气耗则悸，肺气损则喘，卫外之气发越不固，则自汗出。气虚则生内热，故《素问·调经论篇》曰："有所劳倦，形气衰少，谷气不盛，上焦不行，下脘不通，胃气热，热气熏胸中，故内热。"由于心神失养，故又可出现心烦不安的现象。

本证以过劳神疲为辨证要点。

治宜补气复元，方用保元汤（《博爱心鉴》，黄芪、人参、肉桂、生姜、甘草）。

（二）过逸伤证

过逸伤证是指长期不参加适当的体力劳动和体育锻炼以及脑力上的松懈，使脏腑气血失调，气机不畅所致的证。

1. 临床表现　肢体乏力，易于疲劳，动则喘喝，心悸气短，食纳减少，脘痞腹胀，肌肉松软，形体虚胖等。

2. 证因分析　过逸气血运行不周，肌肉松缓，筋骨脆弱，故常感肢体乏力而易疲劳；由于元气运行不周，稍事活动或活动加重时，则气短难继，故动则喘促、心悸短气；过逸则脾气亏虚，运化失调，则食纳减少、脘痞腹胀；水谷精气，停聚于肌腠之间，则体肥而行动迟缓。

本证以过逸乏力、精神不振为辨证要点。

治宜健脾利湿，行气化痰，方用香砂六君子汤（《中国医学大词典》，人参、白术、茯苓、甘草、陈皮、半夏、木香、砂仁、生姜）。

（三）房劳伤证

房劳伤证是指因房事太过，或醉以入房，以致精、气、神耗伤所致的证。

1. 临床表现　头晕，耳鸣，神疲，气弱，腰膝酸软，心悸怔忡；男子阳痿，梦遗，滑精；女子经少，梦交，宫寒不孕。

2. 证因分析　多因房事太过，耗损肾精，肾精不足，无以生髓，髓海空虚，元神失其所养，真气涣散，故头晕、耳鸣、神疲、气弱；腰为肾之府，肾之精气既亏，髓失所生，骨失所养，则腰膝酸软；肾精亏于下，心气动于上，故心悸怔忡；肾为真阴、真阳之所寓，肾阳不足，真火失其温煦之能，故男子阳痿、滑精，女子经少、宫寒不孕；肾阴不足，真火失其润养，虚火浮越，则男子梦遗，女子梦交。

本证以房事太过之后出现神疲腰酸、男子阳痿、女子梦交等表现为辨证要点。

治宜补肾添精，肾阴不足者，方用左归饮（《景岳全书》，熟地黄、山药、枸杞子、炙甘草、茯苓、山茱萸）；肾阳不足者，方用右归饮（《景岳全书》，熟地黄、山药、枸杞子、甘草、山茱萸、杜仲、肉桂、附片）。

（陈　翊）

第七节　外伤辨证

外伤，包括金刃、跌仆伤以及虫兽咬伤。各种创伤的共同病理特征包括：轻则皮肤、肌肉创伤，血脉瘀阻，出现局部疼痛、瘀斑、血肿、出血等；重则损伤筋骨内脏，发生骨折、关节脱位，内脏出血或破裂，甚至中毒、虚脱等。故《疡医证治准绳·跌扑伤损》说："打扑、金刃损伤，是不因气动而生于外，外受有形之物所伤，乃血肉筋骨受病……所以损伤一证专从血论。"

一、金刃伤证

金刃伤证是指金属器刃损伤肢体所致的创伤的证。除有局部的创伤、出血、疼痛之外，亦可伤筋、折骨，甚至引起虚脱、创伤感染以及破伤风等。

1. 临床表现　有明确的金刃损伤史，局部破损瘀伤，或红肿疼痛；若伤筋折骨，则疼痛剧烈，肿胀明显；或出血过多，则出现面色苍白，头晕眼花，脉微等虚脱证候；如有寒热，筋惕，牙关紧闭，面如苦笑，阵发抽搐，角弓反张，痰涎壅盛，胸腹胀闷等症状为破伤风。

2. 证因分析　金刃伤之轻者，局部皮肉破损、流血、血渗肌肤、瘀积肿痛；重者伤筋折骨，疼痛剧烈，血出不止。血出过多，则气随血脱，致出现面色苍白，头晕眼花，脉象微弱等虚脱证候。创伤后，若风毒之邪从创口侵入，袭于经络，营卫失调，邪气郁闭，则寒热、筋惕；邪郁动风，则牙关紧闭、面如苦笑；风气相搏，袭于肢体，则阵发抽搐；风搏而经腧不利，则角弓反张；风邪内搏，聚液成痰，则痰涎壅盛，胸腹胀闷，而成为"破伤风"。

金刃所伤表浅并出血缓慢者，可以云南白药涂撒伤口并适量口服云南白药或三七粉；伤口较深，出血较多者，应及时清创缝合，或加压包扎止血，同时，内服云南白药或化血丹（《医学衷中参西录》，三七、花蕊石、血余炭）；失血欲脱者，治宜补气固脱，回阳救逆，方用独参汤（《景岳全书》，人参）；风毒入侵，破伤风者，治宜祛风止痉，方用玉真散（《医宗金鉴》，防风、白芷、天麻、羌活、白附子、天南星）。

二、虫兽伤证

虫兽伤证是指毒虫、毒蛇、狂犬等蜇伤或咬伤所致的证。

1. 临床表现　有明确的虫兽伤病史。毒虫蜇伤，局部红肿疼痛、发痒，或牵四肢皆痛、麻木；重则头晕，倒仆。如虫以其毛刺蜇人，则蜇处作痒、甚痛。毒蛇咬伤，局部有齿痕，或肿痛或麻木，起水泡，甚至创口坏死，形成溃疡，严重者出现全身中毒症状。狂犬咬伤，局部创口肿痛出血，病发时有怕风、怕光、恐水、畏声等症。

2. 证因分析　多因毒虫蜇伤，《诸病源候论·杂毒病诸候》载有蜂蜇、蝎蜇、蚕蜇、蜈蚁蜇、蛇虫蜇等。人被蜇后，其毒从伤口侵入，开始聚于局部，使局部红肿作痛，或发痒，或牵引四肢皆痛、麻木；继而虫毒随营卫之气，袭人经络，则出现头昏、倒仆等严重症状。

毒蛇咬伤，由于蛇毒有风毒和火毒之分，其临床表现也不一样。含有风毒的毒蛇咬伤以后，局部不红不肿，无渗液，微痛，甚至局部麻木，常易被忽视。多在咬伤后 1～6 小时出现全身症状，轻者头晕、汗出、胸闷、四肢无力；严重者出现瞳孔散大，视力模糊，语言不清，流涎，昏迷等。含火毒的毒蛇咬伤后，伤口剧痛，肿胀，起水泡，甚至伤口坏死出现溃疡，且有寒战，发热，肌肉酸痛，皮下出血，衄血，吐血，便血，继而出现黄疸等。

狂犬咬伤，其毒从伤口侵入人体，潜伏于内，经过 7～10 天，或几个月乃至 1 年以后发病，被咬伤的伤口愈深，愈近头部则潜伏的时间愈短，发病愈快。病毒发作，毒势弥漫，上犯元神之府，扰及清窍，出现狂躁不安，恐惧，畏风，怕光，畏声，恐水等。

对于毒虫蜇伤之处理，若明确为蜂蜇伤者，应立即去刺，同时应减少局部动作，可用冷水或冰块冷敷，然后对蜇处用肥皂水、3% 氨水或 5% 小苏打进行冲洗，胡蜂及马蜂蜇伤可用食用醋冲洗伤口。红肿疼痛明显者，可用拔火罐吸毒，也可采用近心端结扎，严重者应给予全身支持及对症治疗。

蝎、蜈蚣、蚂蚁等蜇伤者，可以参照蜂蜇伤之方法处理。

对毒蛇咬伤者，应先行局部处理，被咬伤的肢体应限制活动。在伤口上方的近心端肢体、伤口肿胀部位上侧用绷带贴皮肤绷紧，阻断淋巴回流，可延迟蛇毒扩散。避免用止血带，以免影响结扎远端肢体的血液供应，引起组织缺血性坏死。直至注射抗蛇毒血清或采取有效伤口局部清创措施后，方可停止绷扎。随后应该进行伤口清创，在伤口上方近心端、伤口肿胀部位上侧，有效绷扎后，立即沿牙痕作"一"字形切开伤口，进行彻底清洗和吸毒。常用 1∶5 000 高锰酸钾溶液、净水或盐水清洗伤口。局部消毒后应将留在组织中残牙痕用刀尖或针细心剔除。然后在牙痕伤口处再用 1∶5 000 高锰酸钾溶液或 2% 过氧化氢溶液洗涤伤口，盖上消毒敷料；并将肢体放在低位，使伤口的渗液容易引流。根据伤口局部反应大小，用胰蛋白酶 2 000～5 000U 加 0.25%～0.5% 的普鲁卡因或蒸馏水稀释，作局部环封咬伤绷扎部位。同时千万不要因绷扎和清创而延迟应用抗蛇毒血清的时间，抗蛇毒血清是中和蛇毒的特效解毒药，被毒蛇咬伤的患者应尽早使用，在 30 分钟内更好。单价特异抗蛇毒血清的疗效最好，应首先选用。但仅在已确知被何种毒蛇咬伤后才能使用。如不能确定毒蛇的种类，则可选用多价抗蛇毒血清。

被毒蛇咬伤者可口服上海、广州、江西、福建、云南等地生产的蛇毒解药片；民间常用有效鲜草药有七叶一枝花、八角莲、半边莲、田基黄、白花蛇舌草、白叶藤、地耳草、两面针、青木香、鬼针草、黄药子等。可取以上鲜草数种，等量、洗净、捣烂取汁，每次 40 ~ 50mL 口服，每日 4 ~ 6 次，取其渣敷伤口周围；风毒（炽盛）者，治宜疏风解毒，方用雄黄解毒丸（《育婴秘诀》，雄黄、郁金、巴豆、乳香、没药）加减，胸闷呼吸困难加白芷、山梗菜，气喘痰鸣加川贝母、竹沥、法半夏等，抽搐加蜈蚣、全蝎，并服安宫牛黄丸；火毒（炽盛）者，治宜泻火解毒，凉血活血，方用龙胆泻肝汤（《太平惠民和剂局方》，龙胆草、黄芩、山栀子、泽泻、木通、车前子、当归、生地黄、柴胡、生甘草）合五味消毒饮（《医宗金鉴》，金银花、野菊花、蒲公英、紫花地丁、紫背天葵子）加减，高热口渴加生石膏、知母；发斑加犀角；小便短赤，尿血加车前草、白茅根；烦躁抽搐加羚羊角、钩藤；火毒挟湿者加藿香、茵陈。

狂犬咬伤之患者应隔离于安静的单室内，避免一切不必要的刺激并尽快注射狂犬病疫苗，如严重者还应加注射血清或免疫球蛋白。伤口处应及时以 20% 肥皂水或 0.1% 新洁尔灭（或其他季铵类药物）彻底清洗。

狂犬咬伤者，中医治宜疏风解毒，方用扶危散（《医学入门》，防风、牵牛、大黄、斑蝥、麝香、雄黄）；若闻声则惊或抽搐、怕光、恐水、畏声时，治宜熄风解痉，方用玉真散（《外科正宗》，天南星、防风、白芷、天麻、羌活、白附子）加羚羊角、雄黄、蜈蚣。

三、跌仆伤证

跌仆伤证是指跌仆、坠堕、撞击、闪挫、扭捩、压扎等所致的损伤证。

1. 临床表现　有损伤病史，局部红肿疼痛、瘀血；若被重物压扎或挤压，或从高处坠下，可致吐血、尿血；若坠堕时头颅着地，骨陷伤脑则眩晕不举，戴眼直视，口不能语，甚至昏厥。

2. 证因分析　跌仆后，气血郁滞，除局部疼痛，瘀血或肿胀外，其病变要视跌仆时损伤的部位及其是否伤及内脏而定。如跌仆、挤压于胸部，严重者除胸廓损伤外，内及心肺，则现心肺的症状，或口鼻出血。又如从高坠下，头颅着地，颅骨粉碎，骨陷伤脑，则现戴眼直视，甚至昏厥等。故《医宗金鉴·正骨心法要旨》说："顶骨塌陷，惊动脑髓，七窍出血，身挺僵厥，昏闷全无知觉者，不治。"

跌仆、挤压于胸部者，视症状表现可分别治宜疏肝行气止痛或活血化瘀止痛，方用柴胡疏肝散（《证治准绳》，陈皮、柴胡、川芎、枳壳、芍药、甘草、香附）或复元活血汤（《医学发明》，柴胡、天花粉、当归、红花、甘草、穿山甲、大黄、桃仁）。

头颅受伤者，宜分期治疗。昏愦者，治宜辛香开窍，方用苏合香丸［《太平惠民和剂局方》，白术、青木香、乌犀屑（可水牛角代）、香附子、朱砂、诃黎勒、白檀香、安息香、沉香、麝香、丁香、荜茇、龙脑、苏合香油］合黎洞丸（《医宗金鉴》，三七、生大黄、阿魏、孩儿茶、天竺黄、血竭、乳香、没药、雄黄、山羊血、冰片、麝香、牛黄、藤黄）；恢复期治宜活血化瘀，方用通窍活血汤（《医林改错》，赤芍、川芎、桃仁、红枣、红花、老葱、鲜姜、麝香）。

腹部或四肢挤压伤等，均以活血化瘀治疗，方用桃红四物汤（《医垒元戎》，熟地黄、当归、白芍、川芎、桃仁、红花）等。

（宋永红）

第八节 脏腑经络辨证

脏腑经络辨证是神经内科疾病辨证的基础。脑与脏腑、经络关系密切，神经内科疾病虽病位都涉及脑，但与其他脏腑、经络密切相关。因此，在神经内科疾病辨证中，脏腑、经络辨证具有重要地位。

五神即神、魂、魄、意、志，是五脏正常功能的外在表现和客观反映，由脑所主。就脑与五脏之用而言，脏腑功能失调，五神为病，则必伤及于脑。就脑与五脏之体而言，气血精液是神用的物质基础，五脏所藏精气，是为其体，故气血津液精出现不足，既病及五神，亦必病及于脑，所以强调脏腑辨证。对确立从脏治脑的原则有十分重要的意义。

经络是人体气血运行的通路，《灵枢·九针》云："人之所以成者，血脉也。"《灵枢·官能》亦云："人之血气精神者，所以奉生而周于性命者也；经脉者，所以行血气而营阴阳，濡筋骨，利关节者也。"这就是说，血气布达全身，必须通过经络才能运行不息和转注全身。而脑之生理功能正常发挥，是通过经络来运行气血，协调内外，联系脏腑和肢节。如经络传导和运载功能正常，则可表现出思维敏捷、视物清晰、言语正常、动作准确。在病理情况下，经络既是病邪传变的途径，又可以表现出自身一定规律性的证候。这些证候，既与每一经脉生理活动范围与病理反应及部位表现出一致性，也与每一经脉相关脏腑生理病理变化有着密切关系。《灵枢·经脉》对每一经脉所列举的"是动病""所生病"的归纳就是这一规律的总结。分析"是动病""所生病"的规律，不难看出它是脏腑经络气血发病规律的综合。而这一综合关乎神的变化占了很大的比重，如各种疼痛、指（趾）不用、舌强、体不能摇、厥、不能卧等。也由于十二经脉皆赖经气（即神气）以为运行之动力，故此脑神实际指挥着经气的运行。所以，在病理情况下，神经内科疾病必反映于经络；同时，如果经络功能失常，脑髓之气不能外彰，则可表现为精神不振，思维混乱，动作失调，言语错乱等。因此，神经内科疾病辨证离不开脏腑经络辨证，脏腑经络辨证是神经内科疾病辨证的基础。

（宋永红）

第九节 气血津液辨证

气血津液辨证是判断疾病中有无气血津液的亏损或运行障碍。脑赖气以用、赖血以养、赖津以润、赖液以濡，若气血津液发生病变，则神经内科疾病发生。同时，神经内科疾病形成之后，亦可引起气血津液的病变。

气虚则脑失其用，功能失常而出现神疲乏力，头目晕眩，少气懒言，动则益甚，舌淡，脉虚等；气机郁滞，则可见神志失常的表现；气机逆乱，上扰于脑，则可见头痛，眩晕，甚则昏厥；若五志过极，气机闭塞，可出现神昏或晕厥，肢厥等症。

若血虚则脑失所养，而见头空痛，眩晕耳鸣，健忘，不寐，神疲乏力，肢体麻木，甚则突然晕厥，面色淡白，舌淡脉细无力等；血热则脑神被扰可致心烦失眠，神昏，谵语，躁扰不宁，甚则发狂，手足抽搐等；血瘀脑络可见头脑刺痛，固定不移，夜间尤甚，或见痴呆，半身不遂，舌强言謇等。

由于气血在生理上相互依存，相互为用，所谓"气为血帅，血为气母"；在病理上亦密切相关，在神经内科疾病发生发展过程中，气血同病者常见。因气机郁滞致血行不畅，而形成气滞血瘀之证；气虚推动无力可出现气虚血瘀之证；气虚血不得以化生，或失血过多均可致气血两虚，脑失所养。同时，在神经内科疾病中由于津液代谢失常而形成痰浊，水饮停滞脑部，则可表现出头痛、眩晕、恶心呕吐等，甚则出现神志异常。

（巩民刚）

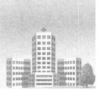

第二章 脑系病证

第一节 短暂性脑缺血发作

短暂性脑缺血发作（transient ischemic attack，TIA）是指由于脑或视网膜局灶性缺血所致的、未发生急性梗死的短暂性神经功能障碍，其临床症状一般多在 1~2 小时内恢复，最长不超过 24 小时，不遗留神经功能缺损症状和体征，影像学上无责任病灶证据。传统的 TIA 定义认为只要临床症状在 24 小时内消失，不遗留神经系统体征，而无论是否存在责任病灶都归属于 TIA。TIA 概念的核心内容由症状持续时间向是否有组织学损伤转变是近年来 TIA 定义变化的一大特点。TIA 是脑梗死的先兆，已有 TIA 发作者，如未经适当治疗，25%~50% 将会在 5 年内发生脑梗死，12%~13% 将在 1 年内发生脑梗死，4%~8% 在 30 天内发生脑梗死。

中医学没有 TIA 病名，根据其临床表现及特征，一般认为，属"中风先兆"或"小中风"等范畴。

一、病因病机

1. 病因 近年来中医有关中风先兆的研究有多方面的进展，综合历代医家所论及近代医家的研究，中风先兆的病因可有以下几种。①五志过极，恼怒过度，导致肝气郁结，化火上逆，或伤肾阴，阴虚阳亢。②饮食不节，饥饱失宜或过食肥甘醇酒，损伤中气，脾失健运，聚湿生痰，痰郁化热，引动肝风，肝风夹痰。③劳倦过度，操持过度，劳则耗气，气虚运血无力，血行不畅，经脉痹阻；淫欲过度或房事不节，损伤肾精。④年老体虚，正气渐虚，肝肾阴虚，肝阳上亢，化风夹痰蒙蔽清窍，或年老肾精亏损，脑窍失养。

2. 病机 中风先兆多由年老体弱，正气亏损，脏腑功能失调，体内气血津液运行紊乱，气机失常，或脑府失养，或内生痰瘀，郁久化热，热伤脑府，脑功能失常所致。

（1）肝肾阴虚，肝阳上亢：由于情志过极、恼怒过度，导致肝气郁结，化火上逆；或损伤肾阴，而致阴虚阳亢，引动肝风上逆犯脑而发病。

（2）痰瘀互结，阻滞脉络：由于饥饱失宜或过食肥甘醇酒，损伤中气，脾失健运，聚湿生痰，痰郁化热，引动肝风，肝风夹痰上扰；或热灼津血而成瘀，痰瘀互结，阻滞脑府脉络而发病。

（3）气虚血瘀，痰瘀阻滞：由于操持过度，劳则耗气，气为血帅，气虚运血无力，血行不畅而成瘀，致脑府经脉痹阻而发病。

（4）肾虚血瘀：由于淫欲过度或房事不节，损伤肾精，肾精血不足，瘀血形成，水不涵木，肝阳上亢，阳化风动而发病。

二、诊断与鉴别诊断

（一）诊断

（1）主症：阵发性眩晕，发作性偏身麻木，短暂性言语謇涩，一过性偏身软瘫，晕厥发作，瞬时性视歧昏瞀。

（2）次症：头胀痛，手指麻木，健忘，筋惕肉𬌗，神情呆滞，倦怠嗜卧，步履不正。

（3）辅助检查：血压，血糖、尿糖，血脂，血液流变学，心电图，眼底。

中年以上患者，具有两项主症以上（含两项），结合次症、理化检查即可诊断，必要时可做 CT、MRI 等检查以确定诊断。

（二）鉴别诊断

（1）昏厥：多有突然昏倒、不省人事或伴有四肢逆冷。昏厥发作后可在短时间内逐渐苏醒，醒后如常人，没有偏瘫、失语等症状。

（2）头痛：以头痛表现为主，疼痛性质、部位可表现出多样性、可变性，如胀痛、刺痛、灼痛等。头痛多见于青春期，且有家族史，无神经系统局灶体征。

（3）痫病：多见青少年，以间歇昏迷、抽搐为其主要表现。轻者可失神，但多短暂，伴双目凝视，面色苍白，迅即复常；重者突然昏仆，目睛上视，牙关紧闭，四肢抽搐，口吐白沫，移时复苏，醒后觉疲乏头痛，不伴偏瘫、语言障碍、一侧肢体麻木等现象。而 TIA 发作的特点是起病突然、历时短暂，甚至意识障碍，多见于中老年人。

三、治疗

1. 治疗原则　本病病机特点为本虚标实，其本虚为肝肾不足、气血虚损，其标实为痰瘀阻窍。气机失调是中风先兆发病的关键因素，气血失调、痰瘀阻窍是中风先兆的基本病机。其治疗原则为扶正祛邪，调理气血。

2. 分证论治

（1）肝肾阴虚，风阳上扰证

证候：面色发红，头晕头痛，目赤口苦，急躁易怒，手足震颤，发时可突然一侧无力或见眩晕，视物不清，黑蒙，麻木，言语不清等，舌红苔黄而干，脉弦数。

治法：平肝熄风，育阴潜阳。

方药：镇肝熄风汤加减。药用：天麻 12g，白芍 20g，钩藤 15g，生龙骨、生牡蛎（捣碎）各 30g，生赭石（轧细）30g，生石决明 30g，怀牛膝 30g，玄参 15g，胆南星 6g，夏枯草 20g，山楂 30g，首乌 12g。

加减：大便秘结者，可加大黄 15g，以通腑泄热；瘀血症状明显者，可加赤芍 15g，川芎 20g，水蛭 10g，以活血祛痰通络。

中成药：脑立清丸，每次 10 丸，口服，每日 2 次；天麻钩藤颗粒，每次 5g，冲服，每日 3 次。

（2）痰瘀互结，阻滞脉络证

证候：头晕不清，肢体麻木或猝然半身不遂，言语謇涩，移时恢复如常，舌质暗，苔白腻，脉滑或涩。

治法：祛瘀化痰通络。

方药：涤痰汤合桃红四物汤加减。药用：半夏 15g，茯苓 15g，陈皮 12g，石菖蒲 15g，郁金 15g，制南星 10g，当归 15g，赤芍 15g，川芎 20g，鸡血藤 30g，桃仁 10g，红花 10g，水蛭 10g。

加减：肢麻无力者，可加天麻 15g，地龙 10g 以熄风；口眼㖞斜者，可加白附子，以加强祛痰之力；痰瘀蕴蓄日久化热者，可去制南星，加胆南星 6g，黄连 10g，竹茹 30g，以清化痰热，开窍醒神。

中成药：半夏天麻丸，每次 6g，口服，每日 2～3 次；天丹通络胶囊，每次 5 粒，口服，每日 3 次。

（3）气虚血瘀，痰瘀阻滞证

证候：眩晕，动则加剧，时欲仆倒，手指麻木，气短乏力，倦怠懒言，或见一侧肢体时时麻木，或肢体软弱无力，或健忘多眠，夜卧口角流涎，或见肢体瞤动，舌淡，脉细涩。

治法：益气活血，化痰通络。

方药：补阳还五汤加减。药用：生黄芪 30g，牛膝 30g，鸡血藤 30g，石菖蒲 15g，丹参 30g。

加减：神疲气短，乏力重者，加人参 10g；肢麻无力者，加秦艽 10g。

中成药：步长脑心通胶囊，每次 4 粒，口服，每日 3 次；血栓心脉宁胶囊，每次 4 粒，口服，每日 3 次；脑脉泰胶囊，每次 2 粒，口服，每日 3 次；偏瘫复元丸，每次 9g，口服，每 1～2 次。

（4）肾虚血阻证

证候：头晕目花，视物不清，肢软无力，神疲健忘，失眠多梦或嗜睡，面无表情，性格孤僻，沉默寡言，智力显著衰退，时有一侧肢体无力、麻木，语言謇涩，舌淡，脉细弱。

治法：补益肾精，活血祛痰。

方药：地黄饮子加减。药用：熟地黄 20g，首乌 12g，山萸肉 30g，肉苁蓉 15g，巴戟天 15g，石菖蒲 15g，郁金 20g，天竺黄 10g，水蛭 10g，川芎 15g，莪术 10g。

加减：腰酸腿软者，可加鹿胶、龟板胶以补血生精；失眠多梦者可加酸枣仁，以活血安神。

中成药：杞菊地黄丸，每次 1 丸，口服，每日 3 次；乌灵胶囊，每次 3 粒，口服，每日 3 次。

3. 其他疗法

（1）针灸：辨证为实证者取风池、百会、悬颅、内关、人中、侠溪、行间等穴，取泻法，每日 1 次，留针 20～30 分钟，7 日为 1 个疗程。

辨证为虚证者取肩髃、曲池、合谷、足三里、手三里、关元等穴，取补法，每日 1 次，留针 20～30 分钟，7 日为 1 个疗程。

头皮针选患侧肢体对侧运动区、足运感区。失语者加语言二区，眩晕及黑蒙加晕听区，每 10 分钟行针 1 次，留针 30 分钟，每日 1 次，10 次为 1 个疗程，1 个疗程结束后休息 5 日，再进行第二疗程。

（2）按摩：摩擦并按摩颈部法。双手摩擦发热后，按摩颈部的两侧，以皮肤发热、发红为度，双手十指交叉放于后脑，左右来回摩擦至发热。可以配合一些转头活动，如头前俯时脖子尽量前伸，左右转时幅度不宜过大，做 30 个循环即可；或者取站立姿势，两手紧贴大腿两侧，下肢不动，头转向左侧时，上身旋向右侧，头转向右侧时，上身旋向左侧，共做 10 次，然后身体不动，头用力左旋并尽量后仰，看左上方 5 秒钟，复原后，以同法再换方向做。擦颈按摩发热可以松弛颈部血管平滑肌，改善其对血管壁的营养，软化及恢复已经硬化的颈部血管，并改善大脑供血。

（3）食疗

1）羊脂葱白粥：取葱白、姜汁、花椒、豆豉、粳米各 10g，羊脂油适量，加水共煨粥。每日 1 次，连服 10 日。用于预防偏瘫。

2）羊肚山药汤：取羊肚1具，去筋膜后洗净切片，加水煮烂后下入鲜山药200g，煮至汤汁浓稠，代粥服。适用于中风体质虚弱者。

3）乌鸡汤：取乌骨母鸡1只，去毛及肠杂，洗净切块后加入清水、黄酒等量，文火煨炖至骨酥肉烂时即成。食肉饮汤，数日食毕。适用于中风言语謇涩、行走不便者。

4）黑豆汤：取大粒黑豆500g，加水入砂锅中煮至汤汁浓稠即成。每日3次，每服15mL，含服、缓咽。适用于言语謇涩者。

5）四味粳米粥：取天麻9g（以布包好），枸杞15g，红枣7枚，人参3g，加水烧沸后用文火煎煮约20分钟。去天麻、枣核，下入粳米50~100g共煨粥。每日2次。用治中风后偏瘫伴高血压者。

6）蒸羊头：取白羊头1具，入屉蒸熟后取肉切片，和以调料即可取食。空腹分次食用。适用于中风头晕、手足无力、体瘦弱者。

4. 名医经验　经过多年的临证体悟，张学文教授认为，中风先兆应以肝热血瘀证为主。肝热血瘀系指肝经郁热或肝肾阴虚，水不涵木，肝阳上亢，化热灼津，伤血为瘀；或肾精亏乏，肝血不足所致的一种中风早期证候。中风病因病机虽然较为复杂，但瘀血因素是关键环节所在。脑络为气血津液濡养脑髓之通路，瘀阻脑络，影响脑之清阳，津血不得濡养，神明失养，此病机类似于现代医学的缺血性中风，若瘀阻甚者，络破血溢，类似于现代医学之出血性中风。无论是脑血管痉挛、脑梗死、脑血栓形成、脑栓塞，还是脑出血，其病理改变都符合中医瘀血的范畴。因此临床上瘀血因素贯穿中风病变之始终。针对中风先兆肝热血瘀证，张教授提出使用清脑通络汤为底方予以加减施治，药物组成：草决明30g，川芎12g，赤芍10g，山楂、丹参各15g，磁石（先煎）30g，菊花12g，葛根15g，地龙10g，稀莶草30g，川牛膝15g，水蛭6g。

四、转归与调护

（一）转归

TIA患者症状出现的快，消失得也快，单次发作的患者恢复后常不遗留后遗症，易被忽视。如未经正确的治疗而任莫自然发展，有1/3的患者在数年内发生完全性脑卒中，约1/3的患者经长期反复发作而致脑功能受损，也有约1/3的患者可能自然缓解。TIA发作因治疗时机不同其转归亦不同。TIA患者若经过积极治疗，预后较好；若未经及时治疗，长期反复发作最终可导致脑功能严重受损。

（二）调护

TIA重在预防其向脑卒中发展。《证治汇补》中载："平人手指麻木，不时眩晕，乃中风先兆，须预防之，宜慎起居，节饮食，远房帏，调情志。"临床证明这对中风预防确有指导意义。

1. 慎起居：注意按时作息，劳逸结合，养成良好的生活习惯。

2. 节饮食：总的原则是低盐、低糖、低脂饮食，避免暴食，饥饱适度，饮食宜淡，营养丰富，切忌醉酒并戒除吸烟嗜好。

3. 需运动：重视体育锻炼，根据个人具体情况选择适合于自己的活动方式。

4. 调情志：保持心情舒畅、情绪稳定。

5. 其他：同时还要治疗相关疾病，如糖尿病、心脏病、高血压等。

1. 计分法　根据中风先兆证的主症和次症进行评定。主症按四级评定，次症按二级评定。

（1）眩晕

1）眩晕的程度。0分：症状消失。2分：稍感眩晕，能坚持正常工作和生活。4分：眩晕较甚，常需休息。6分：眩晕剧烈，必须卧床。

2）眩晕发作次数及持续时间。0分：症状消失。2分：偶尔发作或仅持续数分钟到2小时。4分：经常发作或持续2小时到24小时。6分：频繁发作或持续24小时以上。

（2）偏身麻木

1）麻木的程度。0分：症状消失。2分：偏身轻微麻木，如蚁爬肤。4分：偏身明显麻木不仁，犹如针刺。6分：偏身麻木无力或发凉。

2）麻木发作次数及持续时间。0分：症状消失。2分：偶尔发作或持续数分钟到2小时。4分：经常发作或持续2小时到24小时。6分：频繁发作或持续24小时以上。

（3）言语謇涩。0分：症状消失。2分：偶尔发作或持续数分钟到2小时。4分：经常发作或持续2小时到24小时。6分：频繁发作或持续24小时以上。

（4）昏厥。0分：症状消失。2分：偶尔发作或持续数分钟到2小时。4分：经常发作或持续2小时到24小时。6分：频繁发作持续24小时以上。

（5）轻瘫。0分：体征消失。2分：偶尔发作或持续数分钟到2小时。4分：经常发作或持续2小时到24小时。6分：频繁发作或持续24小时以上。

（6）视物昏花。0分：症状消失。2分：症状轻微，偶尔发作或持续数分钟到2小时。4分：症状较重，经常发作或持续2小时到24小时。6分：症状严重，频繁发作或持续24小时以上。

（7）次症（见中医诊断标准所述）。0分：症状消失。2分：症状存在。

2. 疗效评定方法　以疗效百分数为主要依据，适当参考理化指标进行评定。疗效百分数＝〔（治疗前积分－治疗后积分）÷治疗前积分〕×100%。

临床治愈：疗效百分数≥95%。

显效：疗效百分数为60%～94%。

有效：疗效百分数为20%～59%。

无效：疗效百分数＜20%，乃至疗效百分数为负数，甚至发生中风。

（宋颖异）

第二节　脑梗死

脑梗死（cerebral infarction），又称缺血性卒中（cerebral ischemic stroke），是由于脑部血流循环障碍，导致脑组织缺血缺氧而坏死，从而产生与损伤部分相对应的神经功能缺损症状的一类临床综合征，是脑血管病当中最常见的类型，约占70%。本病根据临床表现可分为四类：①全前循环梗死。②部分前循环梗死。③后循环梗死。④腔隙性梗死。此种分型方法称为牛津郡社区卒中计划分型（oxfordshire community stroke project，OCSP）。此外，还可根据病因分型将脑梗死分为五类，即TOAST分型（trial of org 10172 in acute stroke treatment，TOAST）：①大动脉粥样硬化型；②心源性栓塞型；③小动脉闭塞性；

④其他明确病因型；⑤不明原因型。

脑梗死属于"中风病"中的"缺血性中风病"范畴，临床上以突然半身不遂、口眼㖞斜、言语謇涩或昏仆、不省人事等为表现。

一、病因病机

1. 病因

（1）禀赋不足，正气虚衰：中年以后，正气渐虚，如李东垣所云"凡人年逾四旬，气衰之际……多有此疾"，或久病气血亏损，"血为气之母"，精血不足，气无以生，"气为血之帅"，气虚血运不畅，瘀阻脑脉而不通；阴血不足则阴不制阳，阳亢于上，化风内动，夹痰瘀上犯脑窍，致脑脉不通，神机不用而发病。

（2）劳倦内伤，内风动越：一是烦劳过度，易耗伤气阴，致阳气偏亢，从而阳亢于上，气血上逆，脑脉被阻，正如《内经》所云"阳气者，烦劳则张"是也；二是纵欲过度，耗伤肾精，引动心火，从而水不制火，火盛而风动，气血逆乱，上攻脑窍，脑脉闭阻，神机失用而为病。

（3）情志过极，气机逆乱：平素暴躁易怒，肝火亢盛，或情志抑郁，肝气郁滞，郁而化火，煎津凝痰，引动内风，风痰上攻，致脑脉闭阻，神机不用而发病。

（4）饮食不节，痰湿内生：平素嗜食肥甘厚味，或饮酒无度，致脾胃受损，失于运化，聚湿生痰，上扰脑窍，致脑脉不通、神机蒙蔽而为病。

以上诸因，均致脏腑虚衰，从而痰瘀内结，伏于体内。一遇诱因则应时而发，主阻脑窍，气血逆乱，经络闭塞，以致中风。

2. 病机

（1）发病：气血亏虚是中风发病的根本内在原因，若遇劳倦、恼怒、房劳、饮食不节等诱因，则发为中风病。本病一般在安静或睡眠之时发病，起病急骤，渐进加重，轻者仅半身不遂，言语不利；重者则昏仆，不省人事。在中风发病之前，部分患者会出现一侧肢体发麻、晕厥发作等缺血先兆症状。

（2）病位病性：本病病位在脑，与肝、肾、脾、心密切相关；病性为本虚标实，脏腑功能失调，气血亏虚为本，痰浊瘀血为标，急性期以痰瘀等标实证候为主，恢复期及后遗症期则以虚实夹杂之证为表现。

（3）病势：本病有中经络及中脏腑之分。患者初起一般症状较轻，仅有半身不遂、偏身麻木、口舌㖞斜、言语不利等中经络表现，可逐渐发展至神昏、不省人事等中脏腑表现，部分患者可起病即为中脏腑表现。

（4）病机转化：中风病的病机转化迅速，取决于机体正气与痰浊、瘀血等病理因素的斗争变化。急性期中经络，邪气轻浅，正气不虚者易康复；若中脏腑者，痰热得化，内风得熄，瘀血祛除，神志渐清者，尚有转机之势；若邪盛正衰，或失治误治，出现呃逆、呕血、抽搐、高热者，则病势凶险，救治困难。及至恢复期及后遗症期，常遗留半身不遂、偏身麻木、言语不利等症状，难以恢复。

综上所述，中风之病机复杂多变，归纳起来不外风（肝风）、火（肝火、心火）、痰（风痰、热痰、湿痰）、虚（血虚、气虚、阴虚、阳虚）、气（气郁、气逆）、血（血瘀）、毒（外感六淫过盛和内伤痰、瘀、郁、火过盛为毒）七端，其中气血亏虚是根本。此七端在一定条件下可相互影响，共同致病，如年老体衰，正气不足，饮食不节、情志过极、气候骤变等，导致脏腑气血失调，内风动越，夹痰夹瘀化毒，闭阻脑脉，神机失用而引起病变的发生。

二、诊断与鉴别诊断

（一）诊断

（1）主症：偏瘫，偏身感觉异常，口舌㖞斜，言语謇涩，言语不清，或神识昏蒙。

（2）次症：头痛，眩晕，瞳神变化，饮水发呛，目偏不瞬，共济失调。

（3）急性起病，发病前多有诱因，常有先兆症状。发病年龄多在40岁以上。

具备2个主症以上，或1个主症、2个次症，结合起病、诱因、先兆症状、年龄即可确诊；不具备上述条件，结合影像学检查结果亦可诊断。

（二）鉴别诊断

（1）厥证：以突然神昏，四肢逆冷为主要表现，而醒后无半身不遂等中风症状。劳累及紧张可诱发本病。而中风病常遗留后遗症，如半身不遂、言语不利等。

（2）痫病：以发作性神昏、肢体抽搐、醒后如常为主要表现。中风则常遗留后遗症状。中风急性期可有痫性发作，后遗症期可继发痫病，但均有中风的相应表现，可资鉴别。

（3）口僻：以口眼㖞斜、额纹消失、闭目不能、鼓腮漏气、鼻唇沟变浅等为主要表现，部分患者可有同侧耳后疼痛；而中风虽可表现为口眼㖞斜、鼻唇沟变浅等口僻症状，但无额纹消失，并常伴有半身不遂、偏身麻木、言语謇涩等症状，故可鉴别。

三、治疗

1. 治疗原则

（1）急性期：急则治其标，当以祛邪为主或祛邪与扶正相结合为原则。常以醒神开窍、破瘀通络、涤痰通腑、平肝熄风、清热化痰等为治疗方法。闭证者宜平肝熄风、豁痰开窍、通腑泄热；脱证者宜扶正固脱；内闭外脱者，则醒神开窍和扶正固脱兼用。

（2）恢复期及后遗症期：本期患者多以虚实夹杂之证为主，当扶正祛邪，标本兼顾为原则，可用益气活血、祛瘀通络、滋补肝肾、育阴熄风等方法进行治疗。

2. 分证论治

（1）急性期

1）中脏腑

A. 痰蒙清窍证

证候：意识障碍、半身不遂，口舌㖞斜，言语謇涩或不语，痰鸣漉漉，面白唇暗，肢体瘫软，手足不温，静卧不烦，二便自遗，舌质紫暗，苔白腻，脉沉滑缓。

治法：燥湿化痰，醒神开窍。

方药：涤痰汤加减。药用：制半夏10g，陈皮10g，枳实10g，胆南星6g，石菖蒲20g，郁金15g，竹茹5g，茯苓20g，远志10g，生姜3片，灯盏花10g。加水600mL，煎至200mL，分早、中、晚3次温服。

加减：四肢不温，有寒象者加桂枝；舌质紫暗有瘀斑、瘀点者加桃仁、红花、川芎等活血通络。

中成药：灌服或鼻饲苏合香丸、口服复方鲜竹沥液等。

针剂：醒脑静注射液每次 30～40mL，每日 1～2 次，加入等渗液中静脉滴注；β－七叶皂苷每次 10～20mg，每日 1～2 次，加入等渗液中静脉滴注。

B. 痰热内闭证

证候：意识障碍、半身不遂，口舌㖞斜，言语謇涩或不语，鼻鼾痰鸣，或肢体拘急，或躁扰不宁，或身热，或口臭，或抽搐，或呕血，舌质红，舌苔黄腻，脉弦滑数。

治法：清热化痰，醒神开窍。

方药：羚羊角汤加减。药用：羚羊粉 0.6g（分 2 次冲），珍珠母 30g（先煎），法半夏 10g，天竺黄 6g，石菖蒲 20g，郁金 15g，远志 10g，生大黄 15g，夏枯草 10g，牡丹皮 10g，竹茹 6g。加水 600mL，煎至 200mL，分早、中、晚 3 次温服。

加减：痰多者，加胆南星、瓜蒌；热甚者，加黄芩、栀子；高热者加生石膏、知母；抽搐者加僵蚕、全蝎；呕血者加生地黄、水牛角。

中成药：灌服或鼻饲至宝丸，口服安宫牛黄丸、紫雪丹或紫雪散、珠珀猴枣散等。

针剂：醒脑静注射液 20～30mL，每日 1～2 次；或血必净注射液 40～50mL，每日 1～2 次加入等渗液中静脉滴注。

C. 元气败脱证

证候：神聩不知，目合口开，四肢松懈瘫软，肢冷汗多，二便自遗，舌卷缩，舌质紫暗，苔白腻，脉微欲绝。

治法：益气回阳固脱。

方药：参附汤。药用：人参 10～15g（另炖兑服），制附子 80～90g（先煎 1.5 小时，不麻为度，忌酸冷）。加水 400mL，浓煎至 150mL 频服。

加减：汗出不止者加山萸肉 30g，黄芪 30g，煅龙骨 30g，煅牡蛎 30g。

针剂：参附注射液 20～40mL，每日 1～3 次，加入 25% 葡萄糖溶液 20～40mL 中静脉滴注，待血压升至正常，改用 50～100mL 加入等渗液中静脉滴注维持；或参麦注射液 60～100mL，每日 1～3 次，加入 25% 葡萄糖溶液 40～100mL 中静脉滴注，待血压升至正常，改用 100～200mL 加入等渗液中静脉滴注维持。

2）中经络

A. 风火上扰证

证候：眩晕头痛，面红耳赤，口苦咽干，心烦易怒，尿赤便干，舌质红绛，舌苔黄腻而干，脉弦数。

治法：清热平肝，潜阳熄风。

方药：天麻钩藤饮加减。药用：天麻 15g，钩藤 10g，生石决明 15g，夏枯草 15g，黄芩 10g，炒山栀子 10g，牡丹皮 15g，赤芍 15g，川牛膝 15g，炒杜仲 15g，桑寄生 20g，益母草 20g。

加减：头晕头痛者加菊花；心烦不寐者加莲子、炒酸枣仁；口干口苦者加黄连、麦冬；言语謇涩者加石菖蒲、郁金；便秘者加大黄或番泻叶；苔黄腻者加胆南星、竹沥。

中成药：天麻钩藤颗粒，每次 1 袋，每日 3 次。

B. 风痰阻络证

证候：头晕目眩，痰多而黏，舌质暗淡，舌苔薄白或白腻，脉弦滑。

治法：活血化瘀，化痰通络。

方药：半夏白术天麻汤加减。药用：法半夏 15g，茯苓 15g，陈皮 15g，生白术 15g，天麻 15g，胆南星 10g，水蛭 10g，毛冬青 15g，香附 15g，酒大黄 15g。

加减：有瘀者加桃仁、红花；兼热象者加黄芩、栀子；头痛者加菊花、夏枯草。

中成药：华佗再造丸，每次 1 袋，每日 3 次；通心络胶囊，每次 3 粒，每日 3 次。

C. 痰热腑实证

证候：腹胀便干便秘，头痛目眩，咯痰或痰多，舌质暗红，苔黄腻，脉弦滑或偏瘫侧弦滑而大。

治法：化痰通腑。

方药：星蒌承气汤加减。药用：生大黄 15～30g（后下），芒硝 10g（分冲），全瓜蒌 15～30g，胆南星 10～15g，羌活 5g，灯盏花 15g。

加减：烦躁不安，口臭口苦者加栀子、黄芩；年老体弱者加生地黄、玄参。

中成药：痰热清注射液 40mL 静脉滴注，每日 1 次；口服安宫牛黄丸，每次 1 丸，每日 2 次；安脑丸，每次 1 丸，每日 2 次；牛黄清心丸，每次 1 丸，每日 2 次。

D. 气虚血瘀证

证候：面色㿠白，气短乏力，口角流涎，自汗出，心悸便溏，手足肿胀，舌质暗淡，舌苔白腻，有齿痕，脉沉细。

治法：益气活血。

方药：补阳还五汤加减。药用：黄芪 45～120g，当归尾 10g，桂枝 10g，赤芍 15g，川芎 10g，桃仁 15g，红花 10g，地龙 15g，石菖蒲 20g，豨莶草 15g。

加减：言语不利，加郁金、炙远志；心悸、喘息者，加炙甘草；肢体麻木者加伸筋草、木瓜；肢体无力者，加续断、桑寄生、杜仲；小便失禁者加桑螵蛸；血瘀重者，加莪术、水蛭。

中成药：脑心通胶囊，每次 3 粒，每日 3 次；脑安胶囊，每次 2 粒，每日 2 次；通心络胶囊，每次 3 粒，每日 3 次。

E. 阴虚风动证

证候：眩晕耳鸣，手足心热，咽干口燥，舌质红而体瘦，少苔或无苔，脉弦细数。

治法：育阴熄风。

方药：镇肝熄风汤加减。药用：煅龙骨 20g（先煎），煅牡蛎 20g（先煎），代赭石 20g（先煎），炙龟板 15g（先煎），水牛角粉 30g（先煎），白芍 15g，玄参 6g，天冬 20g，麦冬 20g，天麻 10g，钩藤 10g，夏枯草 15g，川楝子 10g，女贞子 20g，茵陈 5g，青蒿 10g，炒谷芽 15g，炒麦芽 15g，山楂 15g，灯盏花 20g。

加减：夹痰者，加天竺黄、胆南星；失眠者，加首乌藤、合欢皮；半身不遂、肢体麻木者加当归、赤芍、水蛭等。

中成药：大补阴丸，每次 3 丸，每日 2 次；知柏地黄丸，每次 1 丸，每日 2 次。

中经络针剂：可选用具有活血化瘀作用的中药注射液静脉滴注，如三七总皂苷注射液、灯盏细辛注射液、醒脑静注射液、疏血通注射液等可以选择使用；辨证属于热证者，选用具有活血清热作用的中药注射液静脉滴注，如血必净注射液、脉络宁注射液等。

（2）恢复期及后遗症期：本期患者的辨证论治均参照上述中经络进行。

（3）急性期常见变证的治疗：中风急性期重症患者出现顽固性呃逆、呕血等变证，需及时救治。

1）呃逆

A. 辨证论治

a. 如呃声短促不连续，神昏烦躁，舌质红或红绛，苔黄燥或少苔，脉细数，可用人参粳米汤加减（露洋参、粳米）以益气养阴，和胃降逆。

b. 如呃声洪亮有力，口臭烦躁，甚至神昏谵语，便秘尿赤，腹胀，舌红苔黄燥起芒刺，脉滑数或弦滑而大者选用大承气汤加减。药用：生大黄20g（后下），芒硝15g（冲服），厚朴15g，枳实15g，黑丑50g，白丑50g，沉香粉3.5g（冲服）以通腑泄热，和胃降逆。

c. 如烦热症状减轻，但仍呃声频频，可予平逆止呃汤（经验方）治疗。药用：炒刀豆20g，青皮10g，枳壳10g，旋覆花10g（包），制半夏10g，枇杷叶15g，莱菔子10g，生姜10g以和胃理气降逆。兼有气虚者，可加生晒参。

B. 针刺：辨证针刺天枢、中脘、膻中、内关、足三里。

C. 穴位注射：氯丙嗪5～25mg足三里、内关穴位交替注射。

2）呕血：出现呕血，神识迷蒙，面红目赤，烦躁不安，便干尿赤，舌质红苔薄黄，或少苔、无苔，脉弦数者，可予犀角地黄汤加减，药用：水牛角60g（先煎），生地黄15g，赤芍10g，牡丹皮10g以凉血止血；或选用大黄黄连泻心汤；还可选用云南白药、生大黄粉或三七粉等鼻饲。如出现高热不退，可给予至宝丹、紫雪散以清热凉血。

3. 其他治疗

（1）缺血性中风病的中医药常规急救专科处理（参照卫健委中医急症中风病协作组的方案）

1）凡患者无脱证者，先用三化汤通腑逐瘀以通畅气机。药用：生大黄15g，枳实10g，厚朴15g，羌活5g，加水蛭、桃仁、红花各10g，石菖蒲20g，水煎服，或鼻饲，或灌肠。

2）针刺：采用石氏醒脑开窍针法。

腧穴组成：主穴取双侧内关、人中、患侧三阴交。副穴取患肢极泉、尺泽、委中。配穴：根据合并症的不同，配以不同穴位。吞咽困难配双侧风池、翳风、完骨；眩晕配双侧天柱。

操作：主穴取先刺双侧内关，直刺0.5～1.0寸，采用提插捻转结合的泻法，施手法1分钟；继刺人中，向鼻中隔方向斜刺0.3～0.5寸，采用雀啄手法（泻法），以流泪或眼球湿润为度；再刺三阴交，沿胫骨内侧缘与皮肤成45°斜刺，针尖刺到原三阴交的位置上，进针0.5～1.0寸，采用提撬补法，针感到足趾，下肢出现不自主抽动，以患肢抽动3次为度。

时间：每周针刺5次。

3）常规吸氧，吸痰，口腔及前后二阴护理，预防压疮护理等。

4）可选用以下设备：多功能艾灸仪、数码经络导平治疗仪、针刺手法针疗仪、特定电磁波治疗仪及经络导平治疗仪、智能通络治疗仪等。另还可选择推拿、熏洗、物理治疗等。

（2）针灸治疗：在脑梗死恢复方面是一种有效可行的方法，可应用于整个脑梗死过程。治疗偏瘫时多选取上下肢穴位，且以合谷、足三里、曲池、肩髃等阳明经穴为主进行治疗。若尿失禁患者可选取百会、气海、关元、三阴交、中极等穴位进行治疗。

（3）推拿治疗：其应用大大丰富了康复训练的内容，推拿手法可以增加全关节活动度、缓解疼痛、抑制痉挛、被动运动等。常可采取掖法、揉法、捏法等进行治疗。在进行推拿过程中应注意手法的力度等，避免对患者强刺激。

（4）康复训练：目前认为康复训练宜较早开始，患者在病情稳定后即可开始，轻中度的患者发病

24 小时即可进行康复训练，且在耐受度允许的情况下进行每日 45 分钟以上的康复训练。康复训练内容如下。

1）良肢位摆放及体位改变：该过程贯穿整个偏瘫时期，是以软垫将肢体摆放成抗痉挛体位的方法，从而减少肩关节半脱位等并发症的发生。鼓励患侧侧卧位，从而减少痉挛；适当健侧卧位；避免半卧位，以免造成异常痉挛模式，影响肢体功能恢复；尽量避免仰卧位，从而减少压疮的发生。体位变化应 1~2 小时进行变动 1 次。

2）被动关节活动度训练：对于意识不清、不能自主被动运动或病情尚未稳定的患者，应进行此项康复训练。目的是预防关节挛缩并促进患者运动功能改善。进行该项康复训练时，宜取仰卧位，先健侧后患侧，正常活动范围内缓慢、柔和地全方位活动关节（肩关节的活动度宜在正常的 50%）。

3）站立、步行康复训练：偏瘫、步态异常是影响脑梗死患者后期生活质量和日常生活能力的主要因素，研究证明病情稳定后尽早开始离床进行站立、起坐等训练可提高患者 3 个月后的步行能力。故脑梗死患者应积极进行抗重力训练，患侧下肢负重支撑训练，下肢迈步训练及重心转移训练以尽早恢复行走能力。

4）语言功能康复训练：对于失语症患者，应积极与患者沟通，减少患者孤立感，并根据其听说读写及复述障碍等进行指令训练、发音模仿训练、复述训练。

5）吞咽功能障碍康复：对于有吞咽功能障碍的患者，应进行口轮匝肌训练、空吞咽训练、冰刺激、舌运动训练等，以获得安全、独立、充分摄取营养和水分的能力。

4. 名医经验　任继学教授认为中经络者应为络塞血瘀证，相当于现代医学中的脑梗死，治疗原则为急则治其标，缓则治其本。言中风治要有"开闭、固脱、豁痰、潜阳、化瘀、理气、填精、药禁、预防"，且每个环节均有其自己的治疗特色，如开闭者可投白矾散等，待开闭之后再服他药；固脱者予自拟方两救固脱饮；豁痰者予自拟之涤痰散；潜阳者予自拟方潜阳熄风煎；化瘀者可投自拟方活络化瘀散、醒脑通脉散；自拟理气反正汤以理气；予自拟益脑丸以填精益髓；且禁用荆芥、防风、麻黄、独活、苏叶、细辛等解表发散之品，干姜、肉桂、鹿茸、人参再造丸、大活络丹等辛燥助阳、耗伤阴液之品应慎用，以防加重病情。

四、转归与调护

（一）转归

中风病的转归预后与体质强弱、正气盛衰、邪气浅深、中风轻重及治疗、调护是否得当等相关。若为中经络者恢复良好。若初起神昏，逐渐神清者，为"顺"，预后良好；若病初起神清，渐现神昏者，为"逆"，预后不良。若出现饮水呛咳、高热、呃逆等变证时，则病势凶险，预后差。

（二）调护

一部分中风患者常常有先兆症状，常表现为多次发作的一过性头晕、肢体麻木等，应及早治疗，达到未病先防的目的。密切观察病情变化，注意神志、瞳神、气息等的变化，并防治压疮、肺部感染、口腔感染、窒息等的发生。

恢复期及后遗症期的患者，条件允许的情况下可适当锻炼，如打太极拳。此外，饮食不宜辛辣，戒烟限酒，避免情志刺激，保持情绪稳定和心情舒畅。

五、疗效判定标准

1. 计分方法

（1）神志状态：神志清醒 4 分；神志恍惚（思睡、唤醒后能与人言）3 分；神志迷蒙（嗜睡，呼之答不确切）2 分；神昏 1 分；昏聩（神昏同时兼有脱证）0 分。

（2）语言表达：正常 4 分；一般表达，命名不能 3 名；说话成句而表达不全 2 分；不能说单词、词组 1 分；语言不能或基本不能 0 分。

（3）上肢肩关节：正常 4 分；上举全而肌力差 3 分；上举平肩或略过肩 2 分；上举不到肩 1 分；不能动或前后略摆动 0 分。

（4）上肢指关节：正常 4 分；手指分别动作有效而肌力差 3 分；握拳伸指 2 分；屈指、握不成拳、不会伸 1 分；不会动 0 分。

（5）下肢髋关节：正常 4 分；抬高 45°以上 3 分；不足 45°计 2 分；摆动能平移 1 分；不能动 0 分。

（6）下肢趾关节：正常 4 分；伸屈自如，力弱 3 分；伸屈不全 2 分；略动 1 分；不会动 0 分。

（7）综合功能：生活能自理，自由交谈 4 分；独立生活，简单劳动而有部分功能不全 3 分；可行走，部分自理，尚需人辅助 2 分；可站立迈步，需人随时照料 1 分；卧床 0 分。

2. 疗效判定　满分 28 分，起点分最高不超过 18 分，其疗效判定如下。

恶化：病情加重积分减少或死亡者。

无效：积分增加不足 4 分者。

有效：积分增加超过 4 分以上者。

显效：积分增加超过 10 分者。

基本痊愈：积分达 24 分以上者。

（张　玲）

第三节　脑出血

脑出血（intracerebral hemorrhage，ICH）是指原发性非外伤性脑实质内出血，又称自发性脑出血，系指颅内或全身疾病引起脑实质内出血。脑出血发病率为每年（60 ~ 80）/1.0 万人，占全部急性脑血管病的 20% ~ 30%。引起脑出血的病因中以高血压性脑出血最为常见，据流行病学调查，高血压性脑出血发病率占脑出血的 50% ~ 70%。

中医学没有脑出血的病名，但根据其临床表现和特征，一般归属于中医"出血性中风病"的范畴。

一、病因病机

1. 病因　综合目前大多数学者的研究认为，本病病因如下。

（1）积损正衰：《景岳全书·非风》说："卒倒多由昏聩，本皆内伤积损颓败而然。"年老体弱，或久病气血亏损，气虚则血无运力，血滞脉中则瘀血内生，瘀血上扰清窍，突发本病。

（2）劳倦内伤：肝肾阴精匮乏，阴虚而虚阳上浮，引动风阳上浮，内风旋动，日久化热，气火俱浮，夹痰夹瘀、瘀血上壅，清窍经络受阻。

（3）饮食不节：过食肥甘厚味醇酒，脾胃受损，脾失健运，运化失常，痰浊内生，郁久化热，痰热互结，壅滞经脉，上蒙清窍；或脾虚肝木伐脾土，肝失条达，肝郁化火，烁津成痰，痰瘀互结，窜扰经络，发为本病。此即《丹溪心法·中风》所谓"湿土生痰，痰生热，热生风也"。

（4）情志不遂：七情所伤，肝失条达，肝气郁结，血行不畅，瘀结脑脉；或暴怒则肝阳暴亢，气火俱浮，风火相煽，血随气逆，上冲犯脑，气血逆乱，上扰脑窍而发为本病。

2. 病机　本病发病内因为气血亏虚，痰浊、瘀血内生；外因为情志不遂、忧思恼怒、酒食不节、气候骤变等，从而导致脏腑功能失调、瘀血阻滞经络、痰热内蕴，或阳化而风动、气血阴阳气机逆乱，血随气逆，脉破血溢，导致瘀血、痰浊、毒邪内生损伤脑窍，脑腑气机失常，从而出现半身不遂、口眼㖞斜、言语不利等肢体功能失常病症。

本病的病机可概括为风、火、痰、瘀、虚、毒，其病机变化特点有虚（阴虚、气虚）、火、风（肝风）、痰（风痰、湿痰）、毒（毒邪内生）、血（瘀血）六端，各病理因素又相互影响，相互作用。

二、诊断与鉴别诊断

（一）诊断（参照《中医病证诊断疗效标准》）

（1）以半身不遂，口舌㖞斜，舌强言謇，偏身麻木，甚则神志恍惚、迷蒙、神昏、昏聩为主症。

（2）发病急骤，有渐进发展过程。病前多有头晕头痛、肢体麻木等先兆。

（3）常有年老体衰，劳倦内伤，嗜好烟酒、膏粱厚味等因素。每因恼怒、劳累、酗酒、感寒等诱发。

（4）做血压、神经系统、脑脊液及血常规、眼底等检查；有条件做 CT、MRI 检查，可有异常表现。

出血性中风病是因风阳上窜，痰火内扰，气血逆乱，或因头颅受伤，内生脑瘤，使脑络破损，血溢于脑，以突然昏仆、头痛、失语、偏瘫等为主要表现的脑神疾病。

（二）鉴别诊断

（1）痫证：出血性中风病与痫证均可出现突然昏仆，但出血性中风病之昏仆，昏迷时间较长，甚至昏迷程度进行性加重，醒后可伴有半身不遂、口眼㖞斜等症。痫证之昏仆反复发作，多从幼年开始发病，部分患者发作时可有口中羊豕叫声，口吐涎沫，四肢抽搐，一般几秒至几分钟后苏醒，严重者可持续几小时，醒后无任何不适。

（2）厥证：患血性中风病与厥证均可出现昏仆，厥证发病之前多有诱因，昏仆时间较短，醒后无半身不遂、口眼㖞斜不适。

（3）神昏：出血性中风病与神昏初起可见神思恍惚、迷蒙、嗜睡、重者昏迷。一部分患者起病时神清，数日后渐见神昏，后期出现谵妄、躁扰不宁等不适，两者鉴别需借助西医学头颅 CT、MRI 等影像学检查手段。

三、治疗

1. 治疗原则　出血性中风病急性期以开窍醒神、解毒祛风、熄风化痰、通腑泄热为治法，待病情平稳后，可适量采用活血化瘀之法。有气虚证候之时，应及时扶助正气，元气衰脱时，当以益气温阳固脱为主。恢复期及后遗症期患者，应以扶正祛邪、标本兼治为治则。治法以补气血阴阳为主。

2. 分证论治　出血性中风病的分证论治以疾病分期为基础：①急性期（发病2周以内）；②恢复期

（发病 2 周至 6 个月）；③后遗症期（发病 6 个月以上）。

3. 应急处理

（1）急性期出现神志不清，属痰火闭窍者可灌服至宝丹、安宫牛黄丸化水，每次 1 丸，每日 2～3 次，鼻饲。

（2）神志不清属痰湿蒙窍者可灌服苏合香丸，每次 1 丸，每日 2～3 次，鼻饲。

（3）高热者予静脉滴注血必净注射液 20～50mL，每日 1～2 次；意识障碍者予醒脑静注射液 20mL，每日 1 次，静脉滴注。高热痰多者予痰热清注射液 20～30mL，每日 1 次，静脉滴注。高热不退者，予安宫牛黄丸口服或鼻饲，或犀角磨水兑入辨证抢救中药中鼻饲或口服，每次 0.5～1g，每日 2～3 次。

（4）腑气不通、大便秘结者可用大承气汤水煎剂，每日 1 剂，分 2 次口服或鼻饲或高位灌肠，每日 1～2 次。

（5）抽搐者，急用紫雪丹化冷开水，每日 1～3 丸，每次 1 丸，鼻饲或高位灌肠。

4. 急性期辨证论治

（1）痰热内闭证

证候：神昏，半身不遂，鼻鼾痰鸣，项强身热，气粗口臭，躁扰不宁，甚则手足厥冷，或频繁抽搐，舌质红绛，舌苔黄腻或干腻，脉弦滑数。

治法：清热化痰，醒神开窍。

方药：羚羊角汤加减。药用：羚羊角 5g（先煎），龟板 10g，生地黄 15～20g，牡丹皮 15g，白芍 15g，夏枯草 15g，生石决明 20g（先煎）等。

加减：大便秘结者可加大黄 15～30g，芒硝 5～10g；神昏者加石菖蒲 20g，郁金 20g 开窍醒神；肝阳上浮明显，有化风之象，予川牛膝 20g，全蝎 5g。

中成药：神昏者，可用至宝丹或安宫牛黄丸，每次 1 丸，每日 2～3 次（鼻饲或灌服）。

（2）元气败脱证

证候：神昏，肢体瘫软，目合口张，呼吸微弱，手撒肢冷，汗多，重则周身湿冷，二便失禁，舌痿不伸，舌质紫暗，苔白腻，脉沉缓、沉微。

治法：益气回阳，扶正固脱。

方药：参附汤加减或合生脉散加减。药用：人参 15g，附子 30g（开水先煎），麦冬 15g，五味子 15g。

中成药：参附汤 50～100mL；参麦注射液 20～100mL 加入氯化钠注射液或葡萄糖注射液中进行静脉滴注治疗。

（3）肝阳暴亢，风火上扰证

证候：半身不遂，口舌㖞斜，言语謇涩或不语，偏身麻木，头晕头痛，面红目赤，口苦咽干，心烦易怒，尿赤便干，舌质红或红绛，舌苔薄黄，脉弦有力。

治法：平肝潜阳，熄风清热。

方药：天麻钩藤饮加减。药用：天麻 20g，钩藤 20g（后下），石决明 20g（先煎），川牛膝 10g，杜仲 10g，桑寄生 15g，黄芩 10～30g，由栀子 10～20g，益母草 10g，制夜交藤 30～50g，茯神 10～20g。

加减：夜寐不安者，加合欢皮 50g，酸枣仁 20g；肝阳上亢者加煅龙骨、煅牡蛎各 20g；热甚者，加生石膏 30g。

（4）痰热腑实，风痰上扰证

证候：半身不遂，口舌㖞斜，言语謇涩或不语，偏身麻木，腹胀，便干便秘，头晕目眩，咯痰或痰多，舌质暗红或暗淡，苔黄或黄腻，脉弦滑或偏瘫侧脉弦滑而大。

治法：清热化痰，熄风通腑。

方药：星蒌承气汤加减。药用：全瓜蒌30g，胆南星10g，生大黄10～30g（后下），芒硝5～10g（冲服），丹参30g，灯盏花15g。

加减：阴亏者，加天花粉30g，麦冬15g；神昏者，加石菖蒲20g，郁金20g开窍醒神。

中成药：大便秘结者，可用四磨汤口服液，每次10mL，每日3次，功用：破滞降逆，理气通便。

（5）阴虚风动证

证候：半身不遂，口舌㖞斜，言语謇涩或不语，偏身麻木，烦躁失眠，头晕耳鸣，手足心热，咽干口燥，舌质红绛或暗红，或舌红瘦，少苔或无苔，脉弦细或弦细数。

治法：滋养肝肾，潜阳熄风。

方药：镇肝熄风汤加减。药用：代赭石30g（先煎），煅龙骨30g（先煎），煅牡蛎30g（先煎），怀牛膝30g，白芍20g，茵陈5～10g，青蒿10g，麦冬15g，甘草5g，五味子10g。

加减：心中热甚者，加生石膏30g；尺脉重按虚者，加熟山萸肉20～40g。

（6）气虚血瘀证

证候：半身不遂，口舌㖞斜，言语謇涩或不语，偏身麻木，面色㿠白，气短乏力，口角流涎，自汗出，心悸便溏，手足肿胀，舌质暗淡，舌苔薄白或白腻，或舌边有齿痕，脉沉细、细缓或细弦。

治法：补益元气，活血通络。

方药：补阳还五汤加减。药用：黄芪60～120g，当归10～20g，地龙20g，川芎15g，桃仁10g，红花10g，赤芍20g，牛膝25g，水蛭10～15g，鸡血藤15g。

加减：气虚明显者，可加大黄芪用量；下肢肢体瘫软无力，可加桑寄生15g，续断15g，木瓜15g；上肢偏废者，可加桂枝10g，桑枝15g。

5. 恢复期及后遗症期辨证论治　患者进入恢复期及后遗症期后，瘀、毒、痰、瘀、火渐清，部分患者仅遗留半身不遂、口眼㖞斜、语言不利等症，但仍需积极治疗。

（1）气虚血瘀证

证候：偏身肢体麻木，口舌㖞斜，肢软无力，少气懒言，纳差，自汗，面色萎黄，舌淡紫或紫暗，或有瘀斑，苔薄白或白腻，弦涩或脉细无力。

治法：益气活血，化瘀通络。

方药：补阳还五汤加减。药用：黄芪30～60g，地龙20g，当归20g，川芎15g，桃仁20g，红花15g，赤芍15g，党参20g，牛膝25g，水蛭15g，全蝎5g。

中成药：血塞通软胶囊，每次100～200mg（1～2粒），每日3次，功用：活血祛瘀，通脉活络。

（2）痰瘀阻络证

证候：肢体活动不利，口舌㖞斜，言语不利，肢体麻木，头晕目眩，咯吐痰涎，舌紫暗或有瘀斑，苔黄腻或白腻，脉弦滑或弦涩。

治法：祛痰化瘀，活血通络。

方药：化瘀通络汤加减。药用：法半夏12g，白术12g，天麻12g，香附9g，酒大黄9g，胆南星9g，水蛭15g，毛冬青15g，茯苓15g，陈皮15g，石菖蒲20g。

中成药：华佗再造丸，每次8g，每日3次，具有活血化瘀、化痰通络、行气止痛之功效，用于痰瘀阻络之中风恢复期和后遗症。

（3）肝肾阴虚证

证候：肢体不利，口舌㖞斜，肢体麻木，腰膝酸痛，失眠多梦，五心烦热，头晕耳鸣，舌红，苔薄白少苔，脉细。

治法：滋阴潜阳，平肝熄风。

方药：镇肝熄风汤加减。药用：代赭石30g（先煎），煅龙骨15g（先煎），煅牡蛎30g（先煎），怀牛膝30g，白芍15g，茵陈5g，麦芽10g，川楝子10g，山萸肉15g，甘草5g。

6. 其他疗法

（1）针灸治疗

1）针法

A. 急性期：以石学敏院士"醒脑开窍"为法，取穴手厥阴、督脉、足太阴经穴为主。主穴：内关、水沟、三阴交。副穴：极泉、尺泽、委中。

肝阳暴亢加太冲；风痰上扰加丰隆、风池；痰热腑实加曲池、内庭、丰隆；气虚者加足三里、气海；阴虚风动加太溪、风池。中脏腑者，闭证取穴水沟、十二井、太冲、丰隆、劳宫等。

B. 恢复期及后遗症期：中经络者，上肢取穴肩髃、臂臑、曲池、外关、合谷；下肢取穴环跳、承扶、风市、足三里、血海、委中、阳陵泉、太冲。

2）灸法：中脏腑脱证者，选用任脉穴为主，取穴关元、足三里，用大艾柱隔姜灸，神阙隔盐灸治疗。

3）电针：选患侧穴，可上肢、下肢各取两个穴位，得气后留针，接通电针仪，以肌肉出现微颤动适宜，每次15~20分钟。

4）头针：选取顶颞前斜线、顶旁1线和顶旁2线，针刺手法为毫针平刺入头皮下，快速捻转，每次留针2~3分钟，留针期间应反复捻转2~3次。

（2）按摩疗法：适用于出血性中风病恢复期及后遗症期患侧肢体痉挛状态，可进行中医按摩循经治疗，可使用不同手法以增加全关节活动度、缓解疼痛、抑制痉挛和被动运动等。据相关研究，主要用㨮法、掌擦法、三指捏法。操作手法为施㨮法于痉挛优势侧肌腹部获取深部组织酸胀感至优势痉挛被即刻缓解为度。快速掌擦法于痉挛劣势侧至该侧肌张力增强为度。用三指捏法于合谷穴获取深部组织酸胀感至伸指为度；于太冲穴获取深部组织酸胀感至下肢产生足背屈、屈髋和屈膝为度。以达到缓解患者肢体痉挛状态的目的。

（3）中药熏洗：主要针对常见并发症如肩－手综合征或偏瘫痉挛状态，予活血通络的中药为主加减局部熏洗患肢，每日1~2次或隔日1次。每次15~30分钟，水温宜在37~40℃，浸泡数分钟后，再逐渐加水至踝关节以上。水温不宜过高，以免烫伤皮肤。

7. 名医经验 任继学教授认为出血性中风为风、火、痰、瘀、虚导致血溢脑脉外，血液稽留成积，聚而为瘀肿，毒自内生，毒害脑髓，神机受损，故设破血化瘀，泄热醒神，豁痰开窍之法治疗出血性中风病，所谓"瘀血不去，则出血不止，新血不生"。林亚明教授在此基础上，结合临床实践，应用破瘀醒神汤治疗脑出血急性期患者，组方：水蛭、桃仁、红花、酒大黄、蒲黄、石菖蒲、豨莶草各10~15g，土鳖虫10g等，功能为破瘀醒神，方中以水蛭破血逐瘀，桃仁、红花活血化瘀，酒大黄活血逐瘀、泄热解毒，石菖蒲开窍醒神、宁神益志，豨莶草解毒通经。在临床应用中，破瘀醒神法除对脑出血本身有治疗作用外，还可能有助于改善脑出血患者的情绪障碍，通过改善情绪，提高患者生活质量。

四、转归与调护

（一）转归

脑出血的预后较差，预后与出血部位、出血量及是否有并发症有关。近年来由于诊断技术的提高和治疗方法的改进，特别是采用了中西医结合的治疗方法，脑出血的死亡率有下降的趋势。

（二）调护

（1）脑出血患者平素应控制血压、保持心情舒畅、注意生活规律、改变不良生活习惯，戒烟、慎酒。

（2）通过早期改变不健康的生活方式，积极主动地控制各种危险因素，从而达到使脑血管病不发生或推迟发病年龄的目的。控制高血压是预防脑出血的重要环节，及时调整用药或剂量，直至达到目标血压水平。乙醇摄入量与脑出血有直接的剂量相关性。男性每日饮酒的乙醇含量不应超过 $20 \sim 30g$，女性不应超过 $15 \sim 20g$。

（3）脑出血患者后遗症期也应采取积极的康复措施，发展肢体功能代偿训练或给予辅助措施，以尽量恢复其生活能力。

五、疗效判定标准

1. 《中风病诊断与疗效评定标准》（二代标准）

（1）神识：正常 0 分；嗜睡 3 分；迷蒙 5 分；神昏 7 分；昏聩 9 分。

（2）语言：正常 0 分；构音不清 1 分；语句不全 3 分；字词不清 4 分；失语 6 分。

（3）面瘫：无 0 分；轻瘫 1 分；全瘫 2 分。

（4）眼征：无 0 分；二目上吊 2 分；目偏不瞬 4 分。

（5）上肢瘫：无 0 分；上举力弱 1 分；上举过肩 2 分；上举不到肩 4 分；最多可略摆动；不能动 6 分。

（6）指瘫：无 0 分；力弱 1 分；握拳伸指不全 2 分；略动 4 分；全瘫 5 分。

（7）下肢瘫：无 0 分；抬高 45°以上 1 分；抬高不足 45°为 2 分；摆动平移 4 分；略动、不能动 6 分。

（8）趾瘫：无 0 分；力弱 1 分；伸屈不全 2 分；略动 4 分；全瘫 5 分。

（9）其他症征：瞳神异常 7 分；抽搐 7 分；呕血便血 8 分；二便自遗 8 分；目合口开 8 分；鼻鼾息微 9 分；脉微欲绝 9 分；手撒肢冷 9 分。

评分：病类诊断评分是各项最高分相加而成，满分为 52 分。

诊断分级：1~13 分为轻型；14~26 分为普通型；27~39 分为重型；40 分以上为极重。

2. 中风病疗效判定标准

（1）疗效判定说明：治疗前评分与治疗后评分百分数折算法。〔（治疗前积分 - 治疗后积分）÷治疗前积分〕×100%，以百分数表示。

（2）疗效判定标准

基本恢复：≥81%，6 分以下。

显著进步：56%~80%。

进步：36%～55%。

稍进步：11%～35%。

无变化：<11%。

恶化（包括死亡）：负值。

（马小闵）

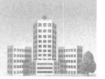

第三章 心系病证

第一节 心悸

心悸是指病人自觉心中悸动，惊惕不安，甚则不能自主，或见脉象迟、数、叁伍不调的一种病证。心悸包括惊悸、怔忡两大类，病情较轻者为惊悸，病情较重者为怔忡。临床有的呈阵发性，有的呈持续性。一般每因情志因素、劳累过度而诱发或加重，且常伴有失眠、健忘、胸闷、胸痛、眩晕、耳鸣等症。

本篇讨论以心悸为主要表现的病证，根据本病的临床特点，西医学中各种原因引起的心律失常，如心动过速、心动过缓、期前收缩、心房颤动或扑动、房室传导阻滞、病态窦房结综合征、预激综合征以及心功能不全、心肌炎、一部分神经官能症等，如以心悸为主要临床表现者，均可参照本病辨证论治，同时结合辨病处理。

《内经》虽无心悸或惊悸、怔忡之病名，但已有相关论述。如《素问·平人气象论》指出："胃之大络，名曰虚里，贯膈络肺，出左乳下，其动应衣，脉宗气也。盛喘数绝者，则病在中；结而横，有积矣；绝不至，曰死。乳之下其动应衣，宗气泄也。"《素问·痹论》曰："心痹者，脉不通，烦则心下鼓。"对心悸脉象的变化也有认识，并阐述了脉象在本病诊断和预后判断上的重要价值。如《素问·三部九候论》指出："叁伍不调者病。"《灵枢·根结》指出："持其脉口，数其至也……四十动一代者，一脏无气；三十动一代者，二脏无气……不满十动一代者，五脏无气。"《素问·平人气象论》指出："人一呼脉一动，一吸脉一动，曰少气……人一呼脉四动以上曰死……脉绝不至曰死……乍疏乍数曰死。"

汉代始有惊悸的病名。张仲景《金匮要略·惊悸吐衄下血胸满瘀血病脉证治》指出："寸口脉动而弱，动即为惊，弱则心悸。"阐述了因惊而脉动，因弱而悸的病因病机。其对水饮为悸的探究尤详，《金匮要略·痰饮咳嗽病脉证并治》中说"水在心，心下坚筑……水在肾，心下悸"，指明水饮作悸的病机。张仲景还制定了心悸的辨证论治，如《伤寒论·辨太阳病脉证并治》提出："发汗过多，其人叉手自冒心，心下悸，欲得按者，桂枝草汤主之。""脉结代，心动悸，炙甘草汤主之。""发热，心下悸，头眩，身瞤动，振振欲擗地者，真武汤主之。"

隋代巢元方《诸病源候论》对惊悸、怔忡的病因病机进行了较深入的探讨，根据惊悸的发病原因设"金疮惊悸候""心病候""虚劳惊悸候"等。唐代孙思邈提出治疗心悸的方剂，如《备急千金要方·心脉论》提出："阳气外击，阴气内伤，伤则寒，寒则虚，虚则惊，掣心悸，定心汤主之。"宋代严用和对惊悸怔忡的病因病机、病情演变、治疗方药等做了比较详细的论述，《济生方·惊悸怔忡健忘门》

曰："心虚胆怯之所致也。""或因事有所大惊，或闻虚响，或见异相，登高涉险，惊忤心神，气与涎郁，遂使惊悸。惊悸不已，变生诸证，或短气悸乏，体倦自汗，四肢浮肿，饮食无味，心虚烦闷，坐卧不安，皆心虚胆怯之候也。"治当"宁其心以壮胆气"。选温胆汤、定志丸作为治疗方剂。

金元时期，有关惊悸、怔忡的认识有了进一步的发展。刘完素在《素问玄机原病式》中强调："悸为怔忪，皆热之内作。"李东垣在《内外伤辨惑论》中亦主张惊悸、怔忡"皆膈上血中伏火，蒸蒸而不安。"并创立了著名方剂朱砂安神丸。朱丹溪及其门人又提出了血虚致病的理论，认为惊悸怔忡皆由血虚引起，并突出了痰的致病作用。如《丹溪心法》中所说："有思虑便动，属虚。时作时止者，痰因火动。瘦人多因是血少，肥人属痰，寻常者多是痰。"

明代虞抟《医学正传·惊悸怔忡健忘证》对惊悸、怔忡的区别与联系有详尽的描述，曰："怔忡者，心中惕惕然动摇而不得安静，无时而作者是也；惊悸者，蓦然而跳跃惊动，而有欲厥之状，有时而作者是也。"张景岳《景岳全书·怔忡惊恐》认为，怔忡由劳损所致，"盖阴虚于下，则宗气无根而气不归原，所以在上则浮撼于胸臆，在下则振动于脐旁"，因此，"凡治怔忡惊恐者，虽有心脾肝肾之分，然阳统乎阴，心本乎肾，所以上不宁者，未有不由乎下，心气虚者，未有不因乎精"，提出了病本在肾的理论。

清代医家对瘀血作悸进行了发挥。王清任《医林改错·血府逐瘀汤所治之症因》云："心跳心忙，用归脾安神等方不效，用此方（血府逐瘀汤）百发百中。"唐容川《血证论·怔忡》称："凡思虑过度及失血家去血过多者，乃有此虚证，否则多夹痰瘀，宜细辨之。"

以上历代医家对惊悸怔忡的论述，仍具有重要的参考价值。

一、病因病机

心悸的发生多因感受外邪、七情所伤、饮食失节、体虚劳倦等，以致气血阴阳亏损，心神失养，心主不安，或痰、饮、火、瘀阻滞心脉，扰乱心神。

（一）病因

1. 感受外邪　风、寒、湿三气杂至，合而为痹。痹证日久，复感外邪，内舍于心，痹阻心脉，心血运行受阻，发为心悸。或风寒湿热之邪，由血脉内侵于心，耗伤心气心阴，亦可引起心悸。如《素问·痹论》指出："脉痹不已，复感于邪，内舍于心。"温病、疫毒均可灼伤营阴，心失所养，或邪毒内扰心神，如春温、风温、暑温、白喉、梅毒等病，往往伴见心悸。

2. 七情所伤　平素心虚胆怯，突遇惊恐，忤犯心神，心神动摇，不能自主而心悸。如《素问·举痛论》所说："惊则心无所倚，神无所归，虑无所定，故气乱矣。"《济生方·惊悸论治》指出："惊悸者，心虚胆怯之所致也。"长期忧思不解，心气郁结，阴血暗耗，不能养心而心悸；或化火生痰，痰火扰心，心神失宁而心悸。此外，大怒伤肝，大恐伤肾，怒则气逆，恐则精却，阴虚于下，火逆于上，动撼心神亦可发为惊悸。

3. 饮食失节　嗜食膏粱厚味，煎炸油腻，蕴热化火生痰，或伤脾而滋生痰浊，痰火扰心而致心悸。如唐容川《血证论》指出："痰入心中，阻其正气，是以心跳不安。"《医学正传》曰："肥人因痰火而心惕然跳动惊起。"《丹溪心法》亦指出："心悸时发时止者，痰因火动。"

4. 体虚劳倦　禀赋不足，素体虚弱，或久病失养，劳欲过度，而致脏腑虚损，气血阴阳不足，心失所养，心神不藏，发为心悸。《伤寒明理论》曰："其气虚者，由阳气内弱，心下空虚，正气内动而悸也。"《丹溪心法》指出："人之所主者心，心之所养者血，心血一虚，神气不守，此惊悸之所肇端。"阳气亏虚，气化失利，水液运化失调，停聚为饮，饮邪上犯，心阳被抑，亦可引发心悸。

（二）病机

心悸的病因虽有上述诸端，然病机不外乎气血阴阳亏虚，心失所养，或邪扰心神，心神不宁。

心悸的病位主要在心，由于心神失养或不宁，引起心神动摇从而悸动不安。但其发病与肝、肾、脾、肺四脏的功能失调亦密切相关。如肝气郁滞，气滞血瘀，或气郁化火，火邪伤阴，阴虚阳亢，致使心脉不畅，或心神受扰，引起心悸。肺气亏虚，不能助心治节以"朝百脉"，心脉运行不畅则心悸不安。脾不生血，心血不足，心神失养则动悸；或脾失健运，痰湿内生，扰动心神。肾阴不足，不能上济心火，肾阳亏虚，心阳失于温煦，均可发为心悸。肺、脾、肾三脏功能失调，水湿运化失常而致水饮内停，饮邪上犯亦可致悸。

心悸的病理性质主要有虚实两方面。虚者为气、血、阴、阳亏虚，使心失滋养，而致心悸；实者多由痰火扰心、水饮上凌或心血瘀阻，气血运行不畅所致。虚实之间可以相互夹杂或转化。实证日久，病邪伤正，可分别兼见气、血、阴、阳之亏损，而虚证也可因虚致实，兼见实证表现。临床上阴虚者常兼火盛或痰热；阳虚者易夹水饮、痰湿；气血不足者，易兼气血瘀滞。

总之，本病为本虚标实之证，其本为气血不足、阴阳亏损，其标为气滞、血瘀、痰火、水饮。

二、诊断与鉴别诊断

（一）诊断依据

1. 常由情志刺激如惊恐、紧张，及劳倦、饮酒、饱食等因素而诱发。

2. 自觉心搏异常，或快速，或缓慢，或跳动过重，或忽跳忽止，呈阵发性或持续不解，神情紧张，心慌不安，不能自主。

3. 伴有胸闷不舒，易激动，心烦寐差，颤抖乏力，头晕等症。中老年患者，可伴有心胸疼痛，甚则喘促，汗出肢冷，或见晕厥。

4. 可见数、促、结、代、缓、沉、迟等脉象。

（二）鉴别诊断

1. 奔豚　奔豚发作之时，自觉胸中躁动不安，由气自小腹上冲咽喉。《难经·五十六难》曰："发于小腹，上至心下，若豚状，或上或下无时。"《金匮要略·奔豚气病脉证并治》指出："奔豚气从小腹起，上冲咽喉，发作欲死，复还止，皆从惊恐得之。"其鉴别要点为：心悸属于心中剧烈跳动，发自于心；而奔豚乃上下冲逆，发自小腹，其状如豚。

2. 卑惵　卑惵与怔忡相似，如《杂病源流犀烛》曰："卑惵，心血不足病也，与怔忡病一类，其症胸中痞塞，不能饮食，如痴如醉，心中常有所歉，爱居暗室，或倚门后，见人则惊避。"怔忡亦胸中不适，心中常有所怯，与卑惵的鉴别在于卑惵之胸中不适由于痞塞，而怔忡缘于心悸，有时坐卧不安，并不避人。另外，卑惵一般无促、结、代、疾、迟等脉象出现。

（三）辅助检查

心悸病人应进行心电图检查。心电图是检测心律失常有效、可靠、方便的手段，可区分快速性心律失常和缓慢性心律失常；识别期前收缩及心动过速的性质，如房性期前收缩、结性期前收缩、室性期前收缩、窦性心动过速、阵发性室上性心动过速、室性心动过速等；判断Ⅰ度、Ⅱ度、Ⅲ度房室传导阻滞，心房扑动与心房颤动，心室扑动与心室颤动，病态窦房结综合征及预激综合征等。必要时应用24小时动态心电图监测。食道心房调搏、阿托品试验，对评价窦房结功能，诊断病态窦房结综合征有重要意义。心室晚电位检测判断缺血性心脏病及心肌梗死后恶性心律失常与猝死有一定价值。临床应当配合测量血压、X线全胸摄片、心脏超声检查等更有助于明确诊断。

三、辨证

（一）辨证思路

心悸的辨证首先应分清虚实，虚者系指脏腑气血阴阳亏虚，实者多指痰饮、瘀血、火邪上扰。本病多表现为虚实相兼，应分清虚实之偏重。

（二）类证鉴别

1. 辨惊悸、怔忡之不同　惊悸、怔忡虽同属心悸，但两者在临床表现、病因、病机和轻重程度等方面均有区别。惊悸常由外因引起，如情绪激动、惊恐、恼怒或劳累均可发病，时发时止，不发时如常人，病来虽速，但全身情况较好，病情较轻；怔忡则每因内因而引起，并无外惊，终日自觉心中惕惕，稍劳尤甚，病来虽渐，但全身情况较差，病情较重。但两者亦有密切的联系，惊悸日久不愈可发展为怔忡，而怔忡患者又易受外惊所扰，使动悸加重。

2. 辨气血阴阳之亏虚　本病以虚为主，主要表现为气血阴阳的亏虚。除心悸的主症外，气虚者，兼见气短，乏力，自汗，每遇劳累则病情加重，舌淡红，苔薄白，脉弱；血虚者，兼见面色㿠白，疲乏倦怠，头晕失眠，舌淡苔白，脉细；阴虚者，兼见口干口渴，五心烦热，大便秘结，舌红少苔，脉细数；阳虚者，兼见畏寒肢冷，胸闷胸痛，舌淡苔薄白，脉迟。有的病人抑或表现为气血两虚、气阴两虚、阴阳两虚或气血阴阳俱虚，其临床表现较为复杂，病情亦较为严重。

（三）证候

1. 心虚胆怯证

症状：心悸，善惊易恐，坐卧不安，少寐多梦，恶闻声响，舌苔薄白，脉象动数或结代。

病机分析：本证乃气血亏损，心虚胆怯，心神失养，神摇不安所为。心虚则神摇不安，胆怯则善惊易恐；惊则气乱，心神不能自主，故坐卧不安；心虚不能藏神，则心中惕惕，少寐多梦，恶闻声响；脉象动数或结代为心神不安，气血逆乱之象。

2. 心血不足证

症状：心悸头晕，面色无华，倦怠无力，少寐多梦，舌质淡红，舌苔薄白，脉沉细或结代。

病机分析：本证因心血亏耗、心失所养，心神不宁而致。心主血脉，其华在面，心血亏虚，故面色无华；心血不足，不能养心，故心悸；血虚不能上荣于脑，脑失所养而头晕；心血虚不能藏神，故少寐多梦；"血为气之母"，血亏气虚，故倦怠乏力；舌为心之苗，心血不足，故舌质淡红；心主血脉，心血亏虚，血脉不能充盈，故脉沉细或结代。

3. 阴虚火旺证

症状：心悸失眠，五心烦热，口干口渴，盗汗，伴腰膝酸软，头晕耳鸣，舌红少苔，脉细数。

病机分析：肝肾阴亏，水不济火，以致心火内动，扰动心神，心神不安，故心悸失眠，五心烦热；虚火耗津而口干口渴；阴虚内热迫津外泄则盗汗；阴亏于下，故见腰膝酸软；阳亢于上，则见头晕耳鸣；舌质红少苔，脉细数为肝肾阴虚之征。

4. 心阳不振证

症状：心悸不安，胸闷气短，或胸痛，面色苍白，形寒肢冷，舌质淡，苔薄白，脉沉迟或结代。

病机分析：本证为心阳虚衰，无以温养心神。久病体虚，损伤心阳，心失温养，故心悸不安；胸中阳气不足，阴寒之邪侵犯阳位，或阳虚血滞，故见胸闷气短或胸痛；心阳虚衰，血运迟缓，故面色苍白；肢体失于温煦，故形寒肢冷；舌质淡，苔薄白，脉沉迟或结代，均为心阳不足，鼓动无力，阳虚内寒之象。

5. 心气不足证

症状：心悸怔忡，因事烦扰即易触发，神疲无力，自汗懒言，面色无华，头昏头晕，舌质淡，舌苔白，脉细弱或迟缓。

病机分析：本证因心气不足，运血无力，心失所养而致。心气虚，心神无依，故心悸怔忡，因事烦扰即易触发；心气不足，气血失调，血不上荣，故神疲无力，自汗懒言，面色无华，头昏头晕；舌淡苔白，脉细弱或迟缓，俱为心气不足，气血亏虚之象。

6. 水饮凌心证

症状：心悸眩晕，胸脘痞满，形寒肢冷，小便短少，或下肢浮肿，渴不欲饮，恶心吐涎，舌胖，苔白滑，脉弦滑或促。

病机分析：本证乃脾肾阳虚，水饮内停，上凌于心，扰乱心神而成。水为阴邪，赖阳气化之，今阳虚不能化水，水饮内停，上凌于心，故见心悸；阳气亏虚，不能温养四肢肌肤，故形寒肢冷；水饮内阻，清阳不升，则见眩晕；水饮内停，气机不利，故胸脘痞满；水液内停，气化不利，故渴不欲饮，小便短少，或下肢浮肿；饮邪上逆，则恶心吐涎；舌胖，苔白滑，脉弦滑或促，均为水饮内停，阳气亏虚之象。

7. 痰火扰心证

症状：心悸烦躁，胸闷痰多，恶心腹胀，口苦不寐，舌红，舌苔黄腻，脉滑数或结代。

病机分析：痰浊内阻，郁而化火，火邪扰心，故心悸烦躁；痰浊阻滞，上焦之气机不得宣畅，故胸闷；中焦气机不畅则腹胀；痰浊中阻，胃失和降，故恶心痰多；心火亢盛则口苦不寐；舌红，苔黄腻，脉滑数或结代，为痰火扰心之候。

8. 气滞血瘀证

症状：心悸怔忡，胸闷胁胀，心痛时作，急躁易怒，或脘腹胀满，嗳气，舌质紫暗或有瘀斑，脉涩或结代。

病机分析：本证由于气滞血瘀，心脉瘀阻，心阳被遏，心失所养而致。心主血脉，肝主疏泄，心血的正常运行需依赖肝的疏泄功能的维持，肝气郁滞，气滞则血瘀。心血瘀阻，心失所养，故心悸怔忡；肝气犯胃，故见脘腹胀满，嗳气；肝气不舒则急躁易怒，胸闷胁胀；心血瘀阻，则心痛时作；舌质紫暗或有瘀斑，脉涩或结代，为气滞血瘀之象。

四、治疗

（一）治疗思路

心悸的治疗应分虚实。虚证分别予以补气、养血、滋阴、温阳；实证则应祛痰、化饮、清火、化瘀。但本病以虚实错杂为多见，且虚实的主次、缓急各有不同，故治当相应兼顾。同时，由于心悸以心神不宁为其病理特点，故应酌情配合宁心安神之法。

（二）基本治法

1. 益气养心，镇惊安神法

适应证：心虚胆怯证。

代表方：安神定志丸加减。本方安神定志，益气养心，用于惊恐不安、睡卧不宁。

常用药：人参、炙甘草补益心气；朱砂、龙齿、龙骨、琥珀镇惊安神；茯神、石菖蒲、远志安神定志。

加减：若见气短乏力，头晕目眩，动则为甚，静则悸缓，则重用人参，加黄芪以加强益气之功；兼见心阳不振，用肉桂易桂枝，加附子，以温通心阳；兼心血不足，加阿胶、首乌、龙眼肉以滋养心血；兼心气郁结，心悸烦闷，精神抑郁，加柴胡、郁金、合欢皮、绿萼梅以疏肝解郁；气虚夹湿，加泽泻，重用白术、茯苓益气化湿；气虚夹瘀，加丹参、川芎、红花、郁金活血化瘀。

2. 补血益气，养心安神法

适应证：心血不足证。

代表方：归脾汤加减。本方健脾养心，益气补血，用于心脾两虚，气血不足而致之心悸。

常用药：当归、白芍、阿胶、龙眼肉补养心血；黄芪、人参、白术、炙甘草益气健脾以生血；茯神、远志、酸枣仁宁心安神；木香理气醒脾，使补而不滞。

加减：兼阳虚而肢冷，加附子、桂枝温补心阳；兼阴虚，重用麦冬、地黄、阿胶，加沙参、玉竹、石斛滋养心阴；纳呆腹胀，加陈皮、麦芽、神曲、山楂、鸡内金、枳壳健脾助运；失眠多梦，加合欢皮、夜交藤、五味子、柏子仁、莲子心等养心安神。若热病后期损及心阴而心悸者，以生脉散加减，有益气养阴补心之功。血虚有热者，加黄连、黄柏清热泻火。

3. 滋阴清火，清心安神法

适应证：阴虚火旺证。

代表方：天王补心丹或朱砂安神丸加减。两方均能滋心阴而安心神，但前方偏重于滋心阴，后方偏重于清心火。

常用药：天冬、麦冬、生地、玄参滋养心阴；当归、丹参补血养心；人参、茯苓、五味子补益心气；朱砂、远志、柏子仁宁心安神；黄连、栀子、莲子心清心泻火。

加减：肾阴亏虚，虚火妄动，遗精腰酸者，加龟板、熟地、知母、黄柏滋阴清热；阴虚兼有瘀热者，加赤芍、丹皮、桃仁、红花、郁金等清热凉血，活血化瘀；阴虚兼有气虚，加人参、麦冬、五味子益气养阴。

4. 温补心阳，安神定悸法

适应证：心阳不振证。

代表方：参附汤合桂枝甘草龙骨牡蛎汤加减。前方益气温阳，用于心悸气怯，汗出肢冷；后方温通心阳，镇心安神，用于心阳虚衰之心悸、怔忡。

常用药：桂枝、甘草、人参、黄芪、附子益心气，温心阳；生龙骨、生牡蛎安神定悸。

加减：形寒肢冷者，重用人参、黄芪、附子、肉桂温阳散寒；大汗者重用人参、黄芪、煅龙骨、煅牡蛎、山萸肉益气敛汗，或用独参汤煎服；兼见水饮内停者，加葶苈子、五加皮、车前子、泽泻等化水利饮；夹瘀血者，加丹参、赤芍、川芎、桃仁、红花；兼见阴伤者，加麦冬、枸杞子、玉竹、五味子；

若心阳不振，以致心动过缓者，酌加炙麻黄、补骨脂，重用桂枝以温通心阳。若病情严重，汗出肢冷，面青唇紫，喘不得卧者，急用参附龙牡汤，加服黑锡丹以回阳救逆。

5. 养心益气，安神定悸法

适应证：心气不足证。

代表方：四君子汤加减。本方甘温益气，健脾扶中，用于心气不足之心悸、怔忡。

常用药：人参、茯苓、白术、黄芪健脾益气；甘草甘温益气，补中和胃；丹参、红花、川芎活血通脉。

加减：若合并心血不足者，加熟地、阿胶补血养心；兼心气郁结，见心悸烦闷，精神抑郁，胸胁时痛者，加柴胡、郁金、合欢皮、绿萼梅疏肝解郁。

6. 温化水饮，宁心定悸法

适应证：水饮凌心证。

代表方：苓桂术甘汤加减。本方健脾利湿，温化水饮，用于水饮凌心之胸胁胀满、眩晕心悸。

常用药：茯苓、猪苓、葶苈子、泽泻淡渗利水；桂枝、炙甘草通阳化气；白术健脾祛湿。

加减：兼见恶心呕吐，加半夏、陈皮、生姜以和胃降逆；兼见肺气不宣，肺有水湿，咳喘，胸闷者，加杏仁、前胡、桔梗以宣肺，葶苈子、五加皮、防己以泻肺利水；兼见瘀血者，加当归、川芎、益母草活血化瘀；尿少肢肿，加车前子、冬瓜皮利水消肿。

7. 清热化痰，宁心安神法

适应证：痰火扰心证。

代表方：黄连温胆汤加减。本方清心降火，化痰安中，用于痰火内扰之心烦失眠、心悸眩晕。

常用药：黄连、黄芩苦寒泻火，清心除烦；半夏和胃降逆，燥湿化痰；陈皮理气和胃，化湿祛痰；竹茹涤痰开郁，清热化痰；枳实下气行痰；甘草和中。

加减：痰热互结，大便秘结者，加生大黄清热通腑；心悸重者，加珍珠母、石决明、磁石重镇安神；火郁伤阴，加麦冬、玉竹、天冬、生地养阴清热；兼见脾虚者加党参、白术、谷麦芽、砂仁益气醒脾；若胸闷痰多，加瓜蒌、贝母宽胸化痰。

8. 理气活血，通脉定悸法

适应证：气滞血瘀证。

代表方：柴胡疏肝散或血府逐瘀汤加减。两方均能理气活血，但前方偏于疏肝理气，后方偏于活血化瘀。

常用药：赤芍、桃仁、红花、丹参、川芎、三七活血化瘀；郁金、延胡索、降香、香附行气止痛；琥珀宁心安神。

加减：兼心烦口苦者，加栀子、黄连、莲子心清心除烦；腹胀嗳气，食欲不振者，加佛手、砂仁、生山楂、炒麦芽理气助运；胸痛甚者，加延胡索、三七粉、乳香、没药活血止痛；心悸、失眠重者，加酸枣仁、柏子仁、生龙骨、生牡蛎安神宁心。因虚致瘀者，气虚加黄芪、党参；血虚加首乌、熟地、枸杞子；阴虚者加麦冬、玉竹、沙参；阳虚加附子、桂枝；夹痰浊者，加瓜蒌、薤白、半夏。

（三）复法应用

化痰祛瘀，养心安神法。

适应证：痰瘀交阻，心神失养证。症见心悸怔忡，胸闷痰多，心痛时作，恶心腹胀，急躁易怒，口苦不寐，舌质紫暗或有瘀斑，舌苔黄腻，脉象滑数或涩或结代。

代表方：温胆汤合血府逐瘀汤加减。前方长于化痰和中，后方长于活血化瘀。两方合用化痰祛瘀，养心安神，主要治疗痰瘀交阻，心神失养证之心悸。

常用药：法半夏、茯苓、陈皮健脾和胃；炙远志、石菖蒲、郁金、全瓜蒌、炒枳实、厚朴化痰；桃仁、红花、丹参、川芎、三七、赤芍活血祛瘀；柴胡、香附、薤白理气行滞开郁，条达气机；麦门冬、酸枣仁、柏子仁、人参、炙甘草养心安神。

（四）其他疗法

1. 单方验方

（1）紫石英 10 ~ 15g，水煎服。镇惊定志，适用于心悸不宁。

（2）苦参 10g，水煎服。清热宁心，适用于心悸而脉数或促者。

（3）定心汤：龙眼肉 30g，酸枣仁 15g，山萸肉 15g，柏子仁 12g，生龙骨 12g，生牡蛎 12g，生乳香 3g，没药 3g，水煎服。适用于气血亏虚，瘀血阻滞之心悸。

2. 常用中成药

（1）柏子养心丸：补气养血，安神宁心。用于心气虚弱，心悸易惊，失眠多梦，健忘。口服，每次 9g，每日 3 次。

（2）天王补心丹：滋阴养血，补心安神。用于心阴不足，心悸健忘，失眠多梦，大便干燥。口服，每次 9g，每日 3 次。

（3）人参归脾丸：益气健脾，养心安神。用于心脾两虚，心悸气短，失眠头晕，食欲不振。口服，每次 9g，每日 3 次。

（4）定志丸：补心气，安心神。用于惊悸恐怯，失眠多梦，神魂不安。口服，每次 9g，每日 3 次。

3. 针灸治疗

（1）体针：期前收缩，主穴取内关、神门、心俞、厥阴俞。心气虚加关元、膻中、足三里；气阴两虚加三阴交、肾俞；血脉瘀阻加膻中、膈俞。手法平补平泻，留针 10 ~ 20 分钟。室上速、房颤，内关透外关、合谷、厥阴俞，强刺激不留着针。缓慢性心律失常，针刺双侧内关、太渊，捻针 20 分钟；或取人中、膻中、心俞穴，人中穴向鼻中隔斜刺 0.5 寸，雀啄手法，另两穴用捻转补泻法，每日施针 1 ~ 2 次。

（2）耳针：耳针心、神门、皮质下、胸区、交感，每次 2 ~ 3 穴，留针 20 分钟。

（3）穴位注射法：主穴取内关、心俞、厥阴俞、足三里。心动过速配间使，心动过缓配通里。每次选 2 ~ 3 穴，用当归注射液 1mL 注射，隔日 1 次。

（五）临证勾要

1. 病变部位重在心，重在调节

对于心悸的治疗，除按不同的证候处以相应的方药外，还应抓住病变主要在心及重在调节这两个环节。因其病变主要在心，且表现为心神不宁，故常于方中酌用养心安神之品。凡活动后惊悸、怔忡加重者，多属虚证，在补虚的基础上应酌加远志、酸枣仁、柏子仁，以助养心安神之功；凡活动后惊悸、怔忡减轻者，多属实证，一般为气滞血瘀，心脉不通，当加丹参、川芎、枳壳、红花之属，以增通脉之力。

2. 辨病与辨证相结合

对心悸的临床辨证应结合引起心悸原发疾病的诊断，以提高辨证的准确性，如功能性心律失常所引起的心悸，常表现为心率快速型心悸，辨证多为气阴两虚，心神不安，以益气养阴、重镇安神为法。器质性心律失常，临床以冠心病、风心病、病毒性心肌炎为多见。冠心病所致心悸，多为气虚血瘀，或由痰瘀交阻而致，治以益气活血之法，兼有痰瘀者，配以豁痰化瘀之药；风心病引起的心悸，以心脉痹阻为主，故以"通"为主要治则；病毒性心肌炎引起的心悸，多由邪毒外侵，内舍于心，常呈气阴两虚，瘀阻络脉证，治疗在益气养阴、活血通阳的基础上加用清热解毒之剂。

3. 心律失常的急危重症及处理

临床上心律失常变化往往比较迅速。在猝死病人中有部分患者是由于恶性心律失常所致，如何防止心律失常中突发事件的发生，是临床工作中的重要问题。首先是提高认识水平，再者掌握应急本领，同时发挥中西医特长。一般来说，室性期前收缩较房性期前收缩病情严重，室性期前收缩中多源性室早、频发室早、两个室早联发以及期前收缩的 R 波落在前一个心动周期的 T 波顶点上，均被认为是危险征象，必须严密观察，及时处理。室性心动过速及室性扑动是严重的心律失常，必须立即处理以防室颤。室颤是快速性心律失常中最为严重的情况，心脏已经失去泵血作用，必须争分夺秒给予除颤。对重症心律失常患者，应采取综合疗法，中西医结合，取长补短，协同作用，有助于疗效的提高。

五、特色经验

（一）临证经验

1. 心悸之病，本虚标实，痰瘀同证，常是关键。

周仲瑛教授认为，心悸总属本虚标实，心气、心阳、心阴、心血亏虚为本；痰浊、瘀血阻滞心脉为标。其中，痰瘀同证常是此病中重要的病理环节，尤在心悸加重、发作之时愈加明显。心气、心阳不足，不能输化津液，则聚而成痰，不能推动血行，则滞而成瘀。心阴亏虚，虚火灼津，炼液成痰，血液受热煎熬，结而成瘀；另一方面，痰瘀之间亦可互生互化，痰浊阻滞脉道，妨碍血液循行，则血滞成瘀；瘀血阻滞，脉络不通，影响津液正常输布，或离经之血瘀于脉外，气化失于宣通，以致津液停聚为痰。"痰亦可化为瘀""血积既久，亦能化为痰水"。痰阻则血难行，血凝则痰易生；痰停体内，久必成瘀，瘀血内阻，久必生痰，终致痰瘀共证，心脉阻滞的病理变化。

2. 临证辨识，四诊为纲，察舌切脉，甚为详要。

周仲瑛教授指出，临证识辨心悸之痰瘀同证，当以四诊为纲。痰瘀同证的临床表现不仅是痰、瘀的各自证候，而且应是两者在病机上互为因果所致的综合征象。例如：望其面色，油光多脂，或晦暗、青紫、黧黑；望其唇龈，可见口唇青紫、唇部黑斑、唇肥厚、齿龈暗红发紫；望其爪甲，可见爪甲青或紫，甲床下多瘀点、瘀丝，指甲菲薄、翻甲。又如：问诊患者多在中年以上，老年人多见，女性多体胖且月经失调、不孕。患者性格内向，久坐少动，嗜烟好酒，喜食辛辣、酸、咸味。心悸病史较久，反复发作，可伴有胸膺部闷塞隐痛，咳喘，失眠，腹胀纳少，伴恶心，口不渴，或但漱水不欲咽等。四诊之中，周仲瑛教授认为以察舌切脉最为紧要，舌为心之苗，心之外象可从舌诊上表现。临证可见患者舌体胖大有齿印，或有裂纹，舌色暗红、青、紫，有瘀斑瘀点，舌苔厚腻、浊腻、水滑，舌体运转不灵；切脉为滑、涩、沉、弦、结代等，合参四诊，则痰瘀同证昭然。

3. 攻邪治标，化痰祛瘀，症分主次，治有先后。

周仲瑛教授认为，由于痰瘀相伴为患，在具体治疗时尚需分清两者先后及主次关系，确定化痰、祛瘀孰主孰次，孰先孰后，或是痰瘀并治。常选用化痰之药如陈皮、法半夏、云茯苓、炙远志、石菖蒲、郁金、全瓜蒌、炒枳实、川厚朴等；祛瘀之品常用紫丹参、川芎、川红花、单桃仁、景田三七、京莪术、赤芍、血竭、降香等。治痰治瘀虽然主次有别，但痰化则气机调畅，有利于治血；瘀去则脉道通畅，而有助于痰清。此即所谓"痰化瘀消""瘀去痰散"之意。若痰瘀并重，则当兼顾合治，分消其势，使其不致互相为患。周仲瑛教授还告诫，用药不可孟浪过剂，宜"中病即止"，以免"耗伤气血阴阳，变生坏病"，选药以平稳为原则，慎用毒猛辛烈之品。

4. 从本图治，养心通脉，调顺气机，助消痰瘀。

心悸之病，以心之气血阴阳亏虚、心神失养为本；"君主之官"功能失调，津血不归，正化变异可生成痰瘀，痹阻心脉，此为标。周仲瑛教授认为，扶正补虚，养心通脉，治本之道十分重要，此即古人所谓"不治痰而痰化，不治瘀而瘀去"之一。临证在心悸发作加重期，一方面予以化痰祛瘀、攻邪治标的同时，仍不忘消补兼施、标本共治，常审证选用太子参、潞党参、南北沙参、炒玉竹、大麦冬、炙甘草、生黄芪、全当归、功劳叶、大生地等补益之品。当标邪渐祛及心悸发作间歇期时，更为重视养心治本，以翼气血冲和，心脉流畅，而无生痰停瘀之患。

另一方面，因为痰瘀是津血停聚而成，津血赖气化以宣通，所以调畅气机，则可助消痰瘀，周仲瑛教授常酌情配以适量理气药，行滞开郁、条达气机，使"气行则痰行""气行则血行"，如配用醋柴胡、炙香附、薤白等，此即"善治痰者，不治痰而治气，气顺则一身津液亦随之而顺矣""凡治血者必调气"之意。

（二）验案举例

病案一

鲍某，男，50 岁。因"心慌阵作 3 月余"而就诊。患者近 3 个月来心中惊惕阵作，住本市某医院近 2 个月，多次心电图、24 小时动态心电图检查，提示"频发房早""房室逸搏""部分导联 S-T、T 波改变"，拟诊为"冠心病、心律失常"，服心可舒片、心元胶囊，静脉滴注生脉注射液等，病情一度稍见好转而出院。目前患者仍时作心慌，夜寐不酣，多梦早醒，动则易汗，心烦口干，饮水较多，胃纳尚可，苔黄薄腻有黏沫，舌质暗红，脉结而涩。考虑乃心经郁热，痰瘀内阻，心神失宁，予清热化痰、祛瘀活血为主治之。处方：川连 4g，法半夏 10g，石菖蒲 12g，紫丹参 15g，川芎 10g，赤芍 12g，苦参 12g，功劳叶 10g，苏噜子 10g，煅龙牡各 25g，熟枣仁 15g。

二诊：7 剂后患者症状稍减，仍自觉心跳快，心烦，寐差早醒，苔脉同前。予原方中加入广会皮 6g，炒竹茹 10g。

三诊：病家自诉症状显减，心慌有时发作，但程度较前大为减轻，夜寐改善，心中有虚悬、下沉感，动则易汗，口干饮水较多，食纳知味，苔黄薄腻，质暗红，脉细涩而数。此乃气阴两虚为本，痰热内扰，心营不畅未尽，遂改拟方药用太子参 15g，大麦冬 10g，炒玉竹 10g，炙甘草 5g，五味子 4g，煅龙牡各 25g，川连 5g，莲子心 3g，苦参 10g，石菖蒲 6g，苏噜子 10g，熟枣仁 20g，功劳叶 10g，炙远志 5g，紫丹参 12g，法半夏 10g。

四诊：病人诸症俱平，复查心电图未见心律失常，此后，常以生脉饮为主，增损调治。

按：本案诊断明确，为"冠心病、心律失常"。根据心烦口干，饮水较多，胃纳尚可，苔黄薄腻有黏沫，舌质暗红，脉结而涩，辨证为心经郁热，痰瘀内阻，心神失宁，故治以清热化痰，祛瘀活血，疗效明显。三诊时标邪减而未尽，本虚之象逐渐彰显，在原法基础上加强扶正固本，补益气阴，故收全效。

病案二

顾某，男，26岁。1年半前因工作劳累后始感心慌不安，阵发而作，西医院心电图、24小时动态心电图等多项检查提示"室性期前收缩"。先后服用普罗帕酮、乙吗噻嗪等药，取效不著，期前收缩仍时作时止。因服西药后出现不良反应，故求治于中医。初诊时，患者时感心慌不适，心跳有停搏感，疲劳后易于发作，午后、傍晚时分发作较频，休息后可稍稳定。伴胸闷不适，口干乏力，夜寐一般，大便溏，小便自调，舌苔薄腻色淡黄，舌质偏暗。从阴阳失调、气阴两虚、心神失宁着眼，处方：炙桂枝10g，炙甘草5g，生龙骨（先煎）20g，生牡蛎（先煎）25g，潞党参12g，大麦冬10g，五味子（杵）5g，紫丹参15g，苦参10g，熟枣仁25g，合欢皮15g，灯芯草3g，石菖蒲9g。

二诊：服药7剂复诊，心慌期前收缩有所稳定，但情绪激动后有影响，稍有气短，舌象同前，脉来小弦。原方既效，无需易辙，前方中加入白檀香（后下）3g，阳春砂（后下）3g，炒玉竹10g，改炙甘草为6g。

三诊：患者告知期前收缩基本未发，叠进前方，以固疗效。此后患者因感冒一度病情复发，俟治愈感冒后，仍以原方为基础加减施治，患者室性期前收缩已极少发作。

按：此案心悸因劳累思虑所致，心悸阵作，疲劳易发，休息可缓，伴胸闷不适，口干，乏力，便溏，舌暗，苔淡黄薄腻。属阴阳失调，心阴不足之候，以桂枝甘草龙骨牡蛎汤加味调和阴阳，合生脉散益气生阴，再加紫丹参、合欢皮、石菖蒲、白檀香、熟枣仁等顺气和血，宁心安神。药证相合，取效迅捷。本案对工作压力大，出现不明原因期前收缩，呈现阴阳不调，心神不宁之候者有借鉴意义。

六、转归与预后

心悸初期，若治疗及时，比较容易恢复，若失治或误治，病情亦可由轻转重，由实转虚。如年迈体虚，心病及肾，真气亏损者，治疗较难，恢复亦慢。

本病的证候特点是虚实夹杂，以正虚为主，故疾病的转化主要是虚实的变化。其变化的决定因素是正虚的程度，即阴阳气血和脏腑虚损的程度。本病发病初期，一般多表现为气血阴阳的单一亏虚，且亏虚程度较轻，脏腑亏损以心、胆为主，此时如能及时治以宁心安神、培补虚损、避免外界影响，其症状便可消失。倘若病情发展，气血阴阳亏损程度加重，或由气虚发展为阳虚，血虚发展为阴虚，或气血双亏，阴阳俱虚等。若见多个脏腑功能失调，则病情加重，非短时间所能治愈。若继而出现痰饮内停或血脉瘀阻等实邪相兼，则病情严重。若表现心阳暴脱或水饮凌心、脉微欲绝之候，则病势险恶难愈，预后不良。

七、预防与调护

对于心悸的预防，要做到保持心情舒畅，避免情志刺激。惊悸怔忡往往每因情志因素和恐惧而诱发，注意保持心情愉快，避免惊恐等因素，则可减少或防止心悸的发生。饮食有节，起居有常。平素饮食宜清淡，不宜过饱。生活要有规律，保证一定的休息和睡眠，以安养心神。注意寒暑变化，避免风、寒、湿、热等外界的侵袭，以防止心悸的发生。

对于心悸的调护，应注意避免劳累过度，特别是重症患者，平时即感心悸、胸闷、气短，甚者气喘浮肿，则应卧床休息。轻度患者，可做适当的体力活动，以不感觉劳累为限度，避免剧烈活动和强体力劳动。患者坚持药物治疗非常重要，病情减轻或症状缓解后，亦应遵医嘱继续服药一段时间，以巩固疗效和防止复发。患者必要时应定期复查心电图，严密的心电图监测可减少严重的心律失常的发生，对严重的缓慢性心律失常药物治疗无效者，应及早安置人工心脏起搏器，以防发生晕厥、猝死。

（沈贤发）

第二节　胸痹

胸痹亦称心痛、胸痹心痛，是指以胸部闷痛、甚则胸痛彻背为主症的病证。其轻者仅感胸闷、心痛、气短，重者则有心痛彻背，背痛彻心。

本篇讨论以胸部闷痛为主要表现的病证。胸痹还常与胃痛、痞满、心悸、真心痛等病证并见，应与之互参。

根据本证的临床特点，主要见于西医学所指的冠状动脉粥样硬化性心脏病（心绞痛、心肌梗死），此外心包炎、二尖瓣脱垂综合征、病毒性心肌炎、心肌病、慢性肺系疾病等，凡出现胸闷、胸痛、短气等症状者，均可参照本病证内容辨证论治。

胸痹症状表现首见于《内经》。《素问·脏气法时论》提出："心病者，胸中痛，胁支满，胁下痛，膺背肩胛间痛，两臂内痛。"《灵枢·本脏》记载："肺大则多饮，善病胸痹、喉痹、逆气。"《素问·标本病传论》曰："夫病传者，心病先心痛，一日而咳，三日胁支痛，五日闭塞不通，身痛体重。"对胸痹随病情发展而出现的症状变化进行了描述。

张仲景《金匮要略》中，明确提出"胸痹"的概念、治法、方剂和用药，指出本病病机是"阳微阴弦"，即上焦阳气不足，下焦阴寒气盛；提出宣痹通阳、豁痰开郁、通阳化水、温阳祛寒、理气开痹等治法，并列瓜蒌薤白白酒汤、瓜蒌薤白半夏汤和枳实薤白桂枝汤等方剂，为胸痹的辨证论治奠定了基础。

晋代对胸痹的临床表现做出了较前更详细的描述，葛洪《肘后备急方》云："胸痹之病，令人心中坚痞忽痛，肌中苦痹，绞急如刺，不得俯仰，其胸前皮皆痛，不得手犯，胸满短气，咳嗽引痛，烦闷自汗出，或彻引背膂，不即治之，数日害人。"

隋代巢元方在《诸病源候论·心痛候》中曰："人心为火，与诸阳汇合，而少阴心经也。若诸阳气虚，少阴之经气逆，谓之阳虚阴厥，亦令心痛，其痛引喉是也。"又提出胸痹的病理演变中可出现"瘀""热"和瘀热的病机，即"因邪迫于阳，气不得宣畅，壅瘀生热"。唐代孙思邈《千金要方·胸痹》记载："胸痹之病，令人心中坚满，痞急痛，肌中苦痹，绞急如刺，不得俯仰，其胸前皮皆痛，手不得犯，胸中怫怫而满，短气咳唾引痛，咽塞不利，习习如痒，喉中干燥，时欲呕吐，烦闷，自汗出，或彻引背痛。"

宋元时期，关于本病的论述甚为丰富。《圣济总录·心痛总论》中指出胸痹的发生外由六淫侵犯，内为正气亏虚所致，曰："复因风寒暑湿客忤邪恶之气，乘虚入于机体，流注经络，伏留脏腑。"《太平圣惠方》在前人的基础上，收集了大量治疗本病的方剂，分别归在"治卒心痛诸方""治久心痛诸方""治胸痹诸方"等章节中；并将本病的病因病机归纳为脏腑亏虚，风邪冷热之气内侵，正气不彰，邪气盛胜。陈无择《三因极一病证方论》指出本病发生"皆脏气不平，喜怒忧郁所致"。刘完素《素问病机气宜保命集·心痛论》提出"诸心痛者，皆少阴厥气上冲也"，并将本病分为"热厥心痛""大实心中痛""寒厥心痛"三种，提出"久痛无寒而暴痛非热"的观点，对本病有一定的指导意义。

明清时期，对本病的辨证论治亦有发展，明确了其与胃痛、心痛的鉴别。李用粹《证治汇补》曰：

"心痛在歧骨陷处，胸痛则横满胸膈，胃脘痛在心之下。"王肯堂在《证治准绳·心痛胃脘痛》中指出："心与胃各一脏，其病形不同。因胃脘处在心下，故有当心而痛之名，岂胃脘痛即心痛者哉?"王清任对血瘀证有独到的见解，擅用理气活血、补气活血法，其创制的血府逐瘀汤等方已经成为后世治疗胸痹的常用方剂。

一、病因病机

本病证的发生多与寒邪内侵、饮食不调、情志失节、劳倦内伤、年迈体虚等因素有关，其病机有虚实两方面，实为寒凝、血瘀、气滞、痰浊痹阻胸阳，阻滞心脉；虚为气虚、阴伤、阳衰，心脾肝肾亏虚，心脉失养。

（一）病因

1. 寒邪内侵　寒主收引，可抑遏阳气，络脉绌急而血行瘀滞，发为本病。《素问·调经论》曰："寒气积于胸中而不泻，不泻则温气去，寒独留则血凝泣，凝则脉不通。"素体阳衰，胸阳不足，阴寒之邪乘虚侵袭，寒凝气滞，痹阻胸阳，而成胸痹。诚如《医门法律·中寒门》所说："胸痹心痛，然总因阳虚，故阴得乘之。"《类证治裁·胸痹》也说："胸痹胸中阳微不运，久则阴乘阳位，而为痹结也。"

2. 饮食失调　《素问·经脉别论》曰："食气入胃，浊气归心，淫精于脉。"如过食肥甘厚味，或嗜烟酒而成癖，以致脾胃损伤，运化失健，聚湿生痰，上犯心胸清旷之区，阻遏心阳，胸阳失展，气机不畅，心脉痹阻，则成胸痹。

3. 情志失节　忧思伤脾，脾运失健，津液不布，遂聚为痰。郁怒伤肝，肝失疏泄，肝郁气滞，甚则气郁化火，灼津成痰。无论气滞或痰阻，均可使血行失畅，脉络不利，而致气血瘀滞，或痰瘀交阻，胸阳不运，心脉痹阻，不通则痛，而发胸痹。《杂病源流犀烛·心病源流》曰："总之七情之由作心痛，七情失调可致气血耗逆，心脉失畅，痹阻不通而发心痛。"

4. 劳倦内伤　劳倦伤脾，脾虚运化失健，气血生化乏源，无以濡养心脉，拘急而痛。积劳伤阳，心肾阳微，鼓动无力，胸阳失展，阴寒内侵，血气阻滞，而发胸痹。

5. 年高体虚　本病多见于中、老年人，年过半百，精气自半，先天亏耗，如肾阳虚衰，不能鼓舞五脏之阳，可致心气不足或心阳不振，血脉失于温运，痹阻不畅，发为胸痹；肾阴亏虚，不能濡养五脏之阴，上济于心，致心阴耗伤，心脉失于濡养，而致胸痹。朱丹溪《格致余论》曰："夫老人内虚，脾弱，阴亏，性急……视听言动，皆成废懒，百不如意，怒火易炽。"

（二）病机

胸痹的主要病机为心脉痹阻，病位在心，涉及肝、脾、肾三脏。心主血脉，心病则影响血脉运行，血行瘀滞；肝病疏泄失职，肝气郁结，气血凝滞；脾虚失其健运，聚生痰湿，气血乏源；肾虚藏精失常，肾阴亏损，肾阳虚衰；凡此均可引致心脉痹阻而发胸痹。

胸阳不振或胸阳不足是本病的病理基础。因上焦心肺阳气不足，阴寒、痰浊、瘀血等邪易侵，进而痹阻胸阳，心痛乃作。

病理性质为本虚标实，虚实夹杂。其本虚有气虚、阴伤、阳衰，及阴损及阳、阳损及阴，而表现气阴两虚、阴阳两虚，甚至阳衰阴竭，心阳外越；标实为瘀血、寒凝、痰浊、气滞，且又可相互为病，如气滞血瘀、寒凝气滞、痰瘀交阻等。

胸痹发展趋势，由标及本，由轻转剧，轻者多为胸阳不振，阴寒之邪上乘，阻滞气机，临床表现为胸中气塞，短气。重者则为痰瘀交阻，壅塞胸中，气机痹阻，临床表现为不得卧，心痛彻背。同时亦有缓作与急发之异，缓作者，渐进而为，日积月累，始则偶感心胸不舒，继而心痛痛作，发作日频，甚则心胸后背牵引作痛。急作者，可素无不舒之感，或许久不发，因感寒、劳倦、七情所伤等诱因而卒然心痛欲室，甚则可出现"旦发夕死，夕发旦死"的危候。

胸痹病机转化可因实致虚，亦可因虚致实。因实致虚者，或痰踞心胸，胸阳痹阻，病延日久，耗气伤阳，向心气不足证转化；或阴寒凝结，气失温煦，伤人阳气，病向心阳虚衰转化；或瘀阻脉络，血行滞涩，瘀血不去，新血不生，心血亏耗。因虚而致实者，或心气不足，鼓动不力，瘀血内生；或心肾阴虚，津不化气，水亏火炎，炼液为痰；或心阳虚衰，阴阳并损，阳虚生外寒，寒痰凝络。

二、诊断与鉴别诊断

（一）诊断依据

1. 膻中或心前区憋闷疼痛，甚则痛彻左肩背、咽喉、胃脘部、左上臂内侧等部位，呈反复发作性或持续不解，常伴有心悸、气短、自汗，甚则喘息不得卧。

2. 胸闷胸痛一般数秒、数分钟到几十分钟，可自行缓解。严重者疼痛剧烈，持续不解，汗出肢冷，面色苍白，唇甲青紫，心跳加快，或心律失常等。

3. 多见于中年以上，常因操劳过度，抑郁恼怒或多饮暴食，感受寒冷而诱发。

（二）病证鉴别

1. 悬饮 悬饮、胸痹均有胸痛，但胸痹为当胸闷痛，并可向左肩或左臂内侧等部位放射，常因受寒、饱餐、情绪激动、劳累而突然发作，历时短暂，休息或用药后得以缓解。悬饮为胸胁胀痛，持续不解，多伴有咳唾、转侧、呼吸时疼痛加重，肋间饱满，并有咳嗽、咯痰等肺系证候。

2. 胃脘痛 心在脘上，脘在心下，因其部位相近，故有胃脘当心而痛之称，而胸痹不典型者，其疼痛可在胃脘部，极易混淆。但胸痹常以闷痛为主，疼痛程度一般较剧烈，多伴有心慌、气短，为时短暂，休息可缓解。胃脘痛与饮食相关，以胀痛为主，局部常有压痛，持续时间较长，常伴有食少不馨、泛酸、嘈杂、嗳气等胃部证候。

3. 真心痛 真心痛乃胸痹的危重证，症见心痛剧烈，甚则持续不解，伴有汗出、肢冷、面白、唇紫、手足青至节，脉微或结代等，病发突然，病情凶险，变化多端，如处理不当，可危及生命，预后不佳。

（三）辅助检查

根据心电图 ST 段或（和）T 波的异常变化来反映心肌缺血的部位及程度，同时根据相应导联所出现病理性 Q 波及 ST 段抬高的表现，来确定心肌梗死的部位。必要时，可选用双倍二级梯运动试验、踏车运动试验、活动平板运动试验等心电图负荷试验，有助于心肌缺血的诊断和评价治疗效果。心脏超声心动图检查，依据节段性心肌动力学异常改变，亦可间接反映心肌缺血部位及程度，同时可作为其他心脏疾病如心肌炎、心肌病、心脏瓣膜病等的鉴别诊断。动态心电图监测观察心肌缺血发作时 ST 段和 T 波改变，有助于诊断、观察药物治疗作用及有无心律失常。放射性核素检查，以 ^{201}Tl、^{99m}Tc 等静脉注射作心肌显像，估测心肌缺血的灌注缺损，来判断冠状动脉狭窄程度。冠状动脉造影及左室造影是胸痹诊断的有力依据，可确定冠状动脉狭窄或阻塞的部位与范围，是否存在室壁运动异常或室壁瘤形成等，为冠状动脉手术前的必备检查。他如眼底检查、心肌酶谱分析、血脂分析、血液流变学检查、血小板功能检查及胸部 X 线摄片等均有助于胸痹的诊断和预后判断。

三、辨证

（一）辨证思路

1. 首辨标本虚实　胸痹总属本虚标实之证，辨证首先掌握虚实，分清标本，标实应区别气滞、痰浊、血瘀、寒凝的不同；本虚当注意阴、阳、气、血亏虚之异；同时要辨清标实间、虚证间、标实和虚证间有无兼夹以及兼夹的多寡、主次。

2. 次辨病情程度　疼痛轻、持续时间短暂者多轻，疼痛重、持续时间长者多重；偶然发作者多轻，反复发作者多重；疼痛在安静或睡眠时发作者较重；一般疼痛发作次数多少与病情轻重程度呈正比，但亦有发作次数不多而病情较重的。

3. 再辨病势顺逆　一般而言，若疼痛遇劳发作，休息或服药后能缓解者为顺证，若服药后难以缓解者为重证、逆证。

（二）类证鉴别

1. 标实者，当分气滞、痰浊、阴寒和瘀血。胸部闷重而痛轻，兼见胸胁胀满，善太息，憋气，苔薄白，脉弦者，多属气滞；伴唾吐痰涎，苔腻，脉弦滑或弦数者，属痰浊为患；胸痛如绞，遇寒则发，或得冷加剧，伴畏寒肢冷，舌淡苔白，脉细，为寒凝心脉所致；刺痛固定不移，痛有定处，夜间多发，舌紫暗或有瘀斑，脉结代或涩，由心脉瘀滞所致。

2. 本虚者，心胸隐痛而闷，因劳累而发，伴心慌，气短，乏力，舌淡胖嫩，边有齿痕，脉沉细或结代者，多属心气不足之证。若绞痛兼见胸闷气短，四肢厥冷，神倦自汗，脉沉细，则为心阳不振之象。隐痛时作时止，缠绵不休，动则多发，伴口干，舌淡红而少苔，脉沉细而数，常为气阴两虚表现。

（三）证候

1. 心血瘀阻证

症状：心胸疼痛剧烈，如刺如绞，痛有定处，甚则心痛彻背，背痛彻心，或痛引肩背，胸闷，舌质暗红，或紫暗，有瘀斑，舌下瘀筋，苔薄，脉涩或结、代、促。

病机分析：本证为瘀血阻滞心胸，络脉运行失畅。瘀血内停，心脉不通，故见胸部刺痛，痛处固定不移，甚则心痛彻背，背痛彻心，或痛引肩背；血瘀阻滞则气行不畅，故见胸闷；舌质紫暗，脉象沉涩，均为瘀血内停之候。

2. 气滞心胸证

症状：心胸满闷不适，隐痛阵发，痛无定处，时欲太息，情绪波动时容易诱发或加重，或兼有脘腹胀闷，得嗳气或矢气则舒，苔薄或薄腻，脉细弦。

病机分析：本证为气机郁滞，气病及血，心血失运，不通则痛。情志抑郁，气滞心胸，血脉不和，故胸闷隐痛，时欲太息，脉弦，情绪波动时容易诱发或加重；气性走窜，故痛无定处；木郁克土，脾胃失和，则脘腹胀闷，得嗳气或矢气则舒。

3. 痰浊闭阻证

症状：胸闷重而心痛微，痰多气短，肢体沉重，形体肥胖，遇阴雨天而易发作或加重，伴有倦怠乏力，纳呆便溏，咯吐痰涎，舌体胖大且边有齿痕，苔浊腻或白滑，脉滑。

病机分析：本证为痰浊阻滞脉道，血行不畅，不通则痛。痰浊盘踞，阻滞脉络，胸阳失展，故胸闷如窒而痛，痛引肩背；气机闭阻不畅，故见气短喘促；脾主四肢，痰浊困脾，脾气不运，故肢体沉重，形体肥胖；痰多，苔浊腻，脉滑，均为痰浊壅阻之候。

4. 寒凝心脉证

症状：卒然心痛如绞，或心痛彻背，背痛彻心，喘不得卧，或感寒痛甚，心悸气短，形寒肢冷，冷汗自出，常因气候骤冷或感寒而发病或加重，苔薄白，脉沉紧或沉细。

病机分析：诸阳受气于胸中，心阳不振，复受寒邪，以致阴寒盛于心胸，寒凝心脉，营血运行失畅，发为本证。心脉不通，故心痛彻背；寒为阴邪，本为心阳不振之体，感寒则阴寒益甚，而心痛易发；心失所养，故心悸不宁；苔白脉紧为阴寒之候。

5. 心气不足证

症状：心胸阵阵隐痛，胸闷气短，动则益甚，心中动悸，倦怠乏力，神疲懒言，面色㿠白，或易出汗，舌质淡红，舌体胖且边有齿痕，苔薄白，脉细缓或结代。

病机分析：本证为心气虚弱，运血无力，不通则痛。思虑伤神，劳心过度，损伤心气，气为血帅，心气不足，胸阳不振，则鼓动无力，血滞心脉，故发心痛，胸闷短气，喘息等症。

6. 心肾阴虚证

症状：心痛憋闷，心悸盗汗，虚烦不寐，腰酸膝软，头晕耳鸣，口干便秘，舌红少津，舌红或有紫斑，脉细带数或细涩。

病机分析：病延日久，心肾阴虚，不能充润营养五脏。气血失畅，瘀滞痹阻，故见胸闷且痛；心阴亏虚，故见心悸盗汗，心烦不寐，肾阴亏虚，故见耳鸣，腰酸膝软；水不涵木，肝阳偏亢，故见头晕；舌红或有紫斑，脉细带数或细涩，均为阴血亏虚，心血瘀阻之证。

7. 心阳虚衰证

症状：心悸而痛，胸闷气短，自汗，动则更甚，面色㿠白，神倦怯寒，四肢欠温或肿胀，舌质淡胖，边有齿痕，苔白或腻，脉沉细迟。

病机分析：素体阳气不足，或心气不足发展为心阳亏虚，或寒湿饮邪损伤心阳。心阳亏虚，失于温煦鼓动，故心悸动而胸闷，神倦气短，脉虚细迟或结代；阳虚则生内寒，寒凝心脉，不通则痛，故见心痛，遇冷加剧；阳气不达于四肢，不充于肌表，故四肢不温而畏寒。

四、治疗

（一）治疗思路

胸痹的治疗应先治其标，后治其本；先祛邪，后扶正；必要时可根据虚实标本的主次，兼顾同治。标实者针对气滞、血瘀、寒凝、痰浊而疏理气机、活血化瘀、辛温通阳、泄浊豁痰，尤重活血通脉治法；本虚应权衡心脏阴阳气血之不足，有无兼见肝、脾、肾等脏之亏虚，补气温阳、滋阴益肾，纠正脏腑之偏衰，尤其重视补益心气之不足。在胸痹的治疗中，必须辨清证候之重危顺逆，一旦发现脱证之先兆，必须尽早投用益气固脱之品，或采用中西医结合治疗。

（二）基本治法

1. 活血化瘀，通脉止痛法

适应证：心血瘀阻证。

代表方：血府逐瘀汤加减。本方祛瘀通脉，行气止痛，用于胸中瘀阻，血行不畅，心胸疼痛，痛有定处，胸闷心悸之胸痹。

常用药：桃仁、红花、川芎、赤芍、牛膝活血祛瘀而通血脉；柴胡、桔梗、枳壳、甘草调气疏肝；当归、生地补血调肝，活血而不耗血，理气而不伤阴。

加减：兼寒者，可加细辛、桂枝等温通散寒；兼气滞者，可加沉香、檀香辛香理气止痛；兼气虚者，加黄芪、党参、白术等补中益气；瘀血痹阻较重，胸痛剧烈者，可加乳香、没药、郁金、延胡索、降香、丹参等加强活血理气止痛的作用。

2. 疏调气机，和血舒脉法

适应证：气滞心胸证。

代表方：柴胡疏肝散加减。本方疏肝理气，适用于肝气抑郁，气滞上焦，胸阳失展，血脉失和之胸胁疼痛等症。

常用药：柴胡、香附、檀香、枳壳疏肝行气解郁；川芎、降香、延胡索活血行气止痛；白芍与甘草同用而缓急舒脉止痛。

加减：兼有脘胀、嗳气、纳少等脾虚气滞的表现，可用逍遥散疏肝行气，理脾和血；气郁日久化热，心烦易怒，口干，便秘，舌红苔黄，脉数者，用丹栀逍遥散疏肝清热；胸闷心痛明显，为气滞血瘀之象，可合用失笑散，以增强活血行瘀、散结止痛之作用。

3. 通阳泄浊，豁痰开结法

适应证：痰浊闭阻证。

代表方：瓜蒌薤白半夏汤合涤痰汤加减。两方均能温通豁痰，前方偏于温阳行气，用于痰阻气滞，胸阳痹阻者；后方偏于健脾益气，豁痰开窍，用于脾虚失运，痰阻心脉证。

常用药：瓜蒌、薤白宣痹化痰，行气止痛；制半夏、陈南星燥湿化痰；枳实、陈皮行气滞，破痰结；石菖蒲化浊开窍；桂枝通阳化气通脉；干姜温中化饮，散寒止痛。

加减：痰黏稠，色黄，大便干，苔黄腻，脉滑数，为痰浊郁而化热之象，用黄连温胆汤加竹茹以清热化痰；痰与瘀血互结为患者，常配伍郁金、川芎理气活血，化瘀通脉；痰浊闭塞心脉，卒然剧痛，可用苏合香丸芳香温通止痛；因于痰热闭塞心脉者用猴枣散，清热化痰，开窍镇惊止痛。

4. 辛温散寒，宣通心阳法

适应证：寒凝心脉证。

代表方：枳实薤白桂枝汤合当归四逆汤加减。两方皆能辛温散寒，助阳通脉。前方重在通阳理气，用于胸痹阴寒证，见心中痞满，胸闷气短者；后方以温经散寒为主，用于血虚寒厥证，见胸痛如绞，手足不温，冷汗自出，脉沉细者。

常用药：桂枝、细辛温散寒邪，通阳止痛；当归、芍药养血活血；芍药、甘草缓急止痛；通草通利血脉；大枣健脾益气；瓜蒌、薤白通阳开痹；延胡索、郁金活血理气定痛。

加减：疼痛剧烈，心痛彻背，背痛彻心，痛无休止，伴有身寒肢冷，气短喘息，脉沉紧或沉微者，为阴寒极盛之胸痹心痛重症，治以温阳逐寒止痛，方用乌头赤石脂丸、苏合丸或冠心苏合丸，以芳香化浊，理气温通开窍，发作时可含化以使疼痛迅速缓解。疼痛不著，伴神疲、乏力，此乃阳虚之象，宜配合温补阳气之剂，药如仙灵脾、仙茅、山萸肉等。

5. 补养心气，鼓动心脉法

适应证：心气不足证。

代表方：保元汤加减。

常用药：人参、黄芪、甘草大补元气，扶助心气；肉桂辛热补阳，温通血脉，补少火而生气，或以桂枝易肉桂，有通阳行瘀之功；生姜温中；丹参、当归养血活血；麦冬、玉竹、黄精等以益气养阴。

加减：兼见心悸气短，头昏乏力，胸闷隐痛，口燥咽干，心烦失眠，舌红或有齿痕者，为气阴两虚，可用养心汤以养心宁神。

6. 滋阴清火，养心和络法

适应证：心肾阴虚证。

代表方：天王补心丹合加减复脉汤。两方均为滋阴养心之剂，前方以养心安神为主，治疗心肾两虚，阴虚血少者；后方以滋阴益气复脉见长，主要用于血虚气弱，心动悸，脉结代者。

常用药：生地、玄参、天冬、麦冬滋水养阴，以泻虚火；人参、炙甘草、茯苓补益心气；柏子仁、酸枣仁、五味子、远志交通心肾，养心安神；丹参、当归、芍药、阿胶滋养心血，而通心脉。

加减：阴不敛阳，虚火内扰心神，虚烦不寐，舌尖红少津者，可用酸枣仁汤清热除烦以养血安神；兼见风阳上扰，加用珍珠母、灵磁石、石决明、琥珀等重镇潜阳之品，若不效，再予黄连阿胶汤，滋阴清火，宁心安神；心肾阴虚，兼见头晕目眩，腰酸膝软，遗精盗汗，心悸不宁，口燥咽干，用左归饮以滋阴补肾，填精益髓，补而无泻之剂。

7. 温补阳气，振奋心阳法

适应证：心阳虚衰证。

代表方：参附汤合桂枝甘草汤。两方均能补益心气，前方大补元气，温补真阳；后方温阳化气，振奋心阳。

常用药：人参大补元气；附子温补真阳；桂枝振奋心阳；炙甘草益气通脉。

加减：心肾阳虚，兼见腰膝酸软，小便清长，可合用肾气丸，从阴引阳，温补心肾而消阴翳；若肾阳虚衰，不能制水，水饮上凌心肺，症见水肿，喘促，心悸，用真武汤，以温暖脾肾，敛阴和阳，化气行水，可加汉防己、猪苓、车前子温肾阳而化水饮；心肾阳虚，虚阳欲脱厥逆者，用四逆加人参汤，温阳益气，回阳救逆，或参附注射液40～60mL加入5%葡萄糖注射液250～500mL中静脉滴注。

（三）复法应用

1. 益气滋阴，活血通络法

适应证：气阴两虚，血行失畅证。

代表方：生脉散合桃红四物汤加减。前方主要益心气，敛心阴，适用于心气不足，心阴亏耗者；后方养血活血，适用于心血不足，心血瘀阻等。

常用药：人参、黄芪大补元气，通经利脉；麦冬、玉竹滋养心阴；五味子收敛心气；丹参、当归养血活血；桃仁、红花、川芎、赤芍活血祛瘀通脉。

加减：兼有气滞者可加荜茇、徐长卿以行气止痛；血瘀明显者，可加降香、失笑散以加强活血祛瘀作用；兼见痰浊之象者可合用茯苓、白术、制半夏以健脾化痰；兼见失眠者，可用柏子仁、酸枣仁收敛心气，养心安神。

2. 活血祛瘀，化痰开结法

适应证：痰瘀互阻证。

代表方：血府逐瘀汤合瓜蒌薤白半夏汤加减。前方主要活血祛瘀，行气止痛，主要适用于瘀血阻滞证；后方通阳泄浊，豁痰开结，主要适用于痰湿阻滞证。

常用药：桃仁、红花、川芎、赤芍、牛膝活血祛瘀；瓜蒌、薤白宣痹化痰，宽胸散结；制半夏燥湿化痰；石菖蒲化浊开窍；枳壳、陈皮行气滞，破痰结。

加减：兼有气虚者，加党参、黄芪以补气；兼有血虚者，加熟地、当归以补血；瘀血重者，加三棱、莪术，或加虫类药如全蝎、蜈蚣治血祛瘀；痰浊明显者，加陈南星、白蔻仁化痰泄浊；疼痛明显者，加延胡索、郁金活血止痛。

（四）其他疗法

1. 单方验方

（1）胸痹汤：桂枝 10g，瓜蒌皮、薤白、炒枳壳、姜半夏、厚朴各 9g，生姜 6g，陈皮 3g。水煎服。

（2）利湿化瘀汤：法半夏 10g，川芎 9g，麦冬 9g，赤芍 9g，五味子 9g，茯苓 30g，党参 30g，枳实 10g，丹参 30g。水煎 2 次，分 2 次服，每日 1 剂。

2. 常用中成药

（1）速效救心丸：活血理气，通脉止痛。用于胸痹心痛，胸闷憋气。口服或含化，每次 4 ~ 6 丸，每日 3 次。急性发作时，每次 10 ~ 15 粒。

（2）冠心苏合丸：芳香温通，宣痹通阳。用于除热象明显之外的各型胸痹的预防及治疗。每次 1 丸，每日 3 次。

（3）复方丹参片：活血化瘀，理气止痛。用于胸痹心痛。每次 3 片，每日 3 次。

（4）心可舒片：活血化瘀，理气止痛。用于胸痹心痛，心悸胸闷。每次 4 片，每日 3 次。

（5）川芎嗪注射液：活血化瘀止痛。用于胸痹心痛。120 ~ 160mg 加入 5% 葡萄糖或盐水、或葡萄糖盐水 250 ~ 500mL 中静脉滴注，每日 1 次。

3. 针灸治疗

（1）主穴针刺法：主穴，心俞、厥阴俞。每次取主穴一对或一侧，不留针，每日 1 次，12 ~ 15 天为 1 个疗程，疗程间休息 3 ~ 5 天。

（2）辨证施针法：虚寒胸痹，取心俞、厥阴俞、内关、通里。采用针后加灸法以助阳散寒。寒重时加灸肺俞、风门；肢冷重时加灸气海或关元。痰浊胸痹，取巨阙、膻中、郄门、太渊、丰隆。针用泻法以通阳化浊。背痛时加肺俞、心俞；短气可灸气海俞、肾俞。瘀血胸痹，取膻中、巨阙、膈俞、阴郄、心俞。针用泻法以活血化瘀。唇舌紫绀可取少商、少冲点刺放血。

4. 外治法

心舒散：檀香、制乳香、川郁金、醋炒延胡索、制没药各 12g，冰片 2g。将上药共研细末，另加麝香 0.1g，调匀装盒备用。临用时取少许，用二甲基亚矾调成软膏状，置膏药中心，贴膻中、内关（双穴），每日换药 1 次。功可活血，通窍，止痛。

（五）临证勾要

1. 胸痹治疗应以通为补，通补结合　胸痹患者临床以胸闷、心痛、气短为其特征，兼有心悸、眩晕、肢麻、疲乏等症；其病机为本虚标实。临床治疗应以通为补，其"通"法包括芳香温通法，方药如苏合香丸、冠心苏合丸、速效救心丸、心痛丸、宽胸丸、麝香保心丸等，但不宜过用久服，以免耗伤心气和心阴；宣痹通阳法，方药如瓜蒌薤白半夏汤、枳实薤白桂枝汤、瓜蒌片等；活血化瘀法，方药如血府逐瘀汤、失笑散、三七粉、复方丹参滴丸、心可舒、地奥心血康及川芎嗪、香丹、葛根素、脉络宁、冠心Ⅱ号等注射液。临证可据证加用养血活血药，如鸡血藤、益母草、当归等，活血而不伤正。

"补"法包括补气血，方药选用八珍汤、当归补血汤等；温肾阳，可选用仙灵脾、仙茅、补骨脂；补肾阴，选用首乌延寿丹、左归丸等。临床实践证明通法与补法是治疗胸痹不可分割的两大原则，应据证通补结合，或交替应用，有助于疗效的提高和巩固。

2. 关于活血化瘀法的应用　活血化瘀法是治疗胸痹最重要的方法，但并不是唯一的方法，所以切不可一味蛮用而忽视辨证施治，若将胸痹的治疗仅仅局限于活血化瘀法，势必影响疗效的提高和巩固。胸痹的基本病机是本虚标实，其瘀血的形成，多由正气亏损、气虚阳虚或气阴两虚而致，亦可因寒凝、痰浊、气滞而诱发。加之本病具有反复发作、病程日久的特点，属单纯血瘀实证者甚微，多表现为气虚血瘀或痰瘀交阻、气滞血瘀等夹杂证候，故临床治疗应注意在活血化瘀中伍以益气、养阴、化痰、理气之品，辨证用药，加强祛瘀疗效。活血化瘀药物临床上主要选用养血活血之品，如丹参、鸡血藤、当归、赤芍、郁金、川芎、红花、泽兰、牛膝、桃仁、三七、水蛭、地龙、益母草、山楂、琥珀粉等。对破血攻伐之品应慎用，因其虽有止痛作用，但易耗伤正气，若用应注意不可久用、多用。此外，运用活血化瘀药物必须注意有无出血倾向或征象，一旦发现，立即停用，并予相应处理。

3. 关于芳香温通药的应用　临床以芳香走窜、温通行气类中药治疗胸痹源远流长，药如桂心、干姜、吴茱萸、麝香、细辛、蜀椒、丁香、木香、安息香、苏合香油等。近年来，在此基础上研制的如心痛舒喷雾剂、苏合香丸、麝香保心丸、麝香苏合丸、速效救心丸等芳香温通制剂，较好地满足了临床需要，显示出良好的效果。实验研究证实，芳香温通类药大多含有挥发油，具有解除冠脉痉挛，增加冠脉流量，减少心肌耗氧量，改善心肌供血，同时能改善血液流变学性质和加强心肌收缩力。因此类患者临床常伴有阳虚之象，故使用芳香温通药物时宜配合温补阳气之剂，以增强温阳散寒之功。此外，该类药物辛散之性可耗损阴液，应中病即止而不可过量。

4. 化痰宣痹应注意健运脾胃　痰浊与胸痹的发病直接相关，痰阻心胸证多见于肥胖患者，每因过食肥甘、贪杯好饮伤及脾胃，健运失司，湿郁痰滞，留踞心胸。痰性黏腻，易于窒闭阳气，阻滞血运，造成气虚湿浊痰阻为患。治疗应在祛痰的同时，注意应用健脾之品，因为脾为生痰之源，脾健则生痰乏源，痰化则气行，气行则血亦行。临床选六君子汤为基本方，痰浊阻滞明显者可酌加胆南星、石菖蒲、郁金等；气虚明显可酌加党参、黄芪或西洋参另蒸兑服；同时要注意补气不宜过度，否则反生滞腻。

5. 治本以补肾为主　胸痹属本虚标实之病证，本虚指心、肝、脾、肾等脏腑功能失调，气血阴阳亏虚。然脏腑亏虚，根本在于肾虚。肾为先天之本，水火之宅，内藏真阴，"五脏之阴，非此不能滋"，心血依赖肾精化生而补养。肾又内寄元阳，为一身阳气之源，"五脏之充阳，非此不能发"。肾阳隆盛，则心阳振奋，鼓动有力，血行畅通。临床胸痹好发于中老年人，正值人体肾气逐渐衰退之时。年老肾亏，肾阳不能蒸腾，可致心阳虚衰，行血无力，久而致气滞血瘀。亦可致脾土失温，气血化源不足，营亏血少，脉道不充，血行不畅，皆可发为胸痹。因此在临证治疗中，应重视补肾固本，尤其在胸痹缓解期的治疗中尤为重要。药常以何首乌、枸杞子、女贞子、旱莲草、生地、当归、白芍等滋肾阴；用黄精、菟丝子、山萸肉、杜仲、桑寄生等补肾气；桂枝、仙灵脾、仙茅、补骨脂等温肾阳。肾本得固则胸痹易治。

五、特色经验

（一）临证经验

1. 首当权衡标本　心为五脏六腑之主，故胸痹最多并病、合病。若他病患于先，胸痹发于后，则他病为本，胸痹为标；胸痹发于前，他病继于后，则胸痹为本，他病为标。治疗总当标本兼顾，但治本顾标，或治标顾本，又当权衡处理，必要时更应重视急则治其标。

2. 参考合病辨治　周仲瑛教授对冠心病胸痹常伴有的其他疾病，往往在辨证的基础上结合辨病用药，如高血压病所致的当用平肝潜阳药，高脂血症所致的应予化痰消脂剂，糖尿病所致的需伍生津润燥类药。同时要根据并发疾病的症状特点和轻重缓急，分别给予兼治，如快速性心律失常的配镇心安神药，缓慢性心律失常的加辛温通阳药等。心胃同病者配和胃理气药，胆（肝）心同病的伍疏肝利胆、清热利湿药，肺心同病配宣肃肺气、化痰祛饮药，心肾同病当补益精气，济阴助阳。

3. 择药精效用广　周仲瑛教授对冠心病胸痹常常选择一药有多种用途之品，既能兼顾合并病证，又免组方配药杂乱不纯，如黄精、玉竹既补心阴治冠心病胸痹心痛，又可滋胃肾之阴而治疗糖尿病消渴；丹参、川芎、赤芍可以活血止痛治胸痹心痛，亦能减少血液黏度、防止血小板集聚，既辨证又辨病。

（二）验案举例

病案一

余某，男，62 岁，干部。2019 年 12 月 26 日初诊。因"冠心病胸痹胸痛 1 年余，加重 3 月"就诊。3 月来，心胸疼痛阵作，日发 10 余次，发则疼痛难支，伴有汗出，多于活动后发生，痛后神疲乏力，不发时胸闷不舒，胸膺隐痛，脘痞嗳气，纳谷欠馨，大便溏薄，每日 1 次或 2 次，面色偏暗，舌淡映紫，苔淡黄浊腻，脉细滑。心电图为Ⅰ、Ⅱ、V_5 的 ST 段下移 0.05～0.1mV，T 波倒置。证属心胃同病，中阳不足，胸阳不振，血行瘀滞；治宜标本兼顾，温理中焦，通阳宣痹，理气化瘀。处方：潞党参 10g，淡干姜 5g，焦白术 10g，炙甘草 3g，炙桂枝 6g，失笑散（包）10g，红花 10g，丹参 15g，三棱 10g，莪术 10g，炒延胡索 10g，九香虫 5g，甘松 10g。7 剂。

药后胸痛大减，仅快步行走时小有发作，无汗出，脘痞嗳气基本消除，纳谷增加，便溏改善而仍欠实。守方继进，加重党参量为 15g，淡干姜 6g，炙桂枝 10g，药后症状日见好转。此后原方稍事出入服用 2 个月，胸痛诸症消失，大便成形，复查心电图Ⅰ、Ⅱ、V_5 的 ST 段下移 0.025～0.05mV，T 波无异常。

按：此乃以心为本、脾为标的心脾同病案，治本顾标系其治则。因足太阴脾经脉"其支者……注心中"，故脾阳不足，胸阳亦随之不振；脾运失健，湿浊内生，循经上逆，痹阻胸阳，瘀滞心脉则胸痹心痛。药选桂枝人参汤温中散寒，通阳宣痹，辅以活血化瘀之品。因方药切中病机，故能收到良好的疗效。

病案二

竺某，女，55 岁，营业员。2019 年 9 月 16 日初诊。既往有子宫肌瘤手术史，4 年来胸际常感阻塞不舒，伴有疼痛，与情志变化相关，平素性情易郁，多次查心电图均为轻度异常，血脂、血流变学检查高于常值，西医院诊断为冠心病心绞痛，曾服用异山梨酯、硝苯地平、丹参片、麝香保心丸等药，收效不显。现胸闷、疼痛，牵及左臂疼痛，活动欠利，胁肋不适，头昏，易受惊吓，纳谷二便无明显异常，唇紫、舌紫、舌下青筋显露，苔薄，脉细涩。证乃肝郁气滞，久病入络，心营失畅，血脉不和。治宜疏肝解郁，理气宽胸，化瘀通络。方用血府逐瘀汤加减。处方：醋柴胡 5g，赤芍 10g，川芎 10g，片姜黄 10g，红花 6g，桃仁 10g，炮山甲 6g，丹参 12g，鸡血藤 10g，制香附 10g，路路通 10g，白蒺藜 10g。上方连服 30 剂，闷痛逐渐减轻而最终平复，余症亦失。复查心电图正常，追访半年未发。

按：本案由于肝气郁滞，气不行血，血瘀胸络，痹阻心脉而成。治予心肝气血兼顾，用血府逐瘀汤化裁，疏肝理气，化瘀通络，通过"疏其血气"，获得"令其条达，而致和平"之佳效。

六、转归与预后

胸痹心痛虽属内科急症、重症，但只要及时诊断处理，辨证论治正确，患者又能很好配合，一般都能控制或缓解病情。若临床失治、误治，或患者不遵医嘱，失于调摄，则病情进一步发展，瘀血闭塞心脉，心胸卒然大痛，持续不解，伴有气短喘促，四肢不温或逆冷青紫等真心痛表现，则预后不佳，但若能及时、正确抢救，也可转危为安。若心阳阻遏，心气不足，鼓动无力，可见心动悸、脉结代，甚至可致晕厥或猝死，必须高度警惕。若心肾阳衰，饮邪内停，水饮凌心射肺，可见浮肿、尿少、心悸、喘促等症，为胸痹心痛的重症并发症，应充分发挥中医药治疗本病具有良好综合效应的优势，并配合西医抢救手段积极救治，警惕意外的发生。

七、预防与调护

调摄精神，避免情绪波动，保持心情平静愉快。生活起居有常，寒温适宜。本病的发生与气候异常变化有关，故应注意避免感受寒冷。饮食宜清淡低盐，禁烟限酒。劳逸结合，适度活动。发作期患者应立即卧床休息，缓解期要注意适当休息，保证充足的睡眠。

加强护理及监护。胸痹具有反复发作、时作时止的特点，急性发病时应让患者卧床休息，立即给予速效止痛药物，并加强巡视，密切观察舌脉、体温、呼吸、血压及精神神志变化，必要时给予吸氧、心电监护及保持静脉通道；并准备好各种抢救设备及药物。

（王永辉）

第三节　心痹

心痹指风寒湿热等邪侵及形体，阻痹经气，复感于邪，内舍于心，损伤心脉，以心悸、胸闷、短气、颧颊紫红等为主要表现的内脏痹病。西医学中风湿性心脏病出现心痹表现时，可参照本篇辨证论治。

"心痹"之名最早见于《内经》。《素问·痹论》曰："心痹者，脉不通，烦则心下鼓，暴上气而喘，嗌干善噫，厥气上则恐。"此段不仅主要描述了心痹症状，还指出其病机为"脉不通"。《素问·五脏生成》记载："赤脉之至也，喘而坚，有积气在中，时害于食，名曰心痹，得之外疾，思虑而心虚，故邪从之。"此段认识到心痹之成有内外两种原因，外指外疾即外感六淫，内指因七情思虑导致心气虚弱，两者共同作用所致。

隋唐时期对心痹有进一步的认识，巢元方在《诸病源候论·心痛候》中曰："思虑烦多，则损心，心虚故邪乘之，邪积而不去，则时害饮食，心中幅幅如满，蕴蕴而痛，是谓之心痹。"

明代秦景明继承了前人的认识，在《症因脉治》中对心痹症、因、治的列举详细而实用。对症的描述是："心痹之症，即脉痹也。脉痹不通，心下鼓暴，嗌干善噫，厥气上则恐，心下痛，夜卧不安。"对病因的认识是："心痹之因，或焦思劳心，心气受伤；或心火旺动，心血亏损，而心痹之症作矣。"对治法、方药的列举是："心痹之治，心火盛者，导赤各半汤。心神失守者，安神丸。虚弱人，归脾汤。虚火旺者，天王补心丹。"

中医特色临床诊疗实践

一、病因病机

本病的发生，多由正气不足及风、寒、湿、热之邪乘虚入侵于心，致心脉瘀滞不畅，损伤心气、心阳或心阴而成。摄生不慎、饮食失宜、劳倦过度、情志不调、房事不节等常是本病发生或加重的诱因。

1. 外邪痹心　平素气虚之体，卫外功能不足，或因摄生不慎等，在气候骤变、寒暖失常、淋雨受湿等情况下，风、寒、湿、热毒邪乘虚入侵皮肤、经络、关节，久留不去或反复侵袭，由表入里，内舍于心，致心脉瘀痹，正气受损，则成心痹。正如《素问·痹论》所言："脉痹不已，复感于邪，内舍于心。"

2. 心血瘀阻　心主血，血行于脉中。若风、寒、湿、热毒邪客于脉，久而不去，内舍于心，则心脉痹阻，血行不畅，瘀血由之而生；另外心气虚衰，运行无力，血行涩滞，亦可形成血瘀。

3. 心肺气虚　由于心气通于肺，宗气又"贯心脉而行呼吸"，故在病理情况下，心气之虚常可累及肺气。肺主气，为相傅之官，贯心脉而行呼吸，气行则血行。若肺气虚，则不能行心血以濡养周身。气虚日久，营血化生不足，则气血亏虚，乃至心阴两虚，气损及阳，则必心阳虚衰而病及脾肾，影响三焦气机而致血瘀、水停、心阳欲脱之危候。《素问·标本病传》曰："心病，心先痛，一日而咳，三日胁支痛，五日闭塞不通，身痛体重。三日不已死。"这说明心痹的病机不局限在心，而且还可以传变到肺、肝、脾和肾。

总之，心痹的病位主要在心，基本病机是心气不足，心脉痹阻，瘀血阻滞。早期或慢性期感邪时，以外邪痹阻肌腠、筋脉、骨节及心脉为主；心脉痹阻之后，心血瘀滞常与心肺气虚并见，进而可以导致肝、脾、肾的阴阳失调，气血失和；日久不愈血瘀与痰浊、水饮、气滞可同时并现，甚则发生心气、心阳暴脱之危候。

二、诊断与病证鉴别

（一）诊断依据

（1）病前多有咽痛乳蛾史，或淋雨涉水、久居湿地史。

（2）临床表现主要有心慌、气短、颧唇暗红、咳嗽、胸闷、关节疼痛等。

（3）初次或复发病时多有恶寒发热，可为突然高热，多汗，关节游走性疼痛；或起病缓慢，低热多汗，食欲不振，面色苍白；或伴皮下小结节、环形红斑等，但病长久者少见以上寒热诸症。

（二）病证鉴别

1. 心悸　心悸是指病人自觉心中悸动、惊惕不安，甚则不能自主的一种病证，一般无心痛、颧唇暗红和关节疼痛。

2. 胸痹　胸痹是指胸部闷痛，甚则胸痛彻背、短气、喘息不得卧为主症的一种病证，一般无颧唇暗红、关节疼痛。

3. 历节风　关节疼痛是历节风与本病的共同临床表现。但历节风以四肢小关节为主，且有明显的晨僵或畸形，疼痛固定，而本病以大关节为主，且疼痛多呈游走性；此外，有无心经症状也是重要鉴别点。

（三）辅助检查

本病可进行如下检查：①X线、二尖瓣狭窄，心脏呈"梨形心"，左房、右室增大，肺动脉段突出及肺门阴影增加。二尖瓣关闭不全：左室、左房增大。主动脉瓣狭窄：左室增大，升主动脉扩张。主动脉瓣关闭不全：心脏呈"靴形心"，左室向左下方增大。②超声心动图、二尖瓣狭窄，瓣膜增厚，反光增强；瓣口面积小于 2.5cm×2.5cm；EF 斜率减慢，呈"城墙"形改变；舒张期前后瓣叶同向运动；左房、右室内径增大。二尖瓣关闭不全：瓣叶增厚及关闭不全；左房、左室内径增大。主动脉瓣狭窄：瓣叶增厚、缩短、活动受限；开放速度减慢，幅度小于 1.5cm×1.5cm；左室壁增厚。主动脉瓣关闭不全：舒张期不能完全合拢，左室内径增大。③心电图、二尖瓣狭窄，有"二尖瓣型 P 波"，右室增大。二尖瓣关闭不全，电轴左偏，左房、左室增大。主动脉瓣狭窄，左室肥厚、劳损。主动脉瓣关闭不全，左室肥厚，左束支传导阻滞。④若在风湿活动期，则可有血沉、抗链球菌溶血素 O、C 反应蛋白的增高。

三、辨证

（一）辨证思路

因本病以正虚为本，邪实为标，标本相兼，虚实夹杂，故在辨证过程中，需时时注意到虚实的变化。虚多为气虚、阴虚、阳虚，标实指瘀血、痰浊、气滞、水饮。发病之初起以邪实为主，但随着病情的变化，可以由实致虚，临证时应仔细辨识。

（二）证候

1. 湿热侵心证

症状：心悸气短，胸中烦闷，或低热汗出，咽喉干痛，四肢关节红肿热痛，屈伸不利，或有肢体红斑，舌红苔黄，脉象数或促。

病机分析：脉痹不解，复感风热之邪，内舍于心，扰动心阳，故心悸气短；风热壅滞心胸，故心胸烦闷，舌赤苔黄；邪热郁蒸，故低热，汗出；湿与热合，流注关节，故四肢关节红肿热痛；邪热内阻，血行不畅，故脉数而时止；或因血热溢于肌肤，可见肢体红斑。

2. 心血瘀阻证

症状：心悸，胸闷不舒，心痛时作，两颧紫红，唇甲青紫，头痛头晕，胁下积块按之疼痛，或咳嗽，甚则咯血，舌青紫或有瘀斑，脉象涩或结代。

病机分析：心气亏虚，血运迟缓，心脉瘀阻，心失所养，故心悸，胸闷不舒；心络瘀阻，则心痛时作，脉络瘀阻，故见两颧紫红，唇甲青紫；瘀血聚于胁下，故有积块，按之痛；肺络瘀阻则咳嗽咯血；舌青紫或有瘀斑，脉涩或结代均为血瘀之候。

3. 气阴两虚证

症状：心悸不宁，气短无力，颧红头晕，耳鸣，虚烦少寐，咽干口燥，自汗或盗汗，手足心热，或痰中带血，舌尖红，脉细数或细代。

病机分析：心痹日久，气阴两虚，气虚则气短乏力，阴虚则心阳浮动，故心悸不宁；阴虚阳亢则头晕耳鸣，颧红；阴虚津亏则咽干口燥；阴虚内热则虚烦少寐，手足心热；气虚不固则自汗，阴虚内热逼津外溢则盗汗；热伤肺络，故痰中带血；舌尖红，脉细数结代为气阴两虚之候。

4. 阳虚水泛证

症状：心悸，气促，胸闷，或咳喘，不能平卧，动则益甚，吐稀白痰，面色白虚肿，腹胀，下肢浮肿，小便不利，形寒肢冷，泛恶不欲食，神疲乏力，舌质暗淡，苔滑，脉沉细数或促、结、代。

病机分析：由于邪居包络，耗伤气阳，心阳衰微，火不生土，心病传脾，脾阳亦虚；心阳衰微，不能下交于肾，故肾阳亦虚。脾肾阳虚不能化水，饮邪内停，上凌心肺，故心悸，胸闷，气促，喘咳不能平卧，动则益甚；肾阳亏虚，气化失司，故小便不利；饮溢四肢，则下肢浮肿；饮留肠胃，故腹胀；饮邪内停，阳气不布，故形寒肢冷；饮邪上逆，胃失和降，故泛恶不欲食；舌质暗淡，脉沉细数或促、结、代均为气阳衰惫，心脉瘀阻之象。

四、治疗

（一）治疗思路

以调整脏腑气血阴阳盛衰为基本原则，根据病情的轻重缓急，虚实转化，采用"急则治其标，缓则治其本"和"实则泻之，虚则补之"的治疗原则。具体治法应根据不同证候而定，气虚者，当益气；气阴两虚，当益气养阴，但应佐适量活血化瘀药物。心血阻络之候，当益气活血，通经活络；血瘀水阻证，应活血化瘀，温阳行水；心肾阳虚，脾肾阳虚之候，宜温阳化气，行水利尿；阳气虚脱者，急当回阳救逆，益气固脱。

（二）基本治法

1. 清热除湿，益气养心法

适应证：湿热侵心证。

代表方：生脉散合宣痹汤加减。前方益气养阴，护心固本；后方清热除湿宣痹。

常用药：太子参、麦冬、玉竹、五味子滋养心阴，收敛心气；黄芩、忍冬藤、防己、秦艽、薏苡仁、羌活清热疏风，除湿宣痹；甘草调和诸药。

加减：关节红肿热痛甚者，加板蓝根、虎杖、土茯苓以清热祛湿；胸闷胁痛显著者加郁金、枳壳、延胡索疏肝理气止痛。

2. 益气活血，养心通脉法

适应证：心血瘀阻证。

代表方：人参养营汤合桃红四物汤加减。前方益气养血，后方活血通脉，两方合用，益气活血，养心通脉，用于气血不足，瘀阻心脉之证。

常用药：黄芪、党参、当归、熟地黄益气养血，以助血行；桃仁、红花、川芎、赤芍活血化瘀；白术、茯苓、甘草、生姜、大枣健脾益气。

3. 益气养阴，养心安神法

适应证：气阴两虚证。

代表方：炙甘草汤加减。本方益气补血，滋阴复脉，用于气虚血少而致的脉结代、心动悸等症。

常用药：炙甘草甘温益气；人参、大枣补气益胃；桂枝、生姜辛温通阳；生地、阿胶、麦冬、天冬、玉竹滋阴补血以养心阴；五味子、炒枣仁养心安神。

加减：咳血甚者改用沙参麦冬汤加减，药如沙参、麦冬、玉竹、黄精、生地、藕节、侧柏叶、仙鹤草、白茅根滋养肺阴，凉血止血；若气虚甚者加黄芪；血虚明显者加当归；心悸甚者加远志、柏子仁养心安神；食少便溏者，去麻仁、生地、阿胶，加木香、白术健脾助运。

4. 健脾益气，温阳化水法

适应证：阳虚水泛证。

代表方：真武汤加减。本方温肾健脾利水，用于脾肾阳虚，水湿内停之证。

常用药：人参、白术健脾益气；车前子、茯苓、猪苓、泽泻淡渗利水；白芍养血敛阴，利小便；附子、肉桂温阳助火，助膀胱气化；泽兰活血利水；生姜温中和胃。

加减：小便不利，水肿较重者，加椒目、水红花子行水消肿；咳喘面浮，汗多，不能平卧者，加蛤蚧、五味子纳气防脱。

（三）其他疗法

1. 单方验方

（1）北葶苈子（布包）30～60g，水煎为1日量，分3次服。有强心利气作用，用于治疗左心功能不全。

（2）万年青干品每日10g，鲜品每日15～30g，水煎，分3次服。灌肠，用量宜加倍。有强心作用，用于治疗急性心力衰竭。

（3）北五加皮粗苷片（每片20mg），每次1片，每日3～4次，服药3天后改为每日1～2片。有增强心肌收缩和减缓心率的作用，可治心率偏快之心力衰竭。

2. 常用中成药

（1）生脉饮：益气滋阴，养心复脉。适用于本病气阴两虚者。每次1支，每日2～3次。

（2）人参注射液：益气固脱。用于心气大虚者。每次40～80mL加入5%葡萄糖或盐水、或葡萄糖盐水250～500mL中静脉滴注，每日1次。

（3）参附注射液：益气回阳固脱。用于阳气不足、血压低、心率慢者。每次20～40mL加入5%葡萄糖或盐水、或葡萄糖盐水250～500mL中静脉滴注，每日1次。

3. 针灸治疗

（1）体针：上肢取肩俞、曲池、合谷、外关、中渚、阳池。下肢取环跳、风市、伏兔、梁丘、足三里、阳陵泉、昆仑、三阴交、照海。脊背取风池、天柱、大椎、身柱、命门、肺俞、脾俞。每日每组穴位选3～4个，交替使用。每日1次，平补平泻手法。适用于本病关节疼痛、轻度心悸气短者。

（2）灸法：灸足三里、三阴交、中极、曲池、内关，以温通经络，行气活血，祛湿逐寒，每次灸15分钟，每日1～2次。适用于本病关节疼痛、心悸气短者。

（3）耳针：选用心、肺、肾、脾、肝胃、内分泌等穴位，亦可用压痛法找到压痛点，或用电阻法找到电阻较低的反应点。每日1次，每次选1～2个穴位毫针刺法，留针30分钟。适用于本病心悸、气短者。

（四）临证勾要

（1）治疗心痹，应重视扶正补虚，益气阴，壮元阳，实表固卫，使正气内存，邪不可干，既延缓病情的进展，又可避免反复感受风寒湿热之邪。对已经感邪者，也可通过扶正祛邪，避免外邪再次内舍于心，从而制止病情的加重。平素容易外感者，多由于心肺之气不足、卫外失固所致，当注意益气固卫，选用黄芪、白术、防风等药以治之。

（2）心痹病程较长、病情较重、缠绵反复，治疗难取速效，故辨证当精详、准确，要详分标本虚实，明辨虚损与水饮、痰湿、瘀血的标本关系，标本同治；注意把握"急则治其标，缓则治其本""间者并行，甚者独行"和"实则泻之，虚则补之"的用药尺度。治疗既要调整患者脏腑气血阴阳盛衰，又需予以活血、化痰、行气、利水法等，据证加减化裁，制止病情的进一步发展。

（3）因为心痹之水饮泛滥，瘀血留着，皆由阳气不足引起，故培本以补气温阳为先，一般常选黄芪、党参、白术、茯苓、仙灵脾、附子、桂枝等。

（4）心痹常夹有关节、筋骨、肌肉的疼痛、酸楚、重滞等症状，据证可加鹿衔草、老鹳草、鸡血藤、青风藤等。

（5）由于目前越来越多的患者起病隐匿，临床过程不典型，自觉症状与病变程度不完全符合，所以应从"治未病"的理念着手，重视早期预防、定期检查、早期诊断、早期治疗，防患于未然。

五、转归与预后

心痹的转归与预后主要取决于正气的强弱、心脉瘀阻的程度及复感外邪与否。本病起初，由于正气不虚，心脉瘀阻不甚，加之亦未复感邪气，患者常无自觉症状，其病可稳定 5 ~ 10 年，甚至更长时间。一旦出现症状，则见心气不足、气阴两虚及心血瘀阻之证。日久不愈，一则血瘀益甚，可变生肺络瘀阻、血瘀水肿之证；一则正气愈虚，由气损及阳，病及脾肾，可发生心肾阳虚、脾肾阳虚之证，甚至血瘀、水停与正气虚衰之证并见，其病情严重，预后较差。若病及根本，或复感于邪，则可急发阳气虚脱，或病侵包膜或心血阻络之危候，预后极差。

六、预防与调护

本病多由风寒湿痹或风湿热痹演变而成。因此，预防的关键在于及时地治疗痹证，不使病邪由表入里，由浅入深，由脉入心而造成本病。心痹既成，更要及时治疗，善加调养，不使变生他证或病及他脏。因动则耗气，所以心痹调护的首要问题是要注意控制体力活动，不能操劳过度；其次要注意寒温适宜，预防感冒及其他疾病，以免重感外邪而加重病情；再者是注意情志护理，要防止郁怒伤肝、忧思伤脾、悲哀伤肺、恐惧伤肾，保持良好的心态；另外还要注意饮食的护理，要少食多餐，注意营养搭配，荤素适宜，避免暴饮暴食，损及脾胃，加重病情。

（何宏伟）

第四节　厥证

厥证是以突然昏倒，不省人事，或伴有四肢逆冷为主要表现的一种病证。一般发病后在短时间内苏醒，醒后无偏瘫、失语和口眼㖞斜等后遗症，但部分严重者，昏厥时间较长，甚至一厥不复而亡。

厥证，古有寒厥、热厥、阴厥、阳厥、煎厥、薄厥、暴厥、大厥、尸厥、风厥、太阳厥（躁厥）、阳明厥（骭厥）、少阳厥、太阴厥、少阴厥、厥阴厥、首厥、臂厥、四厥、骭厥、痿厥、气厥、血厥、痰厥、食厥、色厥、蛔厥等多种名称，或从病因病机特性命名，或从病证表现命名，或从六经归属命名，而后世医家有以厥证统之者，或有以中恶统之者，亦有以类中风统之者。近代则大多以厥证命名。

从广义上讲，自古论厥包含有两大类，一类以突然昏倒，不省人事为主症，另一类以四肢逆冷为主症。本节所讨论者，主要为内伤杂病范围内以突然昏倒、不省人事为主症的厥证。另有六经形证的各种厥，目前一般已不再单列讨论。

本病可见于西医学多种疾病，如低血压、低血糖反应、癔病、痰液阻塞气道、急性过敏反应、高血压脑病等，凡以厥证为主要表现者，均可参照本篇内容辨治。

论厥自《内经》起，《素问·厥论》为厥证之专篇，在其他篇章也有大量论及。论厥之，大体可分为三类：一是指暴不知人，卒然昏倒，如《素问·厥论》说"厥或令人腹满，或令人暴不知人"；二是指手足逆冷，如《灵枢·五乱》指出，人体气机"乱于臂胫，则为四厥"；三是指六经形证，如《素问·厥论》叙述的太阳、阳明、少阳、太阴、少阴、厥阴之厥等。前两类一直沿用至今，而第三类与近代厥证含义有较大区别，今已罕用。《内经》提出厥证为气机逆乱、气血运行悖逆所致。《素问·生气通天论》曰："大怒则形气绝，而血菀于上，使人薄厥。"

张仲景在《伤寒论》少阴篇和厥阴篇，重点阐述了《内经》寒厥和热厥的理论与治法。《伤寒论·辨厥阴病脉证并治》曰："凡厥者，阴阳气不相顺接，便为厥。厥者，手足逆冷是也。"《伤寒论》认为热厥的病机为"热深厥亦深，热微厥亦微"，其四肢逆冷为热邪深入，阻遏于里，不能外达于四肢之故。在治法及方药上，提出了寒厥用四逆汤、当归四逆汤、通脉四逆加猪胆汁汤等，热厥用白虎汤、四逆散等，亦可用下法。

隋代巢元方《诸病源候论》将厥证列于中恶病诸候，其中对尸厥的描述为"其状如死，犹微有息而不恒，脉尚动而形无知也"。指出其病机为"阴阳离居，营卫不通，真气厥乱，客邪乘之"。元代张子和《儒门事亲》广泛论述了寒厥、热厥、尸厥、风厥、气厥、骨厥、臂厥、阳明厥等厥证，并补充了痰厥、酒厥之证，丰富了厥证的内容。《儒门事亲·指风痹痿厥近世差玄说》指出："厥之为状，手足膝下或寒或热也……有涎如拽锯，声在喉咽中为痰厥，手足搐搦者为风厥，因醉而得者之为酒厥，暴怒得之为气厥。"

明代《景岳全书·厥逆》说："言厥者，以其内夺，谓夺其五内之精气也，声音不能出也，非肢体偏废也……诸论则非风之义可知矣。"对厥证的寒热虚实，以及暑厥和酒厥也有较多发挥。清代吴谦《医宗金鉴》将厥证归属为类中风，《医宗金鉴·杂病心法要诀·类中风总括》中分别论述了尸厥、虚中、气中、食中、寒中、暑中、中恶等证，明确把有无口眼㖞斜和偏废作为中风和厥证的鉴别要点。

一、病因病机

厥证是由外感六淫或秽毒之邪，内伤七情、饮食、劳倦、失血、亡津，气机逆乱，升降失常，阴阳之气不相顺接所致。诚如《证治汇补·厥》云："人身气血，灌注经脉，刻刻流行，绵绵不绝，凡一昼夜，当五十营于身，或外因六淫，内因七情，气血痰食，皆能阻遏运行之机，致阴阳二气不相接续，而厥作焉。"

（一）病因

1. 外邪侵袭　机体卒感六淫或秽恶之邪，气机逆乱，阴阳之气不相顺接，即可发为昏厥。此即《素问·缪刺论》所谓："邪客于手足少阴、太阴、足阳明之络……五络俱竭，令人身脉皆动，而形无知也，其状如尸，或曰尸厥。"六淫致厥，其中以中寒、中暑为多。中寒之厥，多发于严寒之时或高寒地区；中暑之厥，多发于酷暑季节；秽恶之厥，多发于入庙登塚，或深入矿井之内等。

2. 七情内伤　七情内伤，最易气逆。或恼怒气结，或所愿不遂，肝气郁结，郁久化火，肝火上逆；或大怒而气血并走于上，气机逆乱，以致气血阴阳不相顺接而发为厥证。此外，平素胆怯柔弱之人，若突遇外界强烈刺激，如突遇灾难，或惊闻巨响，或见鲜血喷涌等，亦可发为昏厥。

3. 饮食劳倦　饮食不节，积滞内停，转输失常，气机受阻，可卒然窒闷而厥；或饱食之后，骤逢恼怒，气逆夹食，上下痞隔，亦可致厥。如《证治准绳》所言："中食之证，忽然厥逆昏迷，口不能言，肢不能举，状似中风，皆因饮食过伤，醉饱之后，或感风寒，或着气恼，以致填塞胸中，胃气有所不行，阴阳痞隔，升降不通，此内伤之至重者。"元气素虚者，如过度饥饿，以致中气不足，脑海失充。此外，过度疲劳，或睡眠不足，阴阳气血暗耗，也是导致昏厥的原因之一。若性事过频，纵欲竭精，精却于下，阴气上冲，可发为色厥。

4. 失血亡津　因创伤出血，或生产大量失血，以致气随血脱，神明无主，或因大汗吐下，气随液耗，均可出现厥证。

5. 剧烈疼痛　疼痛伤气，并可导致气机逆乱而卒然昏仆。《素问·举痛论》曰："寒气客于五脏，厥逆上泄，阴气竭，阳气未入，故卒然痛，死不知人，气复反则生矣。"临床上除寒邪疼痛致厥外，创伤、气滞、瘀血疼痛等，也可引起气机逆乱而发生昏厥。

6. 痰浊内盛　痰湿内盛之人，如痰浊一时上壅，清阳被阻则可发为昏厥。其中，形盛气弱之人尤为多见，若平素嗜食酒酪肥甘，脾胃受损，运化失常，聚湿生痰，阻滞气道，气机不利，日积月累，痰愈多则气愈阻，气愈滞则痰更甚。《丹溪心法·厥》指出："痰厥者，乃寒痰迷闷。"陈士铎《辨证录·厥证门》也指出："肝气之逆，得痰而厥。"

（二）病机

厥证的基本病机总属气机逆乱，升降乖戾，气血阴阳不相顺接。正如《景岳全书·厥逆》所言："厥者尽也，逆者乱也，即气血败乱之谓也。"情志变动最易影响气机运行，轻则气郁，重则气逆，逆而不顺则气厥。气盛有余之人，骤遇暴怒郁闷，气逆上冲，而发为气厥实证；虚弱胆怯之人，陡遭惊骇，清阳不升，而发为气厥虚证；肝阳偏亢者，若恼怒气逆，则血随气行，逆乱于上，发为血厥实证；大量失血，气无不附，气血不升，发为血厥虚证；暴饮暴食，气机阻隔，发为食厥；痰盛之体，痰阻气道，气机不通，发为痰厥。

厥证所属脏腑主要以心、肝为主，涉及脾、肺、肾。心主神明，主血脉，肝主气机疏泄，肝气逆则全身皆逆，气机逆乱，升降乖戾，气血或并走于上，或失亡于下，则阴阳不相顺接，神明失主，而厥证成矣。脾主健运，主水湿之运化，肺主气，朝于百脉，若久病肺虚痰浊内盛，或水湿不运，积聚成痰，痰阻气道，均可成厥。肾为元气之根，若失血失精，气血不升，则肾之元气亦将无根，而神明无元气之充养，便成厥矣。

厥证的病理因素以气逆、血瘀、食积、痰浊、暑热、寒凝为主。正虚则以气血亏耗、精气过耗为多。病理性质与平素体质及病因病理有关，气盛有余，气逆上冲，血随气逆，痰浊上壅，食隔中焦者多为厥之实证；素体气虚、大量亡血、失精多为厥之虚证。然随病之进退，虚实之主次也可发生变化。

本病多因气机暴然逆乱，气血阴阳不相顺接所致，若气血阴阳得以顺接，则可转复，神志苏醒，但厥之重症，阴阳气血离乱衰亡，亦可厥而不复至亡。尚有体弱气血大亏之人，或可反复发作厥证，当予重视。

二、诊断与鉴别诊断

（一）诊断依据

1. 卒然昏倒，不省人事，醒后无口眼㖞斜，无肢体偏废，或伴有四肢逆冷为主症者，为本病的主要特征。

2. 部分患者发病前或有头晕、面色苍白、出冷汗等先兆症状。

3. 发病前有暴怒气极、劳倦过度、暴饮暴食、大病、手术后、失血后等病史、诱因可资参考。

（二）鉴别诊断

1. 痫证 痫证是一种发作性神志异常的疾病，其典型发作以突然昏仆，不省人事，口吐涎沫，两目上视，四肢抽搐，口中如作猪羊叫声，或小便失禁，移时苏醒为特征。轻则一过性精神恍惚。病有宿根，反复发作。每次发作，病状相似。厥证与痫证虽然皆有卒然昏仆，但病作之后喉中发出异常叫声和反复发作等为痫证所独有。如周学海《读医随笔·风厥痉痫》说："厥有一愈不发，癫痫必屡发难愈者。"

2. 中风 中风以口眼㖞斜，语言謇涩，半身不遂，甚至突然昏仆，不省人事为特征。厥证与中风均可出现卒然昏仆，但厥证之昏仆，无口眼㖞斜、偏废不用，苏醒后也无后遗症。周学海《读医随笔·风厥痉痫》说："风之为病，其伤在筋，故有口眼㖞斜、肢节痿缓之象。厥之为病，其伤在气……故气复即醒，醒即如常而无迁延之患。"

3. 昏迷 昏迷以神志不清为主症，昏迷病人在发作之前，多患有较重疾病，昏迷之后，病情明显加重，昏迷时间较长，在短时内不易苏醒，醒后常有较重的原发病存在。这与厥证在发作之前一如常人有所区别。

（三）辅助检查

血压、血糖、脑血流图、脑电图、脑干诱发电位、心电图、头颅 CT、MRI 等检查有助于明确诊断与鉴别诊断。

三、辨证

（一）辨证思路

厥证的辨证首辨病因，次辨虚实。

1. 辨病因 厥证的发生，常有明显的病因可寻。如气厥虚证，多为平素体质虚弱之人，厥前有过度疲劳、睡眠不足、饥饿受寒等诱因；血厥虚证，则与失血有关，常继发于大出血之后，或长期慢性失血；气厥、血厥实证，多形体壮实或平人，发前无任何不适，而发作多与精神刺激密切相关；痰厥好发于恣食肥甘，体丰湿盛之人；食厥多发于暴食之后；酒厥发生于暴饮之后；暑厥多在夏季久暴烈日或高温作业之时出现；色厥则发生于纵欲无节者。了解病史，察明病因，于辨证十分有益。

2. 辨虚实 厥证辨证，当分清虚实。一般而言，实证者大多素体壮实，常突然昏厥而气壅息粗，喉间痰鸣，牙关紧闭，脉多沉实或沉伏；虚证者多平素体弱或失血、操劳过度，表现为昏厥而气息微弱，张口自汗，肤冷肢凉，脉沉细微。

（二）类证鉴别

1. 辨气厥之虚实 气厥多与情志变化有关，若素体强壮，或禀性急躁者，卒遇情急暴怒之事，气逆上攻，见突然昏仆，牙关紧闭，气急息粗，多属实证；而素体不强，面色少华，声低气怯者，遇紧张、恐惧、劳累、饥饿等而晕仆，多属虚证。

2. 辨血厥之虚实 血厥实证常发于烦恼郁怒时，多伴见面色红赤，口唇紫暗，脉象弦紧；血厥虚证，或为大出血之后，或为吐、咯、衄、便血迁延反复，或崩漏不止，或体弱多病，气血无以生化者，多伴面色萎黄无华，口唇爪甲色淡，神倦，舌淡，脉细。

（三）证候

1. 气厥

（1）实证

症状：形体壮实，或平人之体，大多素性争强好胜、急躁易怒，卒受精神刺激，突然昏倒，不省人事，口噤拳握，呼吸气粗，或四肢厥冷，舌苔薄白，脉沉或沉弦。

病机分析：本证为肝气郁结，气机上逆所致。气壅心胸，阻塞窍机，故见突然昏仆，不省人事，口噤拳握；肝气上逆，气机郁闭，肺气不宣，则呼吸气粗；阳气被郁，不能外达则四肢厥冷；气闭于内，肝气郁而不畅，则见脉沉或沉弦。

（2）虚证

症状：素体不强，发病前或有紧张、恐惧、疲劳、久立等病因，而突发眩晕昏仆，面色苍白，呼吸微弱，汗出肢冷，舌质淡，脉沉微。

病机分析：本证多因元气素虚，加之悲恐、疲劳过度、睡眠不足，或饥饿、受寒等因素诱发，中气下陷，清阳不升，脑海不充，一时气机不相顺接，而发为眩晕昏仆，面色苍白，气息低微，正气不足之证。

2. 血厥

（1）实证

症状：多于争吵恼怒时突然昏倒，不省人事，牙关紧闭，面赤唇紫，舌红，脉多沉弦。

病机分析：本证由于暴怒使肝气上逆，肝阳暴涨，血随气升，上蔽神明，因见突然昏厥，不省人事，牙关紧闭；面赤唇紫，舌红，脉象沉弦，皆为气逆血菀于上之象。

气厥实证和血厥实证，病因近似，临床表现也有相似之处，但血厥实证面赤唇紫，手足温和，与气厥实证面口唇或如常人，手足逆冷有所区别。由于气血关系密切，病变时常相互累及，故这两种证型多演变成气血同病之证。临证时既要注意两者的联系，又要分清主次。

（2）虚证

症状：多发生于鼻衄、咳血、吐血、便血、妇女暴崩、外伤等大量出血之后，或大汗、吐下之后。突然昏厥，面色苍白，口唇无华，四肢震颤，目陷口张，自汗肤冷，呼吸微弱，舌质淡，脉芤或细数无力。

病机分析：本证因大量失血、亡津，血海空虚，髓海失养，故突然晕厥；血不荣于面，故面色苍白，口唇无华；气血不能达于四末，筋失所养，则四肢震颤；营阴内耗，正气不固，故目陷口张，自汗肤冷，气息低微；舌淡，脉细数无力，均为血虚之证。

气厥虚证和血厥虚证，病理性质均属于虚，均可见明显的呼吸气短，乏力倦怠，脉弱无力等气虚证候，但气厥虚证，多发生于平素气虚之体，而血厥虚证则多发于大量失血之后，两者在病因上明显不同，问诊仔细应不难鉴别。需注意的是由于气血互根，失血之证，若气随血脱，则可演变成气血两亏之证。

3. 痰厥

症状：多湿多痰之人，素有咳喘宿痰，剧烈咳嗽或恼怒之后，突然昏厥，喉间痰鸣，或呕吐痰涎，呼吸气粗，舌苔白腻，脉象沉滑。

病机分析：素体多痰湿，复因咳剧、恼怒，痰阻气逆，闭阻气道，神窍不利，故突然昏厥，喉中痰鸣，呕吐痰涎；痰阻气滞，气机不利，故胸闷息粗；而舌苔白腻，脉象沉滑，皆为痰浊内盛之征。

4. 食厥

症状：暴饮暴食后，突然昏厥，气息窒塞，脘腹胀满；舌苔厚腻，脉象滑实。

病机分析：此因饮食不节，暴饮暴食，食滞中脘，胃气不降，气逆于上，闭塞清窍所致，故突然昏厥；胃腑浊气，壅于胸中，肺气不利，故气息窒塞；食滞内停，胃气不利，则脘腹胀满。苔厚腻，脉滑实为食滞不消，浊气不降之候。

5. 酒厥

症状：纵饮不节，饮后昏倒，轻者犹能知人，重者神志昏迷，或烦躁，或痰涎如涌，或气喘发热，脉滑数。

病机分析：酒性慓悍滑疾，弥漫周身，麻痹经络，气冲上头，蒙蔽神明则言语不清，烦躁，昏迷；酒性辛热，令阳气过亢，则身热息粗，脉滑数；嗜酒之人，饮食不节，脾胃湿盛痰聚，酒食痰浊交阻，则痰涎如涌，发为酒厥。

6. 暑厥

症状：酷暑炎热之季，劳作奔忙，未有防护，头晕头痛，胸闷身热，面色潮红，继而卒仆，不省人事，或有谵妄，舌红而干，脉象洪数，或虚弦而数。

病机分析：感受暑邪，气热郁逆，上犯头部，故见眩晕，头痛；气热蒸迫，邪热内闭，则见胸闷身热，面色潮红；暑邪犯心，蒙蔽清窍，则卒然昏仆，甚至谵妄；舌红而干，脉象洪数或虚弦而数，乃暑热伤津之象。本证现多归属于"中暑"门。

7. 色厥

症状：男女同房后，或二三日后，发生昏厥，或伴暴吐，鼻衄，四肢逆冷，汗出，气喘等。

病机分析：本证多发生于中年之后。多因纵欲竭精，精竭于下，气脱于上所致。

8. 中恶

症状：不慎步入某种秽浊或特殊环境，忽然手足厥冷，头面青黑，精神不守，或错言妄语，牙口俱紧，昏晕不知。

病机分析：此证多系正虚之体，冒犯秽恶之气所致，如进塚、问丧，或入地窖、矿井深处，环境恶劣，空气不良，精神紧张，或因毒气侵袭，而发为本证。

四、治疗

（一）治疗思路

厥证乃急候，当以及时救治为要，以厥回神醒为期。而具体治法则需分病因虚实分别处之，气实而厥者，理气降逆；气虚而厥者，益气扶正；血瘀而厥者，祛瘀降逆；血脱而厥者，速收其散亡之气；因痰、食、酒、暑、中恶等致厥者，则分别予以豁痰开闭，消食和中，解酒化滞，祛暑清心，辟秽开窍之法。色厥暴脱宜益气固脱，若阴竭于下，则益阴归原。

（二）基本治法

1. 调气降逆法

适应证：气厥实证。

代表方：通关散合五磨饮子加减。前方辛香通窍，一般先取少许吹鼻取嚏，以促其苏醒；再予后方开郁畅中，调肝降逆。亦可先予苏合香丸或玉枢丹芳香辛散，宣通气机。

常用药：细辛、皂角辛温宣散，通窍醒神；枳壳、乌药、木香、沉香、槟榔降逆导滞，顺气调肝；檀香、丁香、藿香、薄荷宽胸行气，疏肝条达。

加减：肝阳偏亢，头晕、头痛、面赤升火者，加天麻、钩藤、白蒺藜、石决明、磁石平肝潜阳；气壅痰盛，喉中痰鸣者，加半夏、南星、橘皮、茯苓涤痰泄浊，或用胆星、浙贝、竹沥、橘红、黄芩清化痰热；醒后仍郁郁不解，夜寐不安者，加远志、茯神、香附、丹参、酸枣仁等安神定志；心中躁扰，哭笑无常者或合用甘麦大枣汤养心润燥。

2. 益气固本法

适应证：气厥虚证及色厥暴脱证。

代表方：生脉散（生脉注射液）或参附汤（参附注射液）或四味回阳饮。急救时可先予生脉注射液、参附注射液静脉注射，继则予生脉散、参附汤、四味回阳饮。生脉散益气助阴；参附汤补气温阳；四味回阳饮补气温阳，益阴固脱。

常用药：人参大补元气；制附片、炮姜温阳散寒；山萸肉、麦冬、五味子益阴固脱；甘草补气调和药性。

加减：气虚汗多，惊惕者，加黄芪、白术、龙骨、牡蛎益气固表，收涩敛汗；气血两虚，心悸不宁者，加熟地、远志、当归、酸枣仁养血安神。

3. 祛瘀降逆法

适应证：血厥实证。

代表方：急用醋或童便火焠，取烟熏鼻；亦可灌服童便（取男性儿童中段尿）。苏醒后用通瘀煎或通窍活血汤加减。前者侧重活血行气，后者侧重通窍活血。

常用药：归尾、川芎、赤芍、桃仁、红花、山楂活血散瘀；乌药、青皮、香附、木香行气开郁；泽兰、泽泻活血利水；老葱、鲜姜、麝香开窍，通经络。

加减：瘀滞较重可加三棱、莪术、五灵脂、地鳖虫活血行气；急躁易怒，少寐多梦者，加夜交藤、石决明平肝安神；兼风阳内盛而头痛眩晕者，加钩藤、菊花、白蒺藜、枸杞、生地、芍药等柔肝息风。

4. 补气摄血法

适应证：血厥虚证。

代表方：独参汤、当归补血汤、人参养荣汤。独参汤独用人参一味，功专力捷，意在大补元气，收敛亡散之气，所谓"有形之血难以速生，无形之气所当急固"，宜急予频频灌服，亦可予人参注射液、生脉注射液等静脉注射。当归补血汤补血生血；人参养荣汤气血双补，从本调治。

常用药：人参大补元气以固脱；制附片、黄芪、白术、甘草、炮姜温阳益气；当归、熟地、麦冬、五味子滋阴养血固脱。

加减：出血未止者，酌加阿胶、仙鹤草、藕节、茜草根等止血，或三七粉、云南白药化瘀止血；血虚心神失养，心悸少寐者，加酸枣仁、龙眼肉、莲子肉、茯神养心安神；血少阴亏，舌质红绛，口干少津者，去附子、白术，加沙参、黄精、石斛养阴生津。

治疗本证，尤当重视益气，因有形之血难以速生，且养血之品多滋腻甘寒，易呆脾胃，气血难以生化。

5. 行气豁痰法

适应证：痰厥证。

代表方：痰在膈上者，宜急用盐汤探吐，并用黑白丑、甘遂研细末，拌和面粉做饼，贴足心；苏醒后，以猴枣散合导痰汤加减。猴枣散重于豁痰开窍，导痰汤长于化痰行气。

常用药：猴枣、羚羊角、青礞石、天竺黄豁痰息风；半夏、南星、川贝、茯苓燥湿化痰；陈皮、枳实、沉香、石菖蒲、生姜行气破滞；麝香开窍通络。

加减：口角流涎，脉沉滑者，多属寒痰，可用巴矾丸研细调水灌服；喉间痰鸣，面赤唇红，脉滑数者，多属热痰，用白金丸研细调莱菔汁灌服。病人苏醒后，可服导痰汤加减，并重视澄本清源。

由于厥多夹痰，所以祛痰法不仅用于痰厥证，亦常用于其他各类厥证之夹痰者。陈士铎《石室秘录·厥证》说："治法自宜攻痰为要，然徒攻痰而不开心窍，亦是徒然。方用启迷丹。"方中半夏、人参同用，攻补兼施，则痰易消，气可复；用菟丝子则正气生，邪气散；皂荚、菖蒲、茯神开心窍，使气回而厥定；生姜、甘草和胃调中。立法遣药，颇有巧思。

6. 消导开闭法

适应证：食厥证。

代表方：食后不久宜先予盐汤探吐驱邪外出；再予神术散合保和丸加减。神术散理气化浊，用于食积气滞；保和丸健胃消食，用于饮食积滞。

常用药：山楂、神曲、莱菔子消食；藿香、苍术、厚朴、砂仁等理气化浊；半夏、陈皮、茯苓和胃化湿；连翘宣散郁热。

加减：腹胀而大便不通者，加大黄、枳实导滞通腑；呃逆呕吐者，加竹茹降逆和中。

7. 解酒化滞法

适应证：酒厥。

代表方：急用盐汤探吐，然后用梨汁、绿豆汁、浓茶交替灌之。继用葛花解醒汤分消酒湿，和中健脾。

常用药：葛花解酒宣发，使邪从肌表而出；茯苓、猪苓、泽泻淡渗利水，使邪从小便而去；砂仁、白蔻仁、青皮、陈皮、木香、干姜调气温中；人参、白术、神曲补脾健胃。

加减：酒湿热化，湿热内盛而见面赤烦热，口渴饮冷等症，当酌减辛温之品，配加黄芩、黄连等清热之药。或选用抽薪饮，方用黄芩、栀子、黄柏、木通、泽泻清热利湿，使邪从小便分利；枳壳行气化湿；石斛、甘草生津止渴。此外，枳椇子善解酒毒，亦可配入主方中应用，或单独使用。

8. 解暑清心法

适应证：暑厥证。

代表方：牛黄清心丸或紫雪灌服，白虎加人参汤或清暑益气汤加减。首应立即将患者移至阴凉通风之处，以牛黄清心丸或紫雪等凉开水调服，继则白虎加人参汤益气清气固脱；或清暑益气汤祛暑清热，益气生津。

常用药：人参益气生津；生石膏、知母、竹叶、黄连清泄气火；生地、麦冬、石斛、荷梗、西瓜翠衣、粳米、甘草养阴生津。

加减：暴受暑邪，邪热蒸迫于内，津液外泄，头晕心悸，四肢无力，面色苍白，多汗肢冷，卒然昏厥者，治宜益气固脱，急灸百会、关元、气海，同时予服参附龙牡汤。暑邪伤阴，肝风内动，四肢抽搐，汗多口渴，眩晕恶心，脉象弦数者，治宜平肝息风，养阴清暑，方用羚角钩藤汤加减，可加西瓜皮、鲜荷叶、卷心竹叶以清心解暑。

9. 培本固元法

适应证：色厥。

代表方：独参汤或加减一阴煎。前方益气固脱，用于色厥暴脱者；后方滋补阴精，用于真阴衰耗，

— 77 —

阴火上冲者。

常用药：人参大补元气，培本固脱；生地、麦冬、知母、白芍、地骨皮滋阴清热；熟地、龟板、炙甘草滋补精血。

加减：阴竭于下，火不归原，吐血、鼻衄而昏厥不醒，病势垂危者，可用镇阴煎。

10. 辟秽开窍法

适应证：中恶。

代表方：苏合香丸或玉枢丹，急用姜汁调服或用醋炭熏法，苏醒后用调气散合平胃散调之。

常用药：木香、白檀香、丁香、白芷、白豆蔻、砂仁、香附、藿香、苏叶、沉香、苏合香芳香行气，辟秽化浊；苍术、厚朴、白术、茯苓健脾化湿。

加减：偏寒者加荜茇、高良姜温中散寒；偏热者加水牛角或牛黄清心丸清心解毒。

此证首当使厥者迅速撤离有害环境。而暑厥因暑湿秽浊之气郁闭，清窍不利，其证类似中恶表现，可参照本证治疗。

（三）其他疗法

1. 单方验方

（1）生半夏末或皂荚末，取少许吹入鼻中，使之喷嚏不已，凡属气厥、痰厥、暑厥、中恶之实证者，均可用之。

（2）石菖蒲末吹入鼻中，桂末纳于舌下，并以菖蒲根汁灌服之，功能通窍醒神，用于气厥、痰厥、中恶之实证者，此方名通鼻散。

（3）将烧红之炭块置于碗中，浇食醋于上，气味大出，近鼻使嗅之，具开窍醒神之效。

2. 常用中成药

（1）安宫牛黄丸：清热解毒，豁痰开窍。用于热邪内陷心包之热厥证，症见高热烦躁，神昏谵语，痉厥抽搐，舌质红绛，脉数。口服，每次 1 丸，研末灌服或鼻饲，每日 1~2 次。

（2）苏合香丸：温通开窍，解郁化浊。用于中寒、中恶实证，症见突然昏倒，牙关紧闭，不省人事；或感触秽恶之气，痰壅气闭，胸腹满而冷。口服，每次 1 丸，研末灌服或鼻饲，每日 1~2 次。

（3）玉枢丹：清热解毒，开窍止痛，化痰消肿。用于治疗瘟毒时疫、痰厥、疮痈肿毒等病。症见头晕胸闷，突然仆倒，不省人事，喉有痰鸣，呕吐痰涎，四肢厥冷，头重如裹，胸闷脘胀，便溏泄泻。此外，毛囊炎、丹毒也可用本品治疗。口服，成人每次 1.5g，3 岁以下小儿每次 0.3g，4~7 岁儿童每次 0.6g，每日 2 次。外用治疗疮痈疔肿，可用醋调外敷。

（4）猴枣散：祛风除痰，清热定惊。用于急慢惊风，夜啼惊跳，痰涎壅盛，呕吐乳食等。口服，成人，每次 1~2 支，每日 2~3 次。

（5）藿香正气水：解表和中，理气化湿。用于中恶证苏醒后，胸膈满闷，腹痛呕吐，或外感风寒，内伤湿滞而见恶寒发热，头痛，舌淡，苔白腻等。口服，每次 1 支，每日 2~3 次。

3. 针灸治疗　在厥证的抢救中，针灸简便迅捷，是重要的急救措施。针刺能开闭通阳，多用于闭证。针刺常用穴位为人中、内关、百会、素髎、十宣、十井等。邪实闭盛者，可十宣少量放血。

灸法有回阳救逆，温阳散寒的作用，常用于脱证和寒邪阻闭之证。常用穴位如百会、神阙、关元、气海、足三里。运用灸法时，还可加一些药物作熨敷，以增强疗效。如用吴茱萸和食盐炒烫，布包熨脐下；或以盐填脐中，盖蒜或生姜艾灸；或以胡椒粉纳脐中，以膏药封上，热熨。

（四）临证勾要

1. **分清标本缓急**　厥证为急症，起病急，来势猛，抢救乃第一要务，问清病因是关键，辨清病因及虚实，有的放矢，可厥回窍开，患者苏醒后，还需辨虚实而调理，以防再发，尤其是气虚、血虚证者，或体弱多病或失血亡津，非一时之功可愈，当从本治。

2. **注意病证的动态变化**　厥证若救治及时，一般短时苏醒，但厥之深者，亦或一厥不复，痰厥、血厥之虚实诸证等尤当注意，应密切观察病人的神志、面色、呼吸、脉象、体温、血压等，根据病情的变化随时救治。

3. **痰浊、瘀血为第二病因**　痰浊、瘀血为机体脏腑功能失调而致的病理产物，可由外邪、饮食、情志等多种病因所致，并且又能成为导致他病的病因，在本病中，即成为痰厥、血厥等证的病因，此亦常被称为"第二病因"。

4. **关于尸厥**　《儒门事亲·卷四·厥十二》有云："若尸厥、痰厥、风厥、气厥、酒厥，可以涌而醒。次服降火益水、和血通血之药，使粥食调养，无不瘥者。若其余诸厥，仿此行之，慎勿当疑似之间便作风气。相去邈矣。"可资借鉴。

五、特色经验

（一）临证经验

1. **灵活选用开窍成药从速救治**　中医药宝库中有一批效优便用的开窍醒神成药，大体分为凉开、温开两类，凉开法以安宫牛黄丸、紫雪、至宝丹、牛黄清心丸等为代表，可用于热闭、痰热闭阻、瘀热内闭等；温开法以苏合香丸、玉枢丹等为代表，主要用于寒闭、痰浊闭、痰瘀内闭等，发病后辨清病因、病性，立即给药，多可快速起效。然需注意，此类药物药性较猛，只可短期运用，中病即止，不可久用。开窍法适宜于邪实之证，不宜于正虚之证，若邪陷正虚，内闭外脱，当开闭与固脱并进，不可一味破散。此外，开窍类药多属辛香走窜及重镇之品，孕妇当慎用。

2. **血厥实证伴腑热上冲者可合以通下瘀热**　血厥实证，若伴有腹部硬满，大便数日未行，可合以通腑泄热之品，如生大黄、枳实、芒硝等，以冀瘀热之邪下行，使邪有出路。

（二）验案举例

苏某，女，30岁。生产时失血颇多，此后遂时感神疲乏力、头晕、心悸，近来工作较劳累，数次发生突然昏仆，面色苍白，汗出，稍时自醒。刻下面色萎黄无华，头晕，乏力，气短，神疲，食纳平平，月经量少色淡，周期尚准。舌质淡红，苔薄白，脉象沉弱无力。气血亏虚，治当补益，十全大补汤加减。处方：党参15g，黄芪30g，当归10g，熟地10g，白芍10g，川芎6g，白术10g，茯苓10g，肉桂3g，仙鹤草15g，阿胶（烊冲）10g，陈皮6g，神曲12g，炙甘草3g。

守方连服2个月余，昏仆未发，面色渐红润，精神渐增。

六、转归与预后

厥证之转归主要有三：一是阴阳气血不相顺接，进而阴阳离决，发展为一厥不复之死证。二是阴阳气血失常，或为气血上逆，或为中气下陷，或气血痰瘀等邪气内闭，气机逆乱，但尚未阴阳离决。此类厥证之生死，取决于正气来复与否及治疗措施是否得当。三是各种证候之间的转化，如气厥和血厥之实证，可转化为气滞血瘀之证；血厥虚证，可转化为气随血脱之脱证；气、血、痰、瘀等邪气郁闭之极，

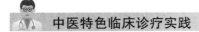

可以致厥，但亦可转化为内闭外脱之证。

关于厥证的预后，发病之后，若呼吸比较平和，脉象有根，表示预后良好。反之，呼吸微弱，久久一息，甚则鼻中无气，为肺气已绝；或见怪脉，或如屋之漏，或若虾游鱼翔，或人迎、寸口、趺阳之脉全无，为心气已绝；或手冷过肘，足冷过膝，唇口指甲青黑者，为阴阳之气严重不相顺接。这些均表示病情危重，预后不佳。

七、预防与调护

厥证的预防重在平时之调摄，保持情绪稳定。素体不足，气血虚弱或大病失血者，要注意调养生息，劳逸结合。盛夏高温作业者，要采取有效保护措施，预防中暑。饮食有节，房事适度。

一旦发生厥证，应及时送医院救治。有条件者亦可就地先急救处理，如指压人中，气厥、血厥者迅速给服糖水等。如发生在烈日之下或高温环境，应及时把患者移至阴凉通风之处。如发生在严寒的野外，应及时把患者移至暖室之内，注意保温。若有喉间痰鸣者，要及时吸痰，保持呼吸道通畅，防止窒息死亡。

（张玉霞）

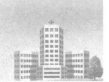

第四章 肺系病证

第一节　感冒

感冒是由卫表不和引起，以鼻塞、流涕、喷嚏、咳嗽、头痛、恶寒、发热、全身不适等为主要临床表现的外感疾病。

感冒又有伤风、冒风、伤寒、冒寒、重伤风等名称。

"感冒"一词首见于北宋《仁斋直指方·诸风》，此后历代医家沿用此名。隋代《诸病源候论》所指的"时气病"之类，应包含有"时行感冒"。

《内经》认识到感冒主要是外感风邪所致，《素问·骨空论》："风从外入，令人振寒，汗出，头痛，身重，恶寒。"汉代《伤寒论》已经论述了寒邪所致感冒。《诸病源候论·风热候》指出"风热之气，先伤皮毛，乃入于肺也……其状使人恶风寒战，目欲脱，涕唾出……有青黄脓涕"，已经认识到风热病邪可引起感冒并较准确地描述其临床症候。清代不少医家已认识到本病与感受时行疫毒有关，《类证治裁·伤风》就有"时行感冒"之名。

汉代张仲景《伤寒论》所列桂枝汤、麻黄汤为感冒风寒轻重两类证候的治疗作了示范。

金元时期《丹溪心法·伤风》明确指出本病病位在肺，治疗"宜辛温或辛凉之剂散之"。明代《万病回春·伤寒附伤风》说"四时感冒风寒者宜解表也"。

清代《证治汇补·伤风》等对虚人感冒有了进一步认识，提出扶正祛邪的治疗原则。

一、病因病机

病机关键：卫表不和。

1. 外感风邪，时行疫毒　风邪或时行疫毒，从皮毛或口鼻侵犯人体，使卫表不和而发病。风邪虽为六淫之首，但在不同季节，往往随时气而入侵。临床上以冬、春两季发病率较高，故以夹寒、夹热为多见。疫毒指一种为害甚烈的异气，或称疫疠之气，是具有较强传染性的邪气，即指时行疫毒之邪。人感时行疫毒而病感冒则为时行感冒。由此可见，外感风邪是感冒的主要原因，但风邪多合时气或时行疫毒伤人为病。

2. 正气虚弱，卫表不和　人体感冒，除因邪气盛外，总是与人体的正气失调有关。由于正气素虚，或素有肺系疾病，不能调节肺卫而感受外邪。即使体质素健，若因生活起居不慎，如疲劳、饥饿而机体功能下降，或因汗出裹衣，或餐凉露宿、冒风沐雨，或气候变化时未及时加减衣服等，正气失调，腠理不密，邪气得以乘虚而入。

总之，风性轻扬，即"伤于风者，上先受之"。肺为脏腑之华盖，其位最高，开窍于鼻，职司呼吸，外主皮毛，其性娇气，不耐邪侵，故外邪从口鼻、皮毛入侵，肺卫首当其冲。感冒病位在肺卫，主要在卫表，其基本病机是外邪影响肺卫功能失调，导致卫表不和，肺失宣肃，尤以卫表不和为主要方面。

二、诊断与鉴别诊断

（一）诊断

1. 病史　四季皆有，以冬春季为多见，气候突然变化，有伤风受凉、淋雨冒风的经过，或时行感冒正流行之际；起病较急，病程较短，病程 3～7 天，普通感冒一般不传变。

2. 证候　典型的肺卫症状，初起鼻咽部痒而不适，鼻塞，流涕，喷嚏，语声重浊或声嘶，恶风，恶寒，头痛等。继而发热，咳嗽，咽痛，肢节酸重不适等。部分患者病及脾胃，而兼有胸闷、恶心、呕吐，食欲减退，大便稀溏等症。时行感冒呈流行性发病，多人同时发病，迅速蔓延。可有咽部充血，扁桃体肿大。

3. 辅助检查　血常规、胸部 X 线检查。

（二）鉴别诊断

1. 风温　二者均有发热，风温早期更与风热感冒相似。但感冒一般病情轻微，发热不高或不发热，病势少有传变，服解表药后多能汗出热退，病程较短，四时可发；而风温其病情较重，必有发热，甚至高热寒战，服解表药后热虽暂减，但旋即又起，多有传变，由卫而气，入营入血，甚则神昏、谵妄、惊厥等，有明显季节性。

2. 鼻渊　二者均可见鼻塞流涕，或伴头痛等症。但鼻渊多流浊涕腥臭，眉额骨处胀痛、压痛明显，一般无恶寒发热，病程漫长，反复发作；而感冒一般多流清涕，并无腥臭味，寒热表证明显，头痛范围不限于前额或眉骨处，病程短，治疗后症状很快消失。

三、辨证论治

（一）辨证要点

1. 辨风寒感冒与风热感冒　感冒常以风邪夹寒、夹热而发病，因此临床上应首先分清风寒、风热两证。二者均有恶寒、发热、鼻塞、流涕、头身疼痛等症，但风寒证多见恶寒重发热轻，无汗，有时无汗恶寒，可伴高热，头身疼痛不适症状明显，鼻流清涕，口不渴，舌苔薄白，脉浮或浮紧；风热证发热重恶寒轻，有汗，鼻流浊涕，口渴，舌苔薄黄，脉浮数。

2. 辨普通感冒与时行感冒　普通感冒呈散发性发病，肺卫症状明显，但病情较轻，全身症状不重，少有传变；时行感冒呈流行性发病，传染性强，肺系症状较轻而全身症状显著，症状较重，且可以发生传变，入里化热，合并他病。

3. 辨常人感冒与虚人感冒　普通人感冒后，症状较明显，但易康复。平素体虚之人感冒之后，缠绵不已，经久不愈或反复感冒。在临床上还应区分是气虚还是阴虚。气虚感冒，兼有倦怠乏力，气短懒言，身痛无汗，或恶寒甚，咳嗽无力，脉浮弱等症。阴虚感冒，兼有身微热，手足心发热，心烦口干，少汗，干咳少痰，舌红，脉细数。

（二）治疗原则

感冒，邪在肺卫，治疗当因势利导，从表而解，以解表达邪为原则。解表之法应根据所感外邪寒热暑湿的不同，而分别选用辛温、辛凉、清暑解表法。时行感冒的病邪以时行疫毒为主，解表达邪又很重视清热解毒。虚人感冒应扶正祛邪，不可专事发散，以免过汗伤正。病邪累及胃肠者，又应辅以化湿、和胃、理气等法治疗，照顾其兼证。

（三）分证论治

1. 风寒感冒

证候：恶寒重，发热轻，无汗，头痛，肢节酸痛，鼻塞声重，时流清涕，喉痒，咳嗽，咳痰稀薄色白，舌苔薄白，脉浮或浮紧。

病机：风寒外袭，肺气失宣，故咳嗽，咯痰清稀色白；肺气失宣，窍道不利，故鼻塞声重，流清涕，咽痒；风寒之邪外束肌表，卫阳被郁，故见恶寒发热，无汗；清阳不展，络脉失和，则头痛，肢节酸痛；寒为阴邪，故口不渴或喜热饮；苔薄白而润，脉浮紧，俱为表寒之象。

治法：辛温解表，宣肺散寒。

方药：荆防败毒散。

加减：风寒重，恶寒明显，加麻黄、桂枝；头痛，加白芷；项背强痛，加葛根；风寒夹湿，身热不扬，身重苔腻，脉濡，用羌活胜湿汤加减；风寒兼气滞，胸闷呕恶，用香苏散加减。

2. 风热感冒

证候：发热，微恶风寒，或有汗，鼻塞，喷嚏，流稠涕，头痛，咽喉疼痛，咳嗽痰稠，舌苔薄黄，脉浮数。

病机：风热犯表，热郁肌腠，卫表不和，故身热，微恶风寒，汗出不畅；风热上扰，则见头胀痛；风热之邪熏蒸清道，则咽喉肿痛，咽燥口渴，鼻流黄涕；风热犯肺，肺失清肃，则咳嗽，痰黄黏稠；舌苔薄黄，脉浮数，为风热侵于肺卫之征。

治法：辛凉解表，宣肺清热。

方药：银翘散。

加减：发热甚，加黄芩、石膏、大青叶；头痛重，加桑叶、菊花、蔓荆子；咽喉肿痛，加板蓝根、玄参；咳嗽痰黄，加黄芩、知母、浙贝母、杏仁、瓜蒌皮；口渴重，重用芦根，加花粉、知母。

时行感冒，呈流行性发生，寒战高热，全身酸痛，酸软无力，或有化热传变之势，重在清热解毒，方中加大青叶、板蓝根、蚤休、贯众、生石膏等。

3. 暑湿感冒

证候：发生于夏季，面垢身热汗出，但汗出不畅，身热不扬，身重倦怠，头昏重痛，或有鼻塞流涕，咳嗽痰黄，胸闷欲呕，小便短赤，舌苔黄腻，脉濡数。

病机：夏季感冒，感受当令暑邪，暑多夹湿，每多湿热并重，暑湿伤表，卫表不和，故发热，汗出热不解；暑湿犯肺，肺气不清，窍道不利，故鼻塞流浊涕；暑邪夹湿上犯，则面垢，头昏重胀痛；暑热内扰，热盛津伤，则心烦口渴，小便短赤；暑湿阻滞，气机不展，故身重倦怠，胸闷泛恶；舌苔黄腻，脉濡数为暑热夹湿之象。

治法：清暑祛湿解表。

方药：新加香薷饮。

加减：暑热偏盛，加黄连、青蒿、鲜荷叶、鲜芦根；湿困卫表，身重少汗恶风，加藿香、佩兰；小便短赤，加六一散、赤茯苓。

4. 体虚感冒

（1）气虚感冒

证候：素体气虚，易反复感冒，恶寒，发热，热势不高，鼻塞流涕，头痛，汗出，倦怠乏力，气短，咳嗽咯痰无力，舌质淡苔薄白，脉浮无力。

病机：老年人多病者，气虚则卫表不密，故恶风，易汗出；腠理不固，易受邪侵，风寒外袭，卫表不和，故恶寒发热，头痛鼻塞；气虚腠理不固，易受邪侵，故反复发作，稍有不慎即易感冒；肺气失宣，则咳嗽，咯痰无力；素体气虚体弱，故见倦怠无力，气短；舌质淡苔薄白，脉浮无力为气虚邪在卫表之征。

治法：益气解表。

方药：参苏饮。

加减：表虚自汗，加黄芪、白术、防风；表证轻，气虚明显，用补中益气汤。

（2）阴虚感冒

证候：微恶风寒，少汗，身热，手足心热，头昏心烦，口干，干咳少痰，鼻塞流涕，舌红少苔，脉细数。

病机：由于素体阴虚，感受外邪后邪从热化，故见身热头痛，微恶风等证；阴虚生内热，故头晕心悸，手足心热；虚热迫津外泄，则盗汗；虚火上扰，心神不安，故心烦，失眠；肺阴不足，气失宣肃，故干咳少痰；阴虚津少，津不上承，故口干咽燥；舌红少苔，脉细数均为阴虚内热之象。

治法：滋阴解表。

方药：加减葳蕤汤。

加减：阴伤明显，口渴心烦，加沙参、麦冬、黄连、天花粉。

（四）其他

1. 单验方

（1）生姜10g，红糖适量，煎水服用。适用于风寒感冒轻证。

（2）蒲公英、大青叶各30g，草河车15g，薄荷5g（或荆芥10g），水煎服。适用于风热感冒热毒较重者。

（3）柴胡、炒黄芩、青蒿各15g，大青叶30g，水煎服。适用于感冒身热持续，或发热起伏不退者。

（4）贯众、紫苏、荆芥各10g，甘草3g，水煎顿服，连服3天。适用于预防冬春季节流行性感冒。

（5）藿香、佩兰各5g，薄荷2g，煎汤代茶口服。适用于预防夏季暑湿感冒。

2. 中成药

（1）通宣理肺丸：每次1丸，每日2次口服。适用于风寒感冒。

（2）感冒退热冲剂：每次1～2袋，每日3次，开水冲饮。适用于风热感冒。

（3）银翘解毒片：每次4片，每日2～3次。适用于风热感冒。

（4）正柴胡饮冲剂：每次1袋，每日3次，开水冲服。适用于外感风寒初起。

（5）藿香正气软胶囊：每次2～3粒，每日3次口服。适用于外感风寒，内伤湿滞之头痛昏重、脘腹胀满、呕吐泄泻等症。也可用藿香正气的其他剂型。

（6）板蓝根冲剂：每次1包，每日2～3次口服。适用于风热感冒，发热、咽喉肿烂，以及时行感冒。

（7）玉屏风滴丸：每次 1 袋，每日 3 次口服。适用于气虚易感冒患者。

3. 外治法

（1）刮痧：用边缘光滑的瓷汤匙蘸润滑油（花生油或麻油）刮颈背，颈自风池穴向下，骨从背脊两旁由上而下。刮时要用力均匀，不要太重，防止刮破皮肤，刮到出现紫色出血点为止。感冒周身酸痛者，可以均匀力量反复刮胸背、腋窝、腘窝处至皮肤出现红色斑点或紫色斑片。

（2）拔火罐：选大椎、身柱、大杼、肺俞，拔罐后留罐15分钟后起罐，或用闪罐法。适用于风寒感冒。

（3）刺络拔罐：选大椎、风门、身柱、肺俞，常规消毒后，用三棱针点刺，使其自然出血，待出血颜色转淡后，加火罐于穴位上，留罐10分钟后起罐，清洁局部并再次消毒针眼。适用于风热感冒。

4. 针灸

（1）主穴：列缺合谷大椎太阳风池。

配穴：风寒感冒者加风门、肺俞；风热感冒者加曲池、尺泽、鱼际；夹湿者加阴陵泉；夹暑者加委中；体虚感冒者加足三里。鼻塞流涕者加迎香；咽喉疼痛者加少商；全身酸楚者加身柱。

（2）耳针：选肺、内鼻、屏尖、额，用中强刺激，适用于感冒初期。咽痛加咽喉、扁桃体，毫针刺。

四、辨病思路

1. 感冒有普通感冒与时行感冒之分，中医感冒与西医学感冒基本相同，普通感冒相当于西医学的普通感冒、上呼吸道感染，时行感冒相当于西医学的流行性感冒。

2. 反复感冒，引起正气耗散，由实转虚，或在素体亏虚的基础上，反复感邪，以致正气愈亏，而风邪易侵，均可导致本虚标实之证。

（祝艳华）

第二节　咳嗽

咳嗽是指肺气不清，肺失宣肃而上逆，发出咳声或咳吐痰液为主要表现的一种病证。

历代将有声无痰称为咳，有痰无声称为嗽，有痰有声谓之咳嗽。临床上多为痰声并见，很难截然分开，故以咳嗽并称。

《黄帝内经》对咳嗽的成因、症状及证候分类、证候转归及治疗等问题已作了较系统的论述，阐述了气候变化、六气影响及肺可以致咳嗽，如《素问·宣明五气》说："五气所病……肺为咳。"《素问·咳论》更是一篇论述咳嗽的专篇，指出："五脏六腑皆令人咳，非独肺也。"强调了肺脏受邪以及脏腑功能失调均能导致咳嗽的发生。对咳嗽的症状按脏腑进行分类，分为肺咳、心咳、胃咳、膀胱咳等，并指出了证候转归和治疗原则。

汉代张仲景所著《伤寒论》《金匮要略》不仅拟出了不少治疗咳嗽行之有效的方药，还体现了对咳嗽进行辨证论治的思想。

隋代《诸病源候论·咳嗽候》在《黄帝内经》脏腑咳的基础上，又论述了风咳、寒咳等不同咳嗽的临床证候。唐宋时期，如《备急千金要方》《外台秘要》《太平惠民和剂局方》等收集了许多治疗咳嗽的方药。

明代《景岳全书》将咳嗽分为外感、内伤两类，《明医杂著》指出咳嗽"治法须分新久虚实"，至此咳嗽的理论渐趋完善，切合临床实际。

一、病因病机

病机关键：肺气不清。

咳嗽分外感咳嗽与内伤咳嗽，外感咳嗽病因为外感六淫之邪；内伤咳嗽病因为饮食、情志等内伤因素致脏腑功能失调，内生病邪。外感咳嗽与内伤咳嗽，均是病邪引起肺气不清，失于宣肃，迫气上逆而作咳。

1. 外感　由于气候突变或调摄失宜，外感六淫从口鼻或皮毛侵入，使肺气被束，肺失肃降，《河间六书·咳嗽论》谓"寒、暑、湿、燥、风、火六气，皆令人咳嗽"即是此意。风为六淫之首，其他外邪多随风邪侵袭人体，所以外感咳嗽常以风为先导，或夹寒，或夹热，或夹燥，其中尤以风邪夹寒者居多。《景岳全书·咳嗽》说："外感之嗽，必因风寒。"

2. 内伤　内伤病因包括饮食、情志及肺脏自病。饮食不当，嗜烟好酒，内生火热，熏灼肺胃，灼津生痰；或生冷不节，肥甘厚味，损伤脾胃，致痰浊内生，上干于肺，阻塞气道，致肺气上逆而作咳。情志刺激，肝失调达，气郁化火，气火循经上逆犯肺，致肺失肃降而作咳。肺脏自病者，常由肺系疾病日久，迁延不愈，耗气伤阴，肺不能主气，肃降无权而肺气上逆作咳；或肺气虚不能布津而成痰，肺阴虚而虚火灼津为痰，痰浊阻滞，肺气不降而上逆作咳。

《素问·咳论》说："五脏六腑皆令人咳，非独肺也。"说明咳嗽的病变脏腑不限于肺，凡脏腑功能失调影响及肺，皆可为咳嗽病证相关的病变脏腑。但是其他脏腑所致咳嗽皆须通过肺脏，肺为咳嗽的主脏。肺主气，咳嗽的基本病机是内外邪气干肺，肺气不清，肺失宣肃，肺气上逆迫于气道而为咳。

二、诊断与鉴别诊断

（一）诊断

1. 病史　有外感病史或脏腑失调表现。

2. 证候　以咳逆有声，或咳吐痰液为主要临床症状；听诊可闻及两肺野呼吸音增粗，或干湿啰音。

3. 辅助检查　血常规、胸部 X 线、肺 CT 或肺功能检查。

（二）鉴别诊断

1. 哮病、喘证　共同点是均有咳嗽。哮病和喘证虽然也会兼见咳嗽，但各以哮、喘为其主要临床表现。哮病主要表现为喉中哮鸣有声，呼吸气促困难，甚则喘息不能平卧，发作与缓解均迅速；喘证主要表现为呼吸困难，甚至张口抬肩，鼻翼翕动，不能平卧。

2. 肺胀　二者均有咳嗽症状。但肺胀有久患咳、哮、喘等病证的病史，除咳嗽症状外，还有胸部膨满，喘逆上气，烦躁心慌，甚至颜面紫黯、肢体浮肿等症，病情缠绵，经久难愈。

3. 肺痨　二者均有咳嗽，咳嗽是肺痨的主要症状之一，但肺痨尚有潮热、盗汗、身体消瘦等主要症状，具有传染性，X 线胸部检查有助鉴别诊断。

4. 肺癌　二者均有咳嗽，但肺癌常以咳嗽或咯血为主要症状，多发于 40 岁以上吸烟男性，咳嗽多为刺激性呛咳，病情发展迅速，呈恶液质，一般咳嗽病证不具有这些特点。肺部 X 线检查及痰细胞学、气管镜检查有助于确诊。

三、辨证论治

（一）辨证要点

1. 辨外感内伤　外感咳嗽，多为新病，起病急，病程短，常伴肺卫表证。内伤咳嗽，多为久病，常反复发作，病程长，可伴见他脏见证。

2. 辨证候虚实　外感咳嗽以风寒、风热、风燥为主，均属实，而内伤咳嗽中的痰湿、痰热、肝火多为邪实正虚，阴津亏耗咳嗽则属虚，或虚中夹实。另外，咳声响亮者多实，咳声低怯者多虚；脉有力者属实，脉无力者属虚。

（二）治疗原则

外感咳嗽，为邪气壅肺，多为实证，故以祛邪利肺为治疗原则，根据邪气为风寒、风热、风燥的不同，应分别采用疏风、散寒、清热、润燥治疗。内伤咳嗽，多属邪实正虚，故以祛邪扶正、标本兼顾为治疗原则，根据病邪为"痰"与"火"，祛邪分别采用祛痰、清火为治，正虚则养阴或益气为宜，又应分清虚实主次处理。

咳嗽的治疗，除直接治肺外，还应从整体出发注意治脾、治肝、治肾等。外感咳嗽一般均忌敛涩留邪，当因势利导，肺气宣畅则咳嗽自止；内伤咳嗽应防宣散伤正，注意调理脏腑，顾护正气。咳嗽是人体祛邪外达的一种病理表现，治疗决不能单纯见咳止咳，必须按照不同的病因分别处理。

（三）分证论治

1. 外感咳嗽

（1）风寒袭肺

证候：咳声重浊，气急，喉痒，咯痰稀薄色白，常伴鼻塞、流清涕、头痛、肢体酸楚、恶寒发热、无汗等表证，舌苔薄白，脉浮或浮紧。

病机：风寒之邪外束肌表，内袭于肺，肺卫失宣，肺气闭郁，不得宣通，故咳嗽声重，气急咽痒；寒邪郁肺，气不布津，凝聚为痰，故痰白清稀；风寒束表，皮毛闭塞，卫阳被郁，故见鼻塞，流清涕，头痛，肢体酸楚，恶寒发热，无汗等风寒表证；舌苔薄白，脉浮或浮紧均为风寒袭肺之象。

治法：疏风散寒，宣肺止咳。

方药：三拗汤合止嗽散。

加减：痒甚，加牛蒡子、蝉蜕；鼻塞声重，加辛夷花、苍耳子；夹痰湿，咳而痰黏，胸闷，苔腻，加半夏、茯苓、厚朴；表证明显，加防风、苏叶；表寒未解，里有郁热，热为寒遏，咳嗽音嘎，气急似喘，痰黏稠，口渴心烦，身热，加生石膏、桑白皮、黄芩。

（2）风热犯肺

证候：咳嗽咳痰不爽，痰黄或稠黏，喉燥咽痛，常伴恶风身热、头痛肢楚、鼻流黄涕、口渴等表热证，舌苔薄黄，脉浮数或浮滑。

病机：风热犯肺，肺失清肃而见咳嗽频剧，气粗或咳声嘶哑；肺热伤津，则见口渴，喉燥咽痛；肺热内郁，蒸液成痰，故咳痰不爽，痰黄或稠黏；风热犯表，卫表不和而见鼻流黄涕，头痛，汗出，四肢酸楚，恶风身热等表热证；舌苔薄黄，脉浮数或浮滑，均为风热犯肺之征。

治法：疏风清热，宣肺止咳。

方药：桑菊饮。

加减：咳嗽甚，加前胡、瓜蒌、枇杷叶、浙贝；表热甚，加银花、荆芥、防风；咽喉疼痛，声音嘎哑，加射干、牛蒡子、山豆根、板蓝根；痰黄稠，肺热甚，加黄芩、知母、石膏；鼻衄或痰中带血，加白茅根、生地；咽燥口干，加沙参、麦冬；夏令暑湿，加六一散、鲜荷叶。

（3）风燥伤肺

证候：喉痒干咳，无痰或痰少而黏连成丝，咳痰不爽，或痰中带有血丝，咽喉干痛，唇鼻干燥，口干，常伴鼻塞，头痛，微寒，身热等表证，舌质红干而少津，苔薄白或薄黄，脉浮。

病机：风燥犯肺，肺失清肃故见干咳作呛；燥热灼津则咽喉口鼻干燥，痰黏不易咯吐；燥热伤肺，肺络受损，则痰中夹血；本病多发于秋季，乃燥邪与风热并见的温燥证，故见风燥外客，卫气不和的表证；舌质红干而少津，苔薄白或薄黄，脉浮，均为温燥伤肺的表现。

治法：疏风清肺，润燥止咳。

方药：桑杏汤。

加减：表证较重，加薄荷、荆芥；津伤较甚，加麦冬、玉竹；肺热重，加生石膏、知母；痰中带血丝，加生地、白茅根。

干咳而少痰或无痰，咽干鼻燥，兼有恶寒发热，头痛无汗，舌苔薄白而干，用杏苏散加减；恶寒甚、无汗，加荆芥、防风。

2. 内伤咳嗽

（1）痰湿蕴肺

证候：咳嗽反复发作，尤以晨起咳甚，咳声重浊，痰多，痰黏腻或稠厚成块，色白或带灰色，胸闷气憋，痰出则咳缓、憋闷减轻，常伴体倦，脘痞，腹胀，大便时溏，舌苔白腻，脉濡滑。

病机：痰湿蕴肺，肺失宣降，故咳嗽痰多，咳声重浊，痰黏腻或稠厚成块，色白或带灰色；晨间痰壅，故咳痰尤甚，痰出则咳缓、憋闷减轻；湿痰中阻，脾为湿困，故见胸闷，体倦，脘痞，腹胀，大便时溏等症；舌苔白腻，脉濡滑，为痰湿内盛之象。

治法：燥湿化痰，理气止咳。

方药：二陈汤合三子养亲汤。

加减：肺气不宣，加桔梗、杏仁、枳壳；胸闷脘痞，加苍术、厚朴；寒痰较重，痰黏白如泡沫，怯寒背冷，加干姜、细辛；脾虚证候明显，加党参、白术；有表寒，加紫苏、荆芥、防风；病情平稳后可服六君子汤加减调理。

（2）痰热郁肺

证候：咳嗽气息急促，或喉中有痰声，痰多稠黏或为黄痰，咳吐不爽，或痰有热腥味，或咳吐血痰，胸胁胀满，或咳引胸痛，面赤，或有身热，口干欲饮，舌苔薄黄腻，舌质红，脉滑数。

病机：痰热壅阻肺气，肺失清肃，故咳嗽气息粗促，痰多稠黏或为黄痰，咳吐不爽；痰热郁蒸，则痰有腥味；热伤肺络，故咳吐血痰，胸胁胀满，或咳引胸痛；肺热内郁，则有身热，口干欲饮；舌苔薄黄腻，舌质红，脉滑数，均为痰热壅肺之征。

治法：清热肃肺，化痰止咳。

方药：清金化痰汤。

加减：痰黄如脓或有热腥味，加鱼腥草、金荞麦根、象贝母、冬瓜仁等；便秘，加葶苈子、风化硝；咳痰不爽，加北沙参、麦冬、天花粉。

（3）肝火犯肺

证候：上气咳逆阵作，咳时面赤，常感痰滞咽喉，咯之难出，量少质黏，或痰如絮状，咳引胸胁胀痛，咽干口苦，症状可随情绪波动而增减，舌红或舌边尖红，舌苔薄黄少津，脉弦数。

病机：肝失调达，郁结化火，上逆侮肺，肺失宣肃以致气逆作咳，咳则连声；肝火上炎，故咳时面红，咽干口苦；木火刑金，炼液成痰，肺热津亏，则痰黏或痰如絮状，难以咳出；胁肋为肝经循行的区域，故咳引胸胁胀痛；舌红或舌边尖红，舌苔薄黄少津，脉弦数，皆为肝火肺热之征。

治法：清肝泻火，化痰止咳。

方药：黛蛤散合黄芩泻白散。

加减：火旺，加山栀、丹皮；胸闷气逆，加葶苈子、瓜蒌、枳壳；咳引胁痛，加郁金、丝瓜络；痰黏难咯，加海浮石、浙贝母、冬瓜仁；咽燥口干，咳嗽日久不减，加北沙参、百合、麦冬、天花粉、诃子。

（4）肺阴亏耗

证候：干咳，咳声短促，痰少黏白，或痰中带血丝，或声音逐渐嘶哑，口干咽燥，常伴有午后潮热，手足心热，夜寐盗汗，口干，舌质红少苔，或舌上少津，脉细数。

病机：肺阴不足，虚火内灼，肺失滋润，肃降无权，肺气上逆，则干咳，咳声短促；虚火灼津为痰，肺损络伤，故痰少黏白，或痰中带血丝；阴虚肺燥，津液不能濡润上承，则咳声逐渐嘶哑，口干咽燥；阴虚火旺，故午后潮热，手足心热，颧红，夜寐盗汗；阴精不能充养而致形瘦神疲；舌质红少苔，或舌上少津，脉细数，为肺阴亏虚，阴虚内热之征。

治法：滋阴润肺，化痰止咳。

方药：沙参麦冬汤。

加减：久热久咳，用桑白皮易桑叶，加地骨皮；咳剧，加川贝母、杏仁、百部；咳而气促，加五味子、诃子；咳吐黄痰，加海蛤粉、知母、瓜蒌、竹茹、黄芩；痰中带血，加山栀、丹皮、白茅根、白及、藕节；低热，潮热骨蒸，加功劳叶、银柴胡、青蒿、白薇；盗汗，加糯稻根须、浮小麦。

（四）其他

1. 单验方

（1）川贝母3g，白梨2个，白冰糖适量，水煎服用。适用于燥热咳嗽。

（2）生梨1个，洗净连皮切碎，加冰糖炖水服；或用大生梨1个，切去盖，挖去心，加入川贝母3g，仍旧盖上，以竹签插定，放碗内隔水蒸2小时，喝汤吃梨，每日1个。适用于肺燥咳嗽，痰量少，咯痰不爽者。

（3）佛耳草、苏子、莱菔子各6g，煎服。适用于咳嗽痰浊壅盛证。

（4）桑白皮、枇杷叶各12g，煎服。适用于咳嗽痰热证。

（5）矮地茶30g，每日1次，服20～30天。适用于咳嗽肺热证。

2. 中成药

（1）二冬膏：每次9～15g，每日2次口服。适用于咳嗽阴虚证。

（2）二陈丸：每次9～15g，每日2次口服。适用于咳嗽痰湿停滞证。

（3）川贝枇杷糖浆：每次10mL，每日3次口服。适用于感冒、咳嗽风热犯肺，内郁化火证。

（4）止嗽定喘口服液：每次10mL，每日2～3次口服，儿童酌减。适用于咳嗽表寒里热证。

（5）蛇胆川贝散：每次 0.3 ~ 0.6g，每日 2 ~ 3 次口服。适用于咳嗽肺热痰多证。

（6）蛇胆陈皮口服液：每次 10mL，每日 2 ~ 3 次口服。适用于咳嗽痰热证。

（7）清肺消炎丸：1 袋，每日 2 ~ 3 次口服，适用于咳嗽痰热阻肺证。

3. 外治法

（1）石白散（熏洗法）：石菖蒲、麻黄、生姜、葱白、艾叶各适量。上药共研粗末，入锅内炒热后，用纱布包裹备用。取药袋趁热在胸背上，由上而下，反复热熨。凉后再炒用，每次热熨 10 ~ 15 分钟。每日 1 次。适用于咳嗽，兼有喘促者。

（2）药蛋熨法：半夏、苍术、麻黄各 25g，鸡蛋（连壳）1 枚。将药放入砂锅内，加清水适量（水超出药面 1cm），入鸡蛋，以文火煎沸 15 分钟，待药性深入鸡蛋后取出鸡蛋备用。趁热取鸡蛋熨背部的心俞、肺俞及足部涌泉双侧穴位。蛋凉再入药液中煮之再熨，每次热熨 10 ~ 15 分钟，每日 1 ~ 2 次。适用于咳嗽肺气上逆证。

4. 针灸

（1）外感咳嗽

主穴：列缺、合谷、肺俞。

配穴：风寒加风门、太渊；风热加大椎、曲池；咽喉痛加少商放血；急性支气管炎加大椎、风门、足三里；肺炎加大椎、身柱、膻中；支气管扩张加尺泽、鱼际、孔最。

（2）内伤咳嗽

主穴：肺俞、太渊、三阴交。

配穴：痰湿阻肺加丰隆、阴陵泉；肝火灼肺加行间；肺阴亏虚加膏肓；咯血加孔最；上呼吸道感染加尺泽、鱼际；慢性支气管炎加身柱、膏肓、足三里；肺结核加尺泽、膏肓、百劳。

（3）穴位贴敷法：选肺俞、定喘、风门、膻中、丰隆。用白附子（16%）、洋金花（48%）、川椒（33%）、樟脑（3%）制成粉剂。将药粉少许置穴位上，用胶布贴敷，每 3 ~ 4 日更换一次，最好在三伏天应用。亦可用白芥子、甘遂、细辛、丁香、苍术、川芎各等量，研成细粉，加入基质，调成糊状，制成直径 1cm 圆饼，贴在穴位上，用胶布固定，每 3 日更换 1 次，5 次为 1 个疗程。

（4）穴位注射法：选定喘、大杼、风门、肺俞，用维生素 B_1 注射液或胎盘注射液，每次以 1 ~ 2 穴，每穴注入药液 0.5mL，选穴由上而下依次轮换。隔日 1 次。本法用于慢性咳嗽。

四、辨病思路

1. 咳嗽既是独立性的病证，又是肺系多种病证的一个症状。本节是讨论以咳嗽为主要临床表现的一类病证。西医学的上呼吸道感染、支气管炎、支气管扩张、肺炎等以咳嗽为主症者可参考本病证进行辨证论治，其他疾病兼见咳嗽者，可与本病证联系互参。

2. 咳嗽是许多肺系疾患所共有的症状，但作为中医病证之一的咳嗽，应着重与肺痨、肺胀、喘证、哮证、肺癌等病证相鉴别。

3. 外感咳嗽与内伤咳嗽可相互影响为病，病久则邪实转为正虚。外感咳嗽如迁延失治，邪伤肺气，更易反复感邪，而致咳嗽屡作，转为内伤咳嗽；肺脏有病，卫外不固，易受外邪引发或加重，特别在气候变化时尤为明显。久则从实转虚，肺脏虚弱，阴伤气耗。由此可知，咳嗽虽有外感、内伤之分，但有时两者又可互为因果。

（张　洪）

第三节 咯血

咯血是血由肺而来，经咳嗽而出的一种证候，又称咳血。或痰血相混，或痰中夹有血丝，或为纯血，间夹泡沫，或一咯即出，满口皆血。

咯血的发生多和肺有关，但其他疾病，特别是心脏疾患也可引起咯血。

现代医学的肺结核、肺炎、肺脓肿、支气管扩张、心力衰竭、血液病等，都能引起咳血，均可参照本篇施治。

一、辨证论治

（一）辨证要点

1. 辨外感、内伤 外感者多属肺有燥热，证见发热头痛，咽痒咳嗽，口干鼻燥，脉浮数。内伤者，或属肝火犯肺，证见口苦胁痛，烦躁火升，苔黄，脉弦数，或属阴虚阳亢，两颊潮红，午后潮热，咳嗽痰少，五心烦热，舌红苔少，脉弦细。

2. 辨标本虚实 咯血者其标在肺，其本在肾。张景岳说："咳血属肾。"即是指其本而言。若肾阴亏损，则虚火上犯于肺，而里上盛下虚之候。一般来说，外感者属实，内伤者多虚或虚实夹杂之证。

3. 咯血与吐血相鉴别 两者容易混淆，但其病因证治各不相同，故必须分清。参见表4-1。

表4-1 咯血与吐血的鉴别

辨证	咯血	吐血
出血方式	随咳嗽而出	随呕吐而出
出血前伴有症状	喉部发痒，咳嗽	上腹部不适或痒痛，恶心呕吐或眩晕
血色	鲜红色或带泡沫	深红或咖啡色
血液内混合物	常与痰相混	伴有食物残渣及胃液
酸碱反应	碱性	酸性
病史	有肺病、心脏病、血液病史	有消化系疾病史
大便	一般为正常黄色	多呈柏油样色

（二）分证论治

1. 燥热伤肺

主症：喉痒咳嗽，痰中带血，口干鼻燥，或有身热，舌红，少津，苔薄黄，脉数。

治法：清热润肺，宁络止血。

方药：桑杏汤。

桑叶、栀子、淡豆豉、沙参、梨皮、杏仁、贝母。

加减：兼有外感风热的表证时，加银花、连翘、牛蒡子。

2. 肝火犯肺

主症：咳嗽阵作，痰中带血或纯血鲜红，胸胁胀痛，烦躁易怒，口苦，舌质红，苔薄黄，脉弦数。

治法：清肝泻肺，凉血止血。

方药：泻白散合黛蛤散。

桑白皮、地骨皮、海蛤壳、青黛、甘草。

加减：肝火较甚者加丹皮、栀子、黄芩；若咯血量多、纯血鲜红，可用犀角地黄汤加三七粉冲服。

3. 阴虚肺热

主症：咳嗽痰少，痰中带血或反复咯血，血色鲜红，口干咽燥，颧红，潮热盗汗，舌质红，脉细数。

治法：滋阴润肺，宁络止血。

方药：百合固金汤。

百合、麦冬、玄参、生地、熟地、当归、白芍、贝母、甘草。

加减：盗汗加糯稻根、浮小麦、五味子、牡蛎。

二、其他疗法

（1）鲜土大黄 15g，水煎服。

（2）生地 18g、黄芩 8g、丹皮 9g、大黄炭 9g。水煎服。适用于热伤血络之咯血。

（3）地榆、甘草各 12g，水煎服。

（4）白及 30g、百部 30g、百合 60g，共为细末，每次 9g，每日 2 次。

（5）白及、花蕊石、血余炭各等分，或其中任何一味研细末，每次 6 ~ 9g。

三、预防与调护

咯血，是内科常见急症，病因复杂，病情多变，严重者威胁患者生命，应尽快找出病因，明确出血部位。急则治其标，先止血。但千万不能忽略针对病因的治疗。虽然咯血国内常见的仍是支气管扩张、肺结核、肺肿瘤，但对每个患者均需全面考虑具体分析，有的放矢地进行检查、治疗。

1. 预防感冒　外出时要根据天气变化增加衣服，防止受寒感冒。

2. 注意饮食　以富含维生素的食物为首选。

3. "管理空气"　房间经常通风，保持适宜温度（一般 25℃）和湿度（一般 40% ~ 70%）。

4. 锻炼身体　要进行适度的体育锻炼和呼吸功能锻炼。

5. 备急救药　家里要备小药箱，尤其要备足止咳药物，如治疗干咳为主的喷托维林（咳必清）片和糖浆，以镇咳为主的可愈糖浆；以镇咳化痰为主的棕胺合剂等。家庭必备止血药物如云南白药、镇静的药物如安定等。注意要及时更换小药箱里的过期药物。

6. 戒烟、限酒　患有呼吸道疾病的患者，一定要戒烟、限酒，以减少发生咯血的诱因。

7. 情志调畅　中医认为，情志变化和疾病有一定的关系，如"喜伤心""忧伤肺"。像《红楼梦》中患有肺结核的林黛玉平时忧虑过度，对花落泪，悲天悯人，最后因咯血而死。所以，预防咯血还要注意修身养性。

（王墨华）

第四节　哮病

哮病是一种突然发作，以呼吸喘促、喉间哮鸣有声为临床特征的疾病。痰浊内伏，是哮病的宿根，常因感受外邪、饮食不当或情志失调而诱发。

由于哮必兼喘，所以哮病又称作哮喘；亦有称之为哮吼或喘者。

《内经》虽无哮病之名，但在许多篇章里都有与哮病相关的症状、病因病机的记载。如《素问·阴阳别论篇》说："阴争于内，阳扰于外，魄汗未藏，四逆而起，起则熏肺，使人喘鸣。"《素问·通评虚实论篇》亦有"乳子中风热，喘鸣肩息……"的记载。喘，指气喘；鸣，即指喉间作声。《素问·太阴阳明论篇》又把这一症状称作"喘呼"："犯贼风虚邪者阳受之……阳受之则入六腑……入六腑则身热不时卧，上为喘呼。""喘呼"也就是气喘而呼鸣有声的意思。可见，《内经》不但对哮病的临床特征有所掌握，而且还认识到本病主要是肺的病变，且与其他脏腑有关；外邪入侵，影响脏腑（特别是肺）的生理功能，是哮病的主要病因病机。

汉代张仲景《伤寒论》中虽然亦无"哮病"这一病名，但"喘家作，桂枝加厚朴杏子佳"之"喘家"，可能就是指素有哮喘史的患者，"作"，则指本病之发作。《金匮要略·肺痿肺痈咳嗽上气病脉证并治》的"咳而上气，喉中水鸡声""其人喘，目如脱状""咳逆上气，时时唾浊，但坐不得眠"；《金匮要略·痰饮咳嗽病脉证并治》的"膈上病痰，满喘咳吐，发则寒热，背痛、腰疼，目泣自出，其人振振身剧，必有伏饮"，即是对哮病发作时的喉间哮鸣有声、不能平卧的临床特点的描述，同时也指出伏饮、痰浊与本病的发病直接有关。仲景对本病的治疗有丰富的经验，他的许多处方，如桂枝加厚朴杏子汤、越婢加半夏汤、小青龙汤、射干麻黄汤、皂荚丸、葶苈大枣泻肺汤等，至今仍为治疗哮病常用之方。

金元时期，朱丹溪在《丹溪心法》一书中始以"哮喘"作为独立的病名成篇。他认为"哮喘必用薄滋味，专注于痰"；并把哮喘的治法，精辟地概括为"未发以扶正气为主，既发以攻邪气为急"。此论一直为后世医家所宗，影响颇大。

西医学的支气管哮喘、哮喘型支气管炎以及嗜酸性粒细胞增多症或其他急性肺部过敏性疾患引起的哮喘，均可参考本篇进行辨证论治。

一、病因病机

宿痰内伏于肺，每因外感、饮食、情志、劳倦等因素，以致痰阻气道、肺失宣降，是哮病的基本病因病机。

1. 痰伏于内 痰为体内的病理产物，哮病的形成与发作，均以痰为基本病因。产生痰的原因很多，由于痰为津液败浊所成，而脾主饮食水谷的精华与水湿的运化，所以一般常说"脾为生痰之源"，但除脾运失健之外，其他脏腑的功能失调也能产生痰，同时与外界各种致病因素对人体的影响也分不开。如外感风寒而失于表散，或燥热之邪袭肺，病邪由浅入深，留于肺系，影响人体气机和津液的流通，日久而变生痰浊；或因饮食不节，恣食厚味肥甘，嗜饮茶水、酒浆，损伤脾胃；或因长期吸烟，熏灼气道，亦能生痰。此外，如愤怒忧思不断，气机郁滞；或病后体弱，失于调摄，也能造成脏腑功能失调，从而产生痰浊。痰伏于内，胶结不去，遂成为哮病的宿根，一经新邪引动，则痰随气动，聚于肺系，发为哮喘。

2. 肺失宣降 肺主气，司呼吸，外合皮毛，主宣发和肃降。痰浊既为哮病的宿根，又因其久留人体不去，而使正气逐渐虚弱。脾土虚弱，运化功能低下，则新痰日生；肺气耗散，卫外不固，又易致外邪入侵。如因外受风寒，或淋雨践露，或气候突然变化，或正值节气递换，宿痰为新邪引动；或积食化热，火升气逆；或情志违和，或疲劳困乏；以至痰动气阻，壅于肺系，使肺气既不得宣发于外，又不能肃降于下，上逆而为喘息迫促，而哮鸣作声。

总之，哮病的病理因素以痰为主，痰伏藏于肺，成为发病的"宿根"。此后如遇气候突变、饮食不当、情志失调、劳累等多种诱因，均可引起发作。发作期的基本病机变化为"伏痰"遇感引触，痰阻气闭，以邪实为主。若反复久发，肺脾肾渐虚，则在平时也有正虚表现，当大发作时，可见正虚与邪实相互错杂，甚则发生喘脱。

二、诊断与鉴别诊断

（一）诊断

1. 发病特点

哮病大多起病于童稚之时，与禀赋有关，以后可因感冒、气候变化、疲劳、饮食不当、起居失宜等诱因引动而发作，常数年、数十年发作不愈。且发作常有明显的季节性。一般发于秋初或冬令者居多，其次是春季，至夏季则缓解。但也有常年反复发作者。发作时以呼吸迫促、喉间痰鸣有声以及咳嗽、咯痰、胸闷为特点。

2. 临床表现

哮病发作时的表现：常突然发作，或先有寒热、喷嚏、鼻痒、咽痒、咳嗽或胸闷、恶心呕吐、腹胀、情绪不宁等症状而后出现哮鸣气喘并逐渐加重。患者呼吸困难，呼气延长，往往不能平卧，伴有哮鸣、咳嗽，痰多呈黏液样或稀水样，咯吐不利，如能咯出黏痰则痰鸣气喘可得暂时平息，而移时复作。哮病严重时，甚至张口出气，两肩高耸，心跳心慌，额部冷汗淋漓，面唇紫黑，睛突，烦躁不安，痛苦异常。每次发作可持续数分钟、数小时或数日不等。

哮病缓解期的表现：哮病在缓解期，可有轻度咳嗽、咯痰、呼吸紧迫感等表现，但也有毫无症状者；病程日久，反复发作者，平时亦可见气喘、咳嗽、咯痰，呼吸时喉间有声，以及自汗畏风、神疲形瘦、腰酸、浮肿等症状。

（二）鉴别诊断

喘证：喘证以气息喘急迫促为主要表现，多并发于多种急、慢性疾病病程中。而哮病是一个独立的疾病，除了气息喘促外，以在发作时喉中哮鸣如水鸡声为其特点。"喘以气息言，哮以声响言"，两者以此为辨。实喘中的痰喘，也可能出现气息喘促、哮鸣有声，有类似于哮病、但不若哮病有反复发作的特点，不难鉴别。

三、辨证论治

（一）辨证

1. 辨证要点

（1）辨冷哮、热哮：哮病在发作期主要表现为实证，但有寒热之别。寒证内外皆寒，谓之冷哮；其证喉中哮鸣如水鸡声，咳痰清稀，或色白而如泡沫，口不渴，舌质淡，苔白滑，脉象浮紧。热证痰火壅盛，谓之热哮；其证喉中痰声如曳锯，胸高气粗，咳痰黄稠胶黏，咯吐不利，口渴喜饮，舌质红，舌苔黄腻，脉象滑数。

（2）辨肺、脾、肾之虚：哮病在缓解期可表现为虚证，但有肺虚、脾虚、肾虚之异。肺气虚者，证见自汗畏风、少气乏力；脾气虚者，证见食少、便溏、痰多；肾气虚者，证见腰酸耳鸣、动则喘乏。俱当加以辨别，分清主次。

2. 证候

（1）发作期

1）冷哮

症状：初起恶寒，发热，头痛，无汗，咳嗽，呼吸紧迫感，喉痒、鼻痒或身痒，鼻流清涕如水样；继则喘促加剧，喉中痰鸣如水鸡声，咳吐稀痰，不得平卧，胸膈满闷如窒，面色苍白或青灰，背冷，口不渴，或渴喜热饮。舌质淡，苔白滑，脉浮紧。也有一开始就突然发作，咳喘哮鸣皆呈，而兼见恶寒发热头痛等表证者。

病机分析：感受风寒，或坐卧寒湿，或进食生冷或气候突变，新邪引动在里之伏痰，壅于气道，痰气相搏，故呼吸迫促，哮鸣有声。恶寒、发热、头痛、无汗、鼻痒、喉痒，皆风寒束表之征；咳吐稀痰，背部冰冷，面色苍白或青灰，为寒痰在里之象。痰气阻于气道，肺失清肃宣发，气机不得流通，故胸闷如窒、不能平卧；中外皆寒，故不渴；渴者，亦非津液之虚，而是痰气交阻、津液不升，故虽渴而不思饮，即使饮亦喜饮热汤。苔白滑、脉浮紧，亦为外有风寒、里有寒痰之象。

2）热哮

症状：发热，头痛，有汗，气促胸高，喉中哮鸣，声若曳锯，张口抬肩，不能平卧，痰色黄而胶黏浓稠，呛咳不利，胸闷，烦躁不安，面赤，口渴喜饮，大便秘结。舌质红，苔黄腻或滑，脉滑数。

病机分析：肥甘厚味，酿痰积热，熏灼肺胃，引动宿痰，窒塞关隘，使肺失清肃下行之常，故胸高气粗、痰喘哮鸣；痰火壅盛，故胸闷烦躁、痰黄黏稠难出、咳呛不已；痰火内蒸，则汗出、身热、头痛、口渴饮冷、大便秘结；舌红、苔黄、脉滑数，亦皆痰热内盛之象。

（2）缓解期

1）肺脾气虚

症状：咳嗽短气，痰液清稀，面色白，自汗畏风，食少，纳呆，便溏，头面四肢浮肿。舌淡有齿痕，苔白，脉濡弱。

病机分析：哮病反复发作，正气日伤，脾虚则运化失职，其证食少、便溏、多痰、浮肿；咳喘既耗肺气，脾虚母气亏虚，土不生金，而肺气更虚，皮毛不固，则自汗畏风，藩篱空疏，外邪易侵；舌薄脉濡弱皆脾肺气虚之征。

2）肺肾两虚

症状：咳嗽短气，自汗畏风，动则气促，腰膝酸软，脑转耳鸣，盗汗遗精。舌淡脉弱。

病机分析：肺为气之主，肾为气之根；久病不已，穷必及肾。咳嗽、短气、自汗、畏风，为肺气不足；动则气喘、腰酸耳鸣等症状，为肾气不纳、肾精亏乏的表现。

（3）哮病危证：阳气暴脱。

症状：哮病发作过程中，陡见吐泻，肉瞤筋惕，神气怯倦，面色青紫，汗出如油，四肢厥冷。舌色青黯，苔白滑，脉微欲绝。

病机分析：哮病屡发，正气日虚，或因内外皆寒，格阳外越，或凉下太过，克伐真阳，而致阳气暴脱的危症。阳气浮于外，阴邪盛于内，故吐泻不止、汗出如油、神倦气怯、肢厥脉微，种种败象悉呈。

（二）治疗

1. 治疗原则

以发时治标、平时治本为原则。由于痰浊是本病之宿根，故发时以宣肺豁痰为重点，并根据证候寒热之属性，或宣肺散寒，或宣肺清热。治本主要从肺、脾、肾着手，区别不同的证候，或补益脾肺，或肺肾双补。

2. 治法方药

（1）发作期

1）冷哮

治法：宣肺散寒，豁痰平喘。

方药：初起用九宝汤加半夏、赤茯苓以散邪豁痰。方中麻黄、杏仁、甘草即三拗汤，有宣肺平喘之效；更配合薄荷、姜、葱，透邪于外；肉桂、紫苏、陈皮、大腹皮行气于里，加半夏、茯苓等以化痰。俾表解气顺，肺气得宣降之常，而哮喘自已。

哮喘大作，可选用厚朴麻黄汤、射干麻黄汤、小青龙汤。三方立方相同之处在于都用麻黄、细辛、半夏、五味子；麻黄宣肺平喘，半夏化痰降逆，细辛、五味子一开一阖，以利肺气的升降。不同之处在厚朴麻黄汤兼用干姜、厚朴温化行气；小麦宁神除烦；杏仁、石膏清热平喘，故适用于外受寒邪、里有水饮、饮邪化热而见烦躁里热症状者。射干麻黄汤兼用射干下逆气，生姜散寒，大枣和中，紫菀、款冬花温肺止咳，故适用于内外皆寒、呛咳不已者。小青龙汤兼用干姜、桂枝等以温化水饮，故适用于外寒内饮之证。三方各有侧重，应视具体情况，斟酌选用，或加减化裁。冷哮久发可合冷哮丸温肺化痰，或紫金丹开关劫痰。

如经过治疗后，哮喘未完全平复，可用神秘汤或苏子降气汤消痰理气；继用六君子汤作丸常服，或服参苏温肺汤即六君子汤加肉桂、紫苏、五味子、木香、桑白皮、生姜，温肺畅气、健脾化痰，以善其后。

2）热哮

治法：宣肺清热，涤痰利气。

方药：越婢加半夏汤。方用麻黄、石膏开肺泄热；半夏、生姜化痰降逆；大枣、甘草甘缓和中。痰稠而黏者，去甘草、大枣，合苇茎汤（苇茎、冬瓜子均需用大量），竹沥、川贝母、全瓜蒌、鱼腥草、海浮石、桑白皮等清化热痰药物，亦可酌加。哮喘较剧者，加杏仁、地龙。热痰壅盛，阻塞气道，气急欲死者，加吞猴枣粉，每日2次，每次0.3克。

厚味积热，痰热化火，或热哮当盛夏而发，面赤、身热、汗出、口渴饮冷、脉洪大者，用白虎汤泻火清金为主，加黛蛤散、黄芩、全瓜蒌、川贝母、枳壳、滑石、桑白皮、苇茎。痰火熏灼，津液消烁，舌苔黄燥、大便秘结者，用礞石滚痰丸坠下痰热；或三化汤，或大承气汤合小陷胸汤以通腑泄热，腑气得通，痰垢得下，其喘自平。

如服药后哮喘渐平，而痰热留恋于肺，气急、咳嗽、痰黄者，用定喘汤，或费氏鹅梨汤以清化之。如肺阴伤者，去麻黄，酌加沙参、麦门冬、玉竹、百合之类以润肺保金。

（2）缓解期

1）肺脾气虚

治法：健脾益气，补土生金。

方药：四君子汤，常加山药、薏苡仁甘淡益肺；五味子摄纳肺气。表虚自汗加炙黄芪、浮小麦、大枣，不效加制附片、龙骨、牡蛎以敛汗固卫。食少、腹胀、痰多者，加半夏、陈皮、前胡。面色白、形寒、心悸者，四君子汤合保元汤或黄芪建中汤温阳益气。平时可常服六君子丸或资生丸。

2）肺肾两虚

治法：肺肾双补。

方药：四君子汤合金水六君煎。方用熟地补肾纳气；人参补肺益气；白术、茯苓、炙甘草健脾；陈皮理气；当归养血；半夏化痰。以肺气虚为主者，加黄芪、山药之类；以肾虚为主者，加杜仲、怀牛膝、菟丝子、淫羊藿之类；或用大补元煎。咳嗽气喘者，兼以川贝母、杏仁、车前子、前胡、苏子、旋覆花之类出入。平时可常服《金匮》肾气丸、六君子丸或嵩崖脾肾丸以培其根本。

（3）哮病危证：阳气暴脱。

1）治法：回阳救逆。

2）方药：四逆汤加人参。方用附子、干姜迅化浊阴以回阳；人参、炙甘草益气固脱。面色青紫、舌紫者，加桃仁、红花活血化瘀。阳气津液两脱者，宜回阳固阴、益气生脉，用陶氏回阳救急汤。方用人参、附子、肉桂、干姜、炙甘草以回阳，麦门冬、五味子以固阴，并借麝香之香窜以醒脑通窍。

3. 其他治法

（1）古方：古代文献中治疗哮喘的复方很多，兹选录出一部分，以供临床组方用药参考。

1）橘皮汤（《备急千金要方》）：橘皮、麻黄、柴胡、紫苏、杏仁、生姜、石膏。用于寒包热之哮喘。

2）厚朴汤（《备急千金要方》）：厚朴、麻黄、桂心、黄芩、石膏、大戟、橘皮、枳实、甘草、秦艽、杏仁、茯苓、细辛、半夏、生姜、大枣，水煎服。用于哮喘实证，寒热并见，胸满喘促。

3）紫菀汤（《圣济总录》）：紫菀、甘草、葶苈子、槟榔、茯苓等。用于痰气交阻之哮喘。

4）紫菀饮（《圣济总录》）：紫菀、川贝母、五味子、木通、大黄、杏仁、白前、竹茹。用于肺热哮喘。

5）控涎丹（《三因极一病证方论》）：甘遂、大戟、白芥子。用于顽痰致哮。

6）四神汤（《圣济总录》）：麻黄、五味子、杏仁（去皮尖）、炙甘草，"上咀，如麻豆大，水煎后去滓温服"。

7）清金丹（《类证治裁》）：莱菔子、牙皂、姜汁。

8）五虎二陈汤（《古今医鉴》）：麻黄、杏仁、石膏、陈皮、半夏、茯苓、甘草、人参、木香、沉香、细茶、生姜，水煎服。用于哮吼喘急、痰盛。

9）新增加味散邪定喘汤（《诸证提纲》）：陈皮、茯苓、半夏、贝母、瓜蒌、天南星、枳壳、黄芩、白术、桔梗、葶苈子、杏仁、麦门冬、羚羊角（可不用）、甘草、款冬花、苏子、桑白皮、生姜。用于气喘痰热。

10）沉香降气散（《顾氏医镜》）：沉香、砂仁、苏子、橘红、郁金、蜜炙枇杷叶、茯苓、麦门冬，肺壅喘甚者加葶苈子，夹热者加茅根。用于肺郁致喘。

11）皂荚丸（《沈氏尊生书》）：皂荚（去皮子弦）、明矾、杏仁、白丑头末、紫菀、甘草、桑皮、石菖蒲、半夏、胆星、百部。用于久哮。

12）小萝皂丸（《诸证提纲》）：萝卜子（蒸）、皂角（烧灰）、南星（白矾水浸，晒）、瓜蒌仁、海蛤粉，上为极细末，姜汁和蜜捣匀为丸，嚼化。用于痰喘。

（2）针灸

1）实证，宜针。常用穴位有大椎、身柱、风门、肺俞、丰隆、膻中、曲池、合谷、外关、商阳、鱼际等。

2）虚证，宜灸。常用穴位有肺俞、璇玑、膻中、天突、气海、关元、膏肓、神阙、三阴交、肾俞、复溜、命门等。

（3）穴位埋线选取定喘、大椎、肺俞、厥阴俞、中府、尺泽等穴，埋植羊肠线，20～30 日 1 次，连续数次。

（4）贴敷法

1）三建膏：天雄、川乌、川附子、桂心、官桂、桂枝、细辛、川椒目、干姜各等份，麻油熬，加黄丹收膏，摊贴肺俞穴，三日一换。

2）白芥子涂法：白芥子（研末）、延胡索各 30 克，甘遂、细辛各 15 克，入麝香 1.5 克，研末杵匀，姜汁调涂肺俞、膏肓、百劳等穴，10 日一换，最好在夏月三伏天涂治。

此外，割治、拔罐、梅花针、药物小剂量穴位注射等疗法，均可酌情采用。

四、转归及预后

哮病虽有冷哮、热哮之分，但冷哮日久或治疗中长期过用温燥，在里之寒痰、湿痰亦有化燥化火的可能，而为寒热夹杂或外寒里热之证；热哮日久，如屡用凉下，损伤中阳，也可能转化为冷哮。无论冷哮、热哮，由于病邪久留不去，哮喘屡愈屡发，都会使人体正气日耗，由实证渐次向虚证方向转化，而为正虚邪恋或正虚邪实之证。

哮病是一种顽固难愈的疾病，病程颇长，反复发作，根深蒂固，难以速除。如能控制其发作，平时注意将护，调养正气，并坚持服用以扶正固本为主的方药，部分患者可望获得根治，即使未得根治，亦可望减少或减轻发作。

哮病如长期不愈，反复发作，见周身悉肿、饮食减少、胸凸背驼；发作时冷汗如油、面色苍白或青紫、四肢厥冷、下利清谷、脉来短数或按之如游丝者，预后不良。

五、预防与调护

哮喘每因气候突然变化、特别是寒冷空气的刺激而诱发，故患者应注意避免感冒，并可以根据具体情况，做适当的体育锻炼，如打太极拳、跑步等，以逐步增强体质。青壮年患者，可逐渐试作冷水浴，以适应寒冷刺激，减少发病。饮食宜清淡，忌肥甘厚味，如酒、鱼、虾、肥肉、浓茶等。勿过饮过饱。居住环境的空气宜新鲜，避免异味和烟尘刺激。有吸烟嗜好者，应坚决戒烟。

哮喘发作时应及时治疗；平时可长期服用切合具体情况的扶正固本中药，以增强机体抗病能力，减少发作，但严忌杂药乱投、损伤正气。

六、小结

哮病以呼吸喘促、喉间哮鸣有声为特征。多系痰浊内伏、遇新邪引动而触发。往往反复发作，短期很难治愈。

哮病在发作期以治标为急，缓解期以治本为主。冷哮治以宣肺散寒、豁痰平喘；热哮治以宣肺清热、涤痰利气。治本当区别肺脾气虚和肺肾两虚，分别予以补益脾肺和肺肾双补。至于哮病屡发，正气亏虚，出现阳气暴脱，又当急予回阳固脱之剂。此外，治疗此病要注意寒热虚实之间的转化，明辨证候寒热、虚实之兼夹，方能切中病机。

（战　美）

第五节　喘证

喘即气喘、喘息，以气息迫急为其主要临床表现，可见呼吸困难，甚至张口抬肩，鼻翼煽动，不能平卧，严重者每致喘脱。作为一个症状，喘可以出现在许多急、慢性疾病过程中，如咳嗽、肺胀、悬饮、哮证等。但喘不仅是肺系病的主要证候之一，也可因其他脏腑病变影响于肺所致，如水肿、鼓胀、虚劳等。当喘成为这些疾病某一阶段的主证时，即称作喘证。

《内经》一书最早记载了喘的名称、症状表现和病因病机。如《灵枢·五阅五使》说："肺病者，喘息鼻张。"《灵枢·本脏》也说："肺高则上气，肩息咳。"提示喘证以肺为主病之脏。《素问·脏气法时论篇》说："肾病者，腹大胫肿，喘咳身重。"《灵枢·经脉》亦谓："肾足少阴之脉……是动则病饥不欲食……咳唾则有血，喝喝而喘。"认为喘证的病位除肺之外，还与肾有关。至其病因，则与"风热""水气""虚邪贼风"（泛指六淫之邪）、"岁火太过""岁水太过""气有余"等有关。

汉代张仲景除在《伤寒论》中记载了麻黄汤证之风寒束肺、小青龙汤证之外寒内饮、桂枝加厚朴杏子汤证之"下之微喘者，表未解"、麻杏石甘汤证之余热迫肺等致喘外，其在《金匮要略》的"肺痿肺痈""虚劳""胸痹""痰饮咳嗽上气""水气""黄疸""吐血"以及妇人篇等许多篇章里，也都有关于喘这一症状的论述。尤其可贵的是，还记载了有因医而喘的现象，告诫"误下、误汗"等均可致喘。他在喘证的辨证、立法和方药运用方面的经验，一直为后世所尊奉。

隋代巢元方所著《诸病源候论》一书，认为喘有虚、实之异。如"虚劳上气候"描述："虚劳之病，或阴阳俱伤，或血气偏损，今是阴不足，阳有余，故上气也。"即是论虚喘；又"上气鸣息候"表现："邪乘于肺……故气上喘逆……"即是论实喘。宋代《圣济总录》明确提出"下虚上实"的病机："盖肺为五脏之华盖，肾之脉入肺中，故下虚上实，则气道奔迫，肺叶高举，上焦不通，故喘急不得安卧。"唐代王焘《外台秘要》记载"肘后疗咳上气，喘息便欲绝，以人参末之，方寸匕，日五次"，是肺虚气脱之喘，为后世治肺虚气脱之独参汤的起源。

西医学中的急、慢性支气管炎及肺炎、肺气肿、慢性肺源性心脏病、心力衰竭等疾病过程中所出现的呼吸困难，均可参照喘证辨证论治。

一、病因病机

六淫外感、七情所伤、水饮潴留、痰热内蕴以及饮食劳倦都可以引起喘证，而喘证发生的根本原因又在于人体肺、脾、肾等脏的功能失调，或者由于上述致病因素作用这些脏器所引起，或者因为这些脏器本身虚损而发病。兹分述如下。

1. 六淫外感　六淫之邪或侵犯人的肌表肺卫，或从口鼻而入。皮毛为肺之合，肺开窍于鼻，外邪袭入，表卫闭塞，肺气失于宣发，气壅于肺，肃降不行，因而奔迫为喘。六淫之邪侵犯人体时常相合致病，主要为风寒与燥热两端，如《简易方》说："形寒饮冷则伤肺……重则为喘，轻则为嗽。"素体阳虚者皮毛不固、脾运不健，既易受外寒，又易内蓄水饮寒痰，外内相引而病作，临床所见甚多；素有痰热内蕴，或感受风热、燥热之邪，或风寒入里化热，而致肺胃热盛，火灼肺金，炼液为痰，阻塞气道，清肃失司，亦在所常见。

2. 水饮、痰热内蓄　痰和水饮都是人体病理产物之一，而且两者之间往往互为因果，即所谓"痰即煎炼之饮，饮即稀薄之痰"。饮邪迫肺，可使肺气上逆而为喘，如《素问·平人气象论篇》"颈脉动喘疾咳，曰水"，《伤寒论》小青龙汤证"伤寒表不解，心下有水气"，皆指水饮为患作喘。水饮久蓄体内，受阳气煎熬，或阴虚火旺，或肺有蓄热，或饮食厚味积热，皆能蒸炼津液为痰，而形成痰火，胶结于肺，阻闭肺络，使肺气的宣降失常。正如清代何梦瑶《医碥》所记："食味酸咸太过，渗透气管，痰入结聚，一遇风寒，气郁痰壅即发。"

3. 七情所伤　因七情关乎内脏，故气喘的发生，与精神因素亦有关系。而七情之病，多从肝起。七情太过，气迫于肺，不得宣通而为喘，《病机汇论》就指出："若暴怒所加，上焦郁闭，则呼吸奔迫而为喘。"此外，七情太过也是痰饮产生的原因之一。如郁怒伤肝，肝气横逆既能乘脾土，影响脾的运化功能；肝郁化火，或肝阴虚而肝火亢盛，又可炼液为痰，甚至反侮肺金，暗耗肾水，如南宋张从正《儒门事亲》所说："愤郁不得伸，则肝气乘脾，脾气不化，故为留饮。"

4. 饮食不节　《素问·痹论篇》指出："饮食自倍，肠胃乃伤。"唐代孙思邈《备急千金要方》亦反复道及"临盆大饱，贪味多餐"之害。饮食不节，特别是多食膏粱厚味，积而不化，影响脾胃功能，变生痰浊，闭阻肺络；且因积食化热，熏蒸清道，影响人体气机的正常升降，而成为喘证的内在病因。

5. 肺肾亏虚　肺主气，司呼吸，肺气不足则呼吸失司。平素劳倦汗出，或久咳不已，或痰热久羁，或水饮内停，或频感外邪，或久病不愈等，皆能引起肺气、肺阴不足，令气失所主，而为短气、喘促。如《素问·玉机真脏论篇》说："秋脉……不及则令人喘，呼吸少气而咳。"《证治准绳》亦谓"肺虚则少气而喘"。肾居下焦，为气之根，主纳气。如房劳伤肾，或久病及肾，肾虚摄纳无权，则呼多吸少，动则喘急。如明代赵献可《医贯·喘》说："真元耗损，喘出于肾气之上奔……及气不归元也。"又肾主水，主命门火，火衰不能暖土，水失其制，上泛而为痰饮。此外，心阳式微，不能下归于肾而致心肾阳虚，则水失其制，皆可随肺气上逆，凌心射肺，而致喘促、心悸。

明代李梴《医学入门》则认识到本病与瘀血有一定关系，指出"肺胀满，即痰与瘀血碍气，所以动作喘息"。

综上所述，喘证的发病虽在肺、肾，但与五脏相关。肺为气之主，司呼吸，外合皮毛，内为五脏华盖，若外邪侵袭，或他脏病气上犯，可使肺气失于宣肃而致喘促；肾为气之根，主纳气，肾元不固，摄纳无权，则气不归元而为喘。此外，心阳虚衰，不能下归于肾可致阳虚水泛、凌心射肺之喘；脾虚痰阻、上干于肺，或肝失疏泄、逆乘于肺等均可致喘。

喘证的病机可分为虚实两类。实喘在肺，以肺气宣肃失常为病机要点，因外邪（风寒燥热）、痰浊、水饮或肝郁气逆、壅塞肺气而宣降不利；虚喘在肾，或在肺肾两脏，以肺气失肃、肾失摄纳为其病机要点；因精气不足，或气阴亏耗，而致肺肾出纳失常。病情错杂者，可下虚上实并见，即叶天士所谓"在肺为实，在肾为虚"。

二、诊断与鉴别诊断

（一）诊断

1. 发病特点　喘证可见于所有人群，在呼吸、心血管等多个系统的常见疾病中均可出现。呼吸系统疾病发生喘证常因感染诱发，大多表现为实喘，而虚喘则主要见于阻塞性肺气肿；循环系统疾病表现喘证则多发生于慢性心衰患者，急性加重（肺水肿）时可表现为喘脱，出现亡阳、亡阴的危候。

2. 临床表现　发病主要表现为呼吸困难的临床症状。实喘病势急骤，声粗息高，甚则张口抬肩；虚喘病势徐缓，慌张急促，呼多吸少，动则加剧。喘脱则不仅喘逆剧甚，端坐不能平卧，还见烦躁不安、面青唇紫、汗出如珠、肢冷、脉浮大无根，或模糊不清，为肺气欲绝、心肾阳衰危象。

（二）鉴别诊断

1. 哮病　喘证应与哮病相鉴别。喘证是一个临床症状，可见于多种急、慢性疾病过程中；哮病是一个独立的疾病，哮必兼喘，故称哮喘，以反复发作、喉间哮鸣有声的特点而区别于喘证。

2. 短气　喘证还应与短气相鉴别。短气即呼吸微弱而浅促，状若不能接续，似喘而无声，亦不抬肩，但卧为快。但喘证有时为短气之渐，故既有区别又有联系。

三、辨证论治

（一）辨证

1. 辨证要点

（1）辨虚实：可从病史、临床表现（症状、体征）、舌象、脉象等方面来辨别。病史方面应注意了解患者的年龄、性别、既往健康状况及有关病史。青壮年发生喘证多为实证，中、老年则多见虚证；既往体健，多属于实；平素多病，喘证遇劳、遇寒即发，多属于虚。妇女产后失血，突发气喘，多属虚证，甚至是元气败绝的危候。从发病诱因而论，一般受寒或饮食不当而喘者，多属于实；精神紧张，或因疲劳而喘者，多属于虚。临床表现方面，喘而呼吸深长，面赤身热，舌质红，舌苔厚腻或黄燥，无浮肿，脉象浮大滑数者为实证；呼吸微弱浅表，呼多吸少，慌张气怯，面色苍白或青灰，额有冷汗，舌质淡，舌上无苔或有苔而白滑或黑润，明显消瘦或浮肿，脉象微弱或浮大中空者为虚证。如气喘痰鸣，张口抬肩，不得卧，四肢厥冷，面色苍白，汗出如珠如油，六脉似有似无，为元气欲脱的危候。

（2）辨寒热：属寒者咯痰清稀如水或痰白有沫，面色青灰，口不渴或渴喜热饮，舌质淡、苔白滑，脉象浮紧或弦迟；属热者咳痰色黄、稠黏或色白而黏，咯吐不利，面赤，口渴引饮或腹胀便秘，舌质红、苔黄腻或黄燥，脉象滑数。

2. 证候

（1）实喘

1）风寒束肺

症状：咳嗽、气喘，胸闷，痰色白而清稀，口不渴；初起多兼恶寒、发热、无汗、头痛、身痛、喉痒、鼻痒等症。舌质不红，舌苔薄白，脉象浮紧。

病机分析：风寒表证以恶寒、发热、无汗、苔白脉浮为特点。肺合皮毛、主气、司呼吸，风寒袭表，肺气不宣，故咳嗽气喘。寒主收引，故初起兼见恶寒、发热、无汗、头痛等表证；鼻痒、喉痒，是风邪干于清道的表现。舌、脉亦均系风寒外束之象。

2）外寒内饮

症状：喘息、咳嗽、痰多稀薄，恶寒、发热无汗，形寒肢冷，背冷，面色青晦，口不渴或渴喜热饮。舌苔白滑，脉弦紧。

病机分析：饮邪内伏故背冷、痰多而清稀，并见有腹中漉漉有声、小便不利等。为脾肾之阳不足，不能制水，化为痰饮内停。感受风寒，外寒引动内饮，阻塞气道，肺气不得宣降，遂发气喘。饮邪内停，津液受阻，不能上承则无口渴，而渴喜热饮则是风寒外束所致。

3）痰湿蕴肺

症状：气喘，咳嗽，痰多而黏，咯吐不利，胸中满闷，恶心。舌苔白腻，脉滑。

病机分析：湿痰上壅于肺，肺气不得宣畅，故为喘、嗽、胸闷、恶心诸症。湿痰留恋体内，既影响脾的健运，又成为喘证的内在病因，一受风寒或因疲劳汗出、饮食不当则喘息加剧。

4）风热犯肺

症状：发热、恶风、有汗，口渴欲饮，咳喘气粗，甚则鼻张肩息，痰黄而黏稠。舌尖红，苔薄黄或薄白而干，脉浮数。

病机分析：风热之邪外袭，肺气郁闭，发为咳喘。邪热迫肺，灼津为痰，故痰黄而黏稠；热灼津伤，故口渴欲饮。舌尖红、苔薄黄或薄白而干、脉浮数，均为风热犯肺之象。

5）燥热伤肺

症状：发热、恶风，咳喘气急，痰少而咯吐不易，胸膺疼痛，痰中带血，口干，鼻干，大便干结。舌尖红，苔薄黄而干，脉浮数。

病机分析：此证多系感受秋令燥热之邪所致，燥热伤肺，清肃失司，咳喘作矣。燥热耗伤肺阴，故痰少而咯吐不易；灼伤肺络，则痰中带血。所见口鼻干燥等症状，均为燥热之征。

6）痰热壅肺

症状：喘急面红，胸闷炽热，口干，痰黄而稠，或虽白而黏，咯吐不利。舌红，苔黄腻而干，脉滑数。

病机分析：风寒入里化热，或肺胃素有蕴热，或饮食厚味积热，或湿痰蕴久化热，皆可成为痰热，胶结于肺，壅塞气道，而为咳嗽、喘息。舌红、苔黄腻而干、脉滑数皆为痰热之象。

7）外寒里热

症状：恶寒发热，无汗或有汗不多，喘急烦闷，痰黄而稠、咳吐不利，口渴。舌尖红，舌苔薄白微黄，脉浮数。

病机分析：风寒之邪，在表未解，却已入里化热；或里有蕴热，复受风寒，则寒束于外，热郁于内，肺气既不得宣散，又不得清肃下行，因而喘急奔迫，证见恶寒发热、喘急烦闷。痰热内蕴而症见痰黄而稠、咳吐不利；口渴、舌红、舌苔白微黄、脉浮数皆里热外寒之象。

8）肺气郁闭

症状：每遇情志郁怒而诱发喘促，发时突然呼吸短促，但喉中痰声不著，气憋，胸闷胸痛，咽中如窒，或伴失眠、心悸。苔薄，脉弦。

病机分析：郁怒伤肝，肝气冲逆犯肺，肺气不降，则喘促气憋、咽中如窒。肝肺络气不和而胸闷胸痛。心肝气郁则失眠、心悸、脉弦。

（2）虚喘

1）脾肺两虚

症状：喘促短气，乏力，咳痰稀薄，自汗畏风，面色苍白，舌不红，脉细弱；或见面红，口干，咽喉不利，盗汗，舌红苔少或剥，脉细数。或兼食少、食后腹胀不舒、便溏或食后即便，或大便不尽感，消瘦，痰多。

病机分析：肺气不足，故短气而喘，言语无力，咳声低弱；肺气虚弱则卫外不固，故自汗畏风；肺阴不足则虚火上炎，故见面红、口干、盗汗、舌红苔少、脉细数等象；脾气虚弱，则食少、消瘦，脾虚生痰上干于肺则喘息痰多。

2）肾阳虚衰

症状：喘促日久，呼多吸少，稍一活动则其喘更甚，呼吸不能接续，汗出肢冷，面浮，胫肿，腰酸，夜尿频多，精神委顿，痰多清稀。舌淡，脉沉细无力或弦大而虚。

病机分析：病由房劳伤肾，或大病久病之后，精气内亏，肾为气之根，肾虚则气失摄纳，故喘促甚而气不接续、呼多吸少，动辄益甚；阳虚内寒，不能温煦、固摄，故汗出肢冷、夜尿频多、精神委顿。舌淡，脉沉细无力或弦大而虚，皆肾阳虚衰之候。如病情进一步发展，可致心肾之阳暴脱，而见喘促加剧，冷汗如珠如油、肢冷、脉微、烦躁不安、脉浮大无根、面唇青紫等危候。

3）肾阴不足

症状：喘促气短，动则喘甚，口干，心烦，手足心热，面赤，潮热，盗汗，尿黄。舌红，脉细数。

病机分析：肾阴不足，则耳鸣、腰酸；精气不能互生，气不归元，故喘促乏力；阴虚火旺，故五心烦热、面赤咽干、盗汗潮热。尿黄、舌质红、脉细数亦为阴虚内热之象。阴阳互根，故若阴虚日久，必损阳气，进而成为阴阳两虚之证。

（二）治疗

1. 治疗原则

（1）平喘：实喘治肺为主，以祛邪为急；在表解之，在里清之；寒痰则温化宣肺，热痰则清化肃肺，湿痰则燥湿理气。虚喘治在肺肾，以扶正培本为主：或补肺、或健脾、或补肾；阳虚则温补之，阴虚则滋养之。至于虚实夹杂、上实下虚、寒热兼见者，又当分清虚实，权衡标本，根据具体情况辨证选方用药。

（2）积极防治原发病：由于喘证常继发于多种急、慢性疾病过程中，所以还应当积极治疗原发病，不能不问原因，见喘平喘。如因产后大失血引起的喘息，久病、重病突然出现呼吸迫促等，皆属正虚气脱的危候，亟应明辨。

2. 治法方药

（1）实喘

1）风寒束肺

治法：辛温解表，宣肺平喘。

方药：麻黄汤加减。麻黄、桂枝辛温发汗，杏仁下气平喘，甘草调和诸药。外感风寒，体实无汗者服药后往往汗出喘平。

若表证不重，可去桂枝，即为宣肺平喘之三拗汤；喘甚加苏子、前胡降气平喘，痰多加半夏、橘红，或制天南星、白芥子燥湿化痰，胸闷加枳壳、桔梗、苏梗。

若发热恶风、汗出而喘、脉浮缓者，可用桂枝加厚朴杏子汤调营卫而兼下气平喘。高龄、气虚之体，恐麻、桂过汗伤气，可选用参苏饮。

2）外寒内饮

治法：温肺散寒，解表化饮。

方药：小青龙汤加减。方中麻黄、桂枝解表散寒；细辛、干姜辛散寒饮；五味子收敛肺气；半夏降逆化痰。如咳喘重者，加杏仁、射干、前胡、紫菀。

若痰鸣、咳喘不得息，可合葶苈大枣泻肺汤；兼烦躁面赤、呛咳内热者，小青龙汤加生石膏、芦根，煎取药汁，稍凉服。

内饮每因脾肾阳虚而生，故药后喘证缓解即当健脾益肾，以治其本，常用苓桂术甘汤、六君子汤、《金匮》肾气丸等，脾肾双补，温阳化饮。

素体阳虚而患外寒内饮者，不任发越，可用小青龙汤去麻黄、细辛，或以六君子汤加干姜、细辛、五味子。阳虚水泛、阴寒内盛，证见恶寒肢冷、面目虚浮、口唇青紫、脉细微、苔白滑者，宜选真武汤或四逆汤加人参、肉桂、茯苓、麻黄等。

3）痰湿壅肺

治法：祛痰降逆，宣肺平喘。

方药：三子养亲汤、二陈汤。三子养亲汤化痰、平喘；痰多湿盛，合二陈汤、平胃散、小萝皂丸；兼寒加温化之品，或用苏子降气汤，除寒温中，降逆定喘；兼热宜加清化之品，如黄芩、瓜蒌仁、胆南星、海蛤壳、桑白皮等。

4）风热犯肺

治法：祛风清热宣肺。

方药：桑菊饮加味。常加金银花、连翘、板蓝根、桑白皮、黄芩、鱼腥草、射干、瓜蒌等味。

若肺热较甚，口渴欲冷饮，舌燥唇红，面赤，加生石膏、知母清热泻火；有热结便秘者，加凉膈散泻火清金；若喘促较甚，改用麻杏石甘汤加味，宣肺清热平喘。

5）燥热伤肺

治法：清金润燥，宣肺平喘。

方药：桑杏汤、清燥救肺汤。桑杏汤用桑叶、杏仁宣肺润燥；豆豉发表散邪；沙参、梨皮润肺生金；栀子皮清热；象贝母化痰。辛甘凉润共济，喘促自平。若病情较重者，用清燥救肺汤，方用桑叶、石膏清金润肺；阿胶、胡麻仁、麦门冬养阴增液；杏仁、枇杷叶降气平喘；人参、甘草兼益肺气，若嫌其性温，可改用西洋参、沙参、玉竹之类。燥热化火而迫肺者，治宜泻火清金，常用泻白散、黛蛤散加竹沥、贝母、杏仁、石膏、寒水石等。若喘咳痰稠、大便不通、苔黄脉实者，可加莱菔子、葶苈子、大黄，或礞石滚痰丸等以清下痰热。

6）痰热壅肺

治法：清热化痰，宣肺平喘。

方药：麻杏石甘汤加味。麻黄与杏仁配伍可宣肺平喘，与石膏配伍能发散郁热；常加薏苡仁、冬瓜仁、苇茎、地龙等，清热化痰定喘。若里热重，可加黄芩、大青叶、板蓝根、七叶一枝花以清热解毒；若喘甚痰多，可加射干、桑白皮、葶苈子；便秘腹胀加草决明、瓜蒌仁、大黄或青礞石。

7）外寒里热

治法：解表清里，化痰平喘。

方药：定喘汤加减。方中麻黄、杏仁宣肺平喘；黄芩、桑白皮清热泻肺；苏子、半夏降气化痰；白果、款冬花敛肺气之耗散；甘草调和诸药。全方清中有散，散中有收，配伍精当可法。此外，大青龙汤、越婢加半夏汤亦可因证选用。

若因饮食积滞而喘者，当消导食滞、化痰平喘，常用保和丸加减。方中神曲、山楂消食健胃；半夏、茯苓、陈皮、莱菔子化痰降逆；连翘清积滞之热。若气喘、大便不通，或见腹胀拒按者，必下之，腑气得通，其喘始平，用大承气汤。若伴发热烦躁、腹泻不爽、肛门灼热者，用葛根芩连汤加桑白皮、瓜蒌、杏仁等清热平喘。

8）肺气郁闭

治法：行气开郁，降逆平喘。

方药：五磨饮子加减。本方用沉香、木香、槟榔、乌药、枳壳、白酒等开郁降气平喘。伴心悸、失眠者加百合、合欢花、酸枣仁、远志等宁心安神。并劝慰患者心情开朗，配合治疗。

若由气郁化火、上冲于肺而发哮喘者，治宜清肝达郁，方用丹栀逍遥散去白术加郁金、香附、川芎。方中当归、白芍养血活血；柴胡疏郁升阳；茯苓健脾渗湿；生姜温胃祛痰；薄荷疏肝泻肺；郁金合香附、川芎调理气血；栀子、丹皮以清郁火。肝复条达，气机舒畅，哮喘自已。

（2）虚喘

1）脾肺两虚

治法：健脾益气，补土生金。

方药：补中益气汤合生脉散，方中人参、黄芪、炙甘草补益肺气；五味子敛气平喘；升麻、柴胡升阳，麦门冬养阴，白术健脾，当归活血，陈皮理气，共奏脾肺并调、阴阳兼理之功。

若咯痰稀薄，形寒、口不渴，为肺虚有寒，可去麦门冬加干姜以温肺祛寒；肺阴虚者，生脉散加百合、南北沙参、玉竹或用百合固金汤；脾虚湿痰内聚之哮喘，用六君子汤加干姜、细辛、五味子，平时可常服六君子丸。

妇女产后、月经后期、慢性失血，或大病之后见喘促气短者，应以大补气血为主，不能见喘平喘。可选用生脉散、当归补血汤、归脾汤、十全大补汤等。

若肺肾气虚，喘促欲脱，急需峻补固脱，先用独参汤，继进大剂生脉散合六味地黄丸。

2）肾阳虚衰

治法：温肾纳气。

方药：金匮肾气丸。本方温肾纳气，缓者用丸，急重者用汤。根据前人"虚喘治肾宜兼治肺"之论，本方尚可加用人参，以补益肺气。若喘甚而烦躁不安、惊悸、肢冷、汗出如油、脉浮大无根或疾数模糊，为阴阳欲绝之危候，急用参附汤合龙骨、牡蛎、桂心、蛤蚧、紫石英、五味子、麦门冬等味配合黑锡丹以扶阳救脱、镇摄肾气。

若阳虚饮停、上凌心肺致喘，可用真武汤合苓桂术甘汤，并重用附子以温阳利水。兼痰多壅盛，上实下虚，可酌加苏子、前胡、海蛤壳、杏仁、橘红、车前子等以降气豁痰。

3）肾阴不足

治法：滋阴填精，纳气平喘。

方药：七味都气丸、河车大造丸。七味都气丸滋阴敛肺补肾，收涩精气，适用于肺肾阴虚而咳喘之证；如正气不支，气喘较甚，可配用人参胡桃汤、参蛤散或紫河车粉；兼肺阴虚者，合生脉散、百合固金汤。若虚损劳伤，咳喘痨热，选用河车大造丸滋阴降火、益肺补肾而平喘。

肾阴肾阳两虚者，可用左归丸合右归丸，或用金匮肾气丸合河车大造丸二方，平时常服。

3. 其他治法

（1）单方验方

1）麻黄、五味子、甘草各30克，研细末，分作30包，每日2次，每次1包。用于寒喘实喘。

2）代赭石研末醋汤调服（《普济方》）：用于上逆之咳喘。张锡纯认为："生赭石压力最胜，能镇胃气、冲气上逆，开胸膈、坠痰涎、止呕吐、通燥结，用之得当，诚有捷效。"

3）莱菔子（蒸），皂角（烧存性），姜汁和蜜丸如梧子大，每服50丸，每日2～3次。用于实喘、痰喘。

4）桑白皮、苦葶苈各等份，炒黄，捣为粗末，水煎9克，去渣，食后温服。用于痰喘、热喘（《圣济总录》）。

5）人参胡桃汤（《济生方》）：人参10克切成片，胡桃5个去壳取肉，生姜5片。加清水武火煮沸，改用文火煮约 20 分钟，去渣取汁。用于肾虚型喘证。

（2）针灸：天灸疗法，用白芥子 10 克、葶苈子 10 克、细辛 6 克、杏仁 10 克、肉桂皮 10 克、前胡 10 克等研细成末，用姜汁、陈醋调制成 0.5 厘米 ×0.5 厘米大小颗粒，置于 1.5 厘米 ×1.5 厘米胶布中间贴在穴位上留置 2~3 日。取穴：A 组取大椎、定喘（双）、肺俞（双）；B 组取脾俞（双）、肾俞（双）、足三里（双）。两组穴位交替应用，每星期治疗 1 次，4 次为一个疗程，第 1 疗程后改为 10 日治疗 1 次。

（3）穴位贴敷

1）温肺化痰膏：白芥子、细辛、甘遂、细麻黄、麝香（比例为 10：3：3：4：0.1），烘干、研末、过筛、装瓶加盖贮存。使用前以生姜适量煎水取汁，调成膏状，取指甲大小涂于敷料，然后胶布固定在穴位上。于每年夏季的初、中、末 3 个伏天，选患者背部俞穴定喘（双）、肺俞（双）、心俞（双）及前胸天突穴各贴敷 1 次，每次 2~4 小时取下。

2）白芥子散：敷贴药物为白芥子、延胡索、细辛、甘遂各等份共研细粉。方法：用新鲜姜汁调制成药饼 6 只，分别敷贴在百劳、肺俞、膏肓穴上，并用胶布固定，0.5~2 小时后取下，每日 1 次，6 日为一个疗程，有温肺化痰、止咳平喘之功效。

4. 食疗

（1）白果桑葚饮（《中医营养学》）：白果 10 克，人参 3 克，桑葚 20 克，冰糖适量。白果炒熟，去壳，与人参、桑葚加水煎煮 20 分钟后调入冰糖适量，煮沸片刻即可。用于肾虚型喘证。

（2）杏仁炖雪梨（《饮食疗法》）：取杏仁 10 克，雪梨 1 个放入盅内，隔水炖 1 小时，然后以冰糖调味，食雪梨饮汤。用于风热犯肺型喘证。

（3）贝母粥（《资生录》）：将贝母 10 克去心研末，备用；粳米 100 克，洗净，加清水，煮至米熟时，投入贝母末，继续煮 10 分钟，待米烂粥稠供食用。用于痰热遏肺型喘证。

（4）杏仁饼（《丹溪纂要》）：将杏仁 10 克炒黄研为泥状，与青黛 10 克搅拌均匀，放入 10 个掰开的柿饼中，以湿黄泥巴包裹，煨干后取柿饼食用。用于痰热遏肺型喘证。

（5）柚子皮茶（《食物疗法精萃》）：柚子皮切成细条，晒干备用。每次取 20 克，放入茶杯内，用开水冲泡，温浸 10 分钟即可代茶饮。用于气郁乘肺型喘证。

（6）山药甘蔗汁（《简单便方》）：将山药 250 克放入锅中，煮取汁液；甘蔗 250 克榨汁。用于肺脾气虚型喘证。

（7）参枣汤（《十药神书》）：人参 6 克，大枣 10 枚洗净，加清水以武火煮沸后改用文火继续煎煮 15 分钟即可。用于肺脾气虚型喘证。

四、转归及预后

喘证有虚实寒热之异，一般初起多为实喘，其病位主要在肺，治疗以祛邪为主，邪去则喘自平，预后一般良好；部分患者上气身热，不得平卧，喘急鼻煽，张口抬肩，烦躁不安，病情为重，但仍尚易于治疗。如延误治疗，以至病邪羁留，久咳久喘，既伤肺气，又可影响脾肺功能，而至脾虚生痰，肾不纳气，由实转虚，治疗上就比较困难。如喘息陡作，特别是急、慢性疾病危重阶段出现呼吸迫促、气不接续、烦躁不安、头汗如珠如油、四末不温、面赤躁扰、便溏、脉象浮大无根者，为阴阳离决之危象，预后不良。

若因寒入肺俞，津液不行而为痰，遂为宿根，一遇风寒、风热之邪外袭，新邪宿邪相引，痰气相击，哮鸣有声，即由喘证而发展为哮病，经常发作，以至终生受累。如久喘不愈，肺脾肾虚损，气道滞塞不利，出现胸中胀满、痰涎壅盛、上气咳喘、动后尤显，甚则面色晦暗、唇舌发绀、颜面四肢浮肿，则成肺胀，病程缠绵，经久难愈。

五、预防与调护

本病发作每有外感引发，故重在预防。未病要慎风寒，适寒温，节饮食，薄滋味，并积极参加体育活动增强体质；青年、中年人，可试行冷水浴，以增强机体对寒冷的适应能力。已病则应注意早期治疗，力求及早根治，避免受凉，冬季要特别注意背部和颈部的保暖；有吸烟嗜好者应坚决戒烟；房事应有节制。在护理方面，饮食宜清淡而富有营养，忌油腻、荤腥，保持大便通畅；室内空气要新鲜，避免烟尘刺激；痰多者要注意排痰，使呼吸通畅。

六、现代研究

喘证主要见于慢性支气管炎患者，关于慢支的病因和发病机制研究近年来有一定进展，认为可能与以下因素有关。

1. 吸烟　吸烟可导致支气管上皮纤毛变短、不规则，纤毛运动发生障碍；支气管杯状细胞增生，黏液分泌增加，气管净化能力减弱；支气管黏膜充血、水肿，黏液积聚，削弱吞噬细胞的吞噬、杀菌作用；平滑肌收缩，引起支气管痉挛，增加气道阻力。

2. 空气污染　空气中刺激性烟雾和一些有害气体如氯、二氧化氮、二氧化硫等能直接刺激支气管黏膜，并产生细胞毒作用。二氧化硫能刺激腺体分泌，增加痰量；二氧化氮可诱导实验动物的小气管阻塞。

3. 感染　呼吸道感染是慢性支气管炎发生、发展的重要因素。慢性支气管炎急性发作期呼吸道病毒感染的发生率为 $7\% \sim 64\%$ 不等。呼吸道上皮因病毒感染造成损害，又容易继发细菌感染。

4. 其他　喘息性慢支与过敏因素也有一定关系。慢支的发生还可能有机体内在因素的参与，如：①自主神经功能失调，副交感神经功能亢进，气管反应增高。②年老体弱，呼吸道防御功能下降，喉头反射减弱。③维生素 A、维生素 C 等营养物质缺乏，影响支气管黏膜上皮的修复。④遗传因素。

七、小结

喘证主要临床表现是呼吸迫促，可出现在多种急、慢性疾病病程中。

由于肺主气，肾主纳气，所以喘证多属肺、肾二脏的病变。喘证的病因有虚实、寒热之异，虚则以肺肾之虚为主，或脾虚生痰；实则水湿、痰饮、食滞；寒热则主要是指外感风寒、燥热之邪。在病邪作用下，肺失宣降之常，或精气内虚，不能纳气归元，是喘证的常见病机。

喘证的治疗，大法不外虚则补之，实者泄之，寒则热之，热则寒之。一般实喘其治在肺，解其外邪，则其喘自平；虚喘其治在肾，或益肾填精，或温肾壮阳，纳气归元，亦可逐渐向愈。唯喘可由多种疾病引起，故又应特别注意处理原发病，以求其本，如气随血脱之喘，当益气固脱；瘀血上冲之喘，当活血化瘀；气郁不舒、肝气横逆之喘，当疏肝理气；饮食积滞之喘，当消导攻下之类，不可一见气喘，便漫投平喘套方，延误病情。特别是大失血或疾病后期出现呼吸迫促、似断似续，兼见汗出如油、四肢厥冷者，是脱证危候，应积极抢救，否则立致危殆。

喘证之属实证者，一般易于见效；虚证之喘，则因精气亏损，难以速愈，故治之较难。应予以细致正确的辨证，守方治疗，巩固疗效。同时，患者还应积极配合治疗，注意摄生，以增强体质和祛除诱因。

（宋春雪）

第六节　痰饮

　　痰饮是指水液在体内输布运化失常，停积于某些部位的一类病证。其中，饮留胃肠者为痰饮（狭义），饮留胁下者为悬饮，饮溢四肢肌肤者为溢饮，饮停胸肺者为支饮。西医学的慢性支气管炎、支气管哮喘、渗出性胸膜炎、慢性胃炎、胃下垂、胃扩张、胃肠功能紊乱、幽门梗阻、肾炎水肿等疾病的某一阶段具有相应临床表现者，可参照本证进行辨证论治。

一、诊断与鉴别诊断

（一）诊断

　　痰饮病多是久病宿根，反复发作，有脾肾阳虚，痰饮壅盛的本虚标实证。根据饮留部位的不同而出现相应的症状。饮停胸胁的悬饮以咳唾引胸胁疼痛为主症；饮留胸膈的支饮以咳逆倚息不得卧为主症；饮溢四肢的溢饮以肢体浮肿为主症；饮留肠胃的痰饮以胃肠中沥沥有声为主症。畏寒肢冷、胸背部恶寒，舌质胖嫩，舌苔白滑，脉弦滑等。

（二）鉴别诊断

　　由于痰与饮停滞部位不同，及体内阴阳二气偏盛偏衰，故临床表现相当复杂，可根据下列九条进行诊断。

　　痰病：①喘咳痰多，喉中痰鸣。②胸闷呕恶，眩晕心悸。③胸胁满闷，咽喉梗塞。④四肢麻木，关节漫肿、疼痛，或皮起包块。⑤眼周黑如烟灰色。⑥苔腻，脉滑。临床凡具备第一项或其他任何二项者，一般即可诊为痰病。

　　饮病：①胸满水肿，肠鸣食减。②咳逆。③舌白，脉弦。临床凡具备第一项与其他二项之一者，一般即可诊为饮病。

二、辨证论治

　　本病治疗当以温化为原则，即《金匮要略》提出"病痰饮者，当以温药和之"。因痰饮总属阳虚阴盛，本虚标实之证，故健脾、温肾为其正治，发汗、利水、攻逐，乃属治标的权宜之法，待水饮渐去，仍当温补脾肾，扶正固本，以杜水饮生成之源。

　　1. 痰饮

　　主症：形体消瘦，胸脘胀满，纳呆呕吐，胃中振水音或肠鸣辘辘，便溏或背部寒冷，头昏目眩，心悸气短。舌苔白润，脉弦滑。

　　治法：温阳化饮。

　　方药：苓桂术甘汤加减。

　　茯苓20g，桂枝15g，白术12g，炙甘草6g，法半夏12g，生姜10g。水煎服。

　　若小便不利者，加猪苓15g，泽泻12g。脘部冷痛、背寒者，加干姜10g，吴茱萸9g，肉桂6g。饮郁化热者，可改用已椒苈黄丸（张仲景《金匮要略》）。

2. 悬饮

主症：病侧胁间胀满刺痛，转侧及咳唾尤甚，气短息促。舌苔白，脉沉弦。

治法：宣利逐饮。

方药：柴枳半夏汤和葶苈大枣泻肺汤加减。

柴胡 12g，黄芩 10g，枳实 12g，法半夏 12g，瓜蒌仁 10g，桔梗 12g，赤芍 12g，葶苈子 15g，桑白皮 12g，白芥子 10g，茯苓 15g，泽泻 12g，大枣 5 枚。水煎服。

3. 支饮

主症：咳逆喘满不得卧，痰吐白沫量多，颜面浮肿。舌苔白腻，脉弦紧。

治法：温肺化饮。

方药：苓甘五味姜辛汤加减。

茯苓 18g，干姜 10g，细辛 5g，法半夏 15g，紫菀 12g，款冬花 12g，五味子 6g，北杏仁 12g，炙甘草 6g。水煎服。

4. 溢饮

主症：四肢沉重或关节重，甚则微肿，恶寒，无汗或有喘咳，痰多白沫，胸闷，干呕，口不渴。舌苔白，脉弦紧。

治法：发表化饮。

方药：小青龙汤加减。

麻黄 10g，桂枝 12g，北杏仁 12g，生姜 10g，茯苓 12g，细辛 5g，法半夏 12g，五味子 6g，白芍 12g，紫菀 12g，甘草 6g。水煎服。

三、转归及预后

痰饮病是脏伤阳虚，三焦通调输布失司，水湿津液不从正化，停积浸渍而成。致病之后，又多伤阳损正，造成邪实正虚之候。推断痰饮病的预后，应着重正邪两个方面，尤其是久病，应从症、脉、神来判断。饮病虽久，若正虚而脉弱者，是证脉相符，可治。正虚而脉实者，是正衰邪盛，难治。饮为阴邪，其脉当沉，如见弦数实大之脉，此时饮邪尚盛，正气已竭，当属死候。痰病虽久，若正虚而脉亦弱，神气不败，是证脉相符，可治。若见黄稠成块，咯之难出或吐臭痰、绿色痰，或喉中痰鸣如曳锯，是痰气灼津，正气已虚，为难治。若痰喘声高，喉中辘辘有声，不能咯出，精神昏愦，面色晦暗，脉散汗出如油，通身冰冷者，为邪盛，脉气欲竭，神气愦散之症，当属死候。临证可作参考。

四、验案举例

阎某，男，63 岁，2013 年 1 月 13 日初诊。

病史：咳嗽吐痰五六年，近半月加重。患者每当遇冷受凉或冬季容易犯病。半月前感冒，此后咳嗽，吐痰缠绵不尽，日益加重，咳嗽以早晚较重，痰多，色白，犹如稀涎，三五分钟即吐一次，上午吐多半茶缸（800～1 000mL），呼吸气短，喜热怕冷，纳呆脘闷，脉弦滑稍数，舌质暗，舌体胖，苔白腻。

曾服罗红霉素、氨茶碱等无效。

检查：慢性病容，面色晦暗，胸部叩诊过清音，听诊两肺闻及散在干啰音，未闻及湿啰音，心音弱，心率速，律齐，腹部未见异常，胸部 X 线检查提示为肺气肿。

西医诊断：慢性支气管炎、肺气肿。

辨证施治：脾肺气虚，痰饮凌肺。治以温肺化饮。止咳平喘，佐以补益脾肺之法。

处方：炙麻黄 8g，桂枝 9g，党参 9g，细辛 3g，法半夏 9g，干姜 9g，茯苓 9g，赤芍 12g，紫菀 9g，款冬花 9g，五味子 3g，甘草 6g。

二诊：服上方二剂，呼吸气短好转，咳嗽减轻，吐痰亦少，脉不数，舌苔微黄。

照上方改干姜 6g，杏仁 9g。

三诊：又服上方 6 剂，诸症显著好转，气不喘，咳嗽吐痰均明显减少，脘腹也较舒适，唯食欲尚差，舌质已恢复正常，舌体不胖，苔稍腻，脉滑。

原方去细辛、赤芍，改干姜 6g，加麦芽 24g。

四诊：一般情况良好，现已上班。脉平缓，苔薄白。予下方以调理脾胃，以巩固之。

处方：党参 9g，茯苓 9g，白术 9g，桂枝 6g，山药 15g，陈皮 9g，法半夏 9g，麦芽 15g，神曲 12g，甘草 6g。

五、预防与调护

1. 凡有痰饮病史者，平时应注意保暖，避免感受风寒湿邪。
2. 饮食宜清淡，忌生冷、甘肥、油腻。
3. 加强体质锻炼，保持劳逸适度，以防诱发。

（欧　洋）

第五章

脾胃系病证

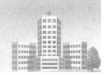

第一节　胃脘痛

一、病因病机

胃脘痛发生的常见原因有寒邪客胃、饮食伤胃、肝气犯胃和脾胃虚弱等。胃主受纳腐熟水谷，若寒邪客于胃中，寒凝不散，阻滞气机，可致胃气不和而疼痛；或因饮食不节，饥饱无度，或过食肥甘，食滞不化，气机受阻，胃失和降引起胃脘痛；肝对脾胃有疏泄作用，如因恼怒抑郁，气郁伤肝，肝失条达，横逆犯胃，亦可发生胃脘痛；若劳倦内伤，久病脾胃虚弱，或禀赋不足，中阳亏虚，胃失温养，内寒滋生，中焦虚寒而痛；亦有气郁日久，瘀血内结，气滞血瘀，阻碍中焦气机，而致胃脘痛发作。总之，胃脘痛发生的病机分为虚实两端，实证为气机阻滞，不通则痛；虚证为胃腑失于温煦或濡养，失养则痛。

（一）实证

主症：上腹胃脘部暴痛，痛势较剧，痛处拒按，饥时痛减，纳后痛增。

兼见胃脘痛暴作，脘腹得温痛减，遇寒则痛增，恶寒喜暖，口不渴，喜热饮，或伴恶寒，苔薄白，脉弦紧者，为寒邪犯胃；胃脘胀满疼痛，嗳腐吞酸，嘈杂不舒，呕吐或矢气后痛减，大便不爽，苔厚腻，脉滑者，为饮食停滞；胃脘胀满，脘痛连胁，嗳气频频，吞酸，大便不畅，每因情志因素而诱发，心烦易怒，喜太息，苔薄白，脉弦者，为肝气犯胃；胃脘痛拒按，痛有定处，食后痛甚，或有呕血便黑，舌质紫暗或有瘀斑，脉细涩者，为气滞血瘀。

（二）虚证

主症上腹胃脘部疼痛隐隐，痛处喜按，空腹痛甚，纳后痛减。

兼见泛吐清水，喜暖，大便溏薄，神疲乏力，或手足不温，舌淡苔薄，脉虚弱或迟缓，为脾胃虚寒；胃脘灼热隐痛，似饥而不欲食，咽干口燥，大便干结，舌红少津，脉弦细或细数，为胃阴不足。

二、诊断与鉴别诊断

（一）诊断要点

1. 临床以胃脘部疼痛为主症。

2. 常伴有痞闷、嗳气、泛酸、嘈杂、恶心呕吐，甚或吐血、便血等症。

3. 发病常与饮食不节、情志不畅、劳累受寒等有关。

4. X线胃肠钡餐检查、纤维胃镜检查，常可发现胃、十二指肠病变。

（二）类证鉴别

胃痛应与真心痛、胁痛、腹痛等病证进行鉴别。

胃痛病位在胃，而及于脾，与"真心痛"有本质不同，临床应加以区别。

真心痛系心经病变所引起的心痛证。《黄帝内经灵枢·厥论》篇曾经指出："真心痛手足青至节，心痛甚，旦发夕死，夕发旦死。"心居胸中，其病变部位，疼痛程度与特征及其预后等方面，与胃痛是有明显区别的。胁痛是以两胁胀痛为主证，肝气犯胃的胃痛有时亦可攻痛连胁，但仍以胃脘部疼痛为主证。两者具有明显的区别。腹痛是指胃脘部以下，耻骨毛际以上整个位置疼痛为主证。胃痛是以上腹胃脘部近心窝处疼痛为主证。两者仅就疼痛部位来说，是有区别的。但胃处腹中，与肠相连，因而在个别特殊病证中，胃痛可以影响及腹，而腹痛亦可牵连于胃，这就要从其疼痛的主要部位和如何起病来加以辨别。总之，必须根据临床具体证候而辨，只要医者细心询问，详审病情，是不难分辨的。

胃痛有时与肝胆疾患及胰腺炎相似，须注意鉴别。

三、治疗

（一）论治原则

本病以疏肝健脾、和胃止痛为论治原则。

（二）分证论治

1. 脾胃虚弱（虚寒）证

主症：胃脘部隐隐作痛，得温痛减，口中和，喜热饮，或伴恶寒，舌淡胖边有齿痕，苔薄白，脉弦紧。

治法：温中健脾，和胃止痛。

主方：香砂六君子汤（《医方集解》）加减。

药物：党参、炒白术、茯苓、法半夏、陈皮、木香、砂仁（后下）、干姜、炙甘草。

2. 肝胃不和（或肝胃气滞）证

主症：上腹胃脘部暴痛，痛势较剧，痛处拒按，饥时痛减，口干口苦，苔薄白，脉弦紧。

治法：疏肝和胃，理气止痛。

主方：柴胡疏肝散（《景岳全书》）。

药物：柴胡、香附、川芎、陈皮、枳壳、白芍、甘草。

3. 脾胃湿热证

主症：胃脘疼痛、嘈杂，痛势绵绵，纳后痛增，口干而不欲饮，苔白厚腻或黄腻，脉弦滑。

治法：清热除湿、理气和中。

主方：连朴饮（《霍乱论》）加减。

药物：黄连、厚朴、石菖蒲、制半夏、炒栀子、芦根、茵陈、生薏苡仁、炒莱菔子。

4. 胃阴不足证

主症：胃脘疼痛、嘈杂，口干而不欲饮或饮而口渴不减，苔白少津或少苔，脉细。

治法：养阴益胃，和中止痛。

主方：益胃汤（《温病条辨》）加减。

药物：北沙参、生地、麦冬、白芍、川楝子、石斛、当归、甘草。

5. 胃络瘀阻证

主症：胃脘部刺痛，痛势较剧，痛处不移，痛而拒按，舌边夹瘀斑瘀点，苔白，脉弦细涩。

治法：活血通络止痛。

方药：丹参饮合失笑散加减。

药物：丹参、砂仁（后下）、蒲黄、莪术、五灵脂、三七粉（兑服）、延胡索、川芎、当归。

（三）中医特色治疗

1. 中成药

（1）脾胃虚弱（寒）型：温胃舒胶囊或养胃舒胶囊，每次 3 粒，每天 3 次；胃康胶囊，日服 3 次，每次 2 粒；参附注射液，20～50mL 静脉滴注，连续使用 10～14 天；益气复脉针，20mL 静脉滴注，连续使用 10～14 天；生脉/参麦针，20～50mL 静脉滴注，连续使用 10～14 天。

（2）肝胃不和型：气滞胃痛颗粒，每次 5g，每日 3 次；荆花胃康丸，每次 2 粒，每天 3 次；胆胃康胶囊，日服 3 次，每次 2 粒；枳术宽中胶囊，每次 3 粒，每日 3 次。血栓通注射液、丹参川芎嗪注射液、丹红注射液等均可使用。

（3）脾胃湿热型：三九胃泰颗粒、荆花胃康丸、肠胃舒胶囊等成药可用。丹红注射液、血必净注射液、丹参川芎嗪针等可使用。

（4）胃阴不足型：养胃舒胶囊，每次 2 粒，每天 3 次；猴头菌颗粒，每次 1 包，每日 3 次；延胡胃安胶囊，每次 2 粒，每天 3 次；生脉/参麦针，20～50mL 静脉滴注，连续使用 10～14 天。

（5）胃络瘀阻型：胃复春片、复方胃痛田七胶囊及参芎葡萄糖注射液，丹红注射液、血栓通注射液、丹参川芎嗪注射液等均可使用。

2. 其他中医综合疗法

（1）针灸治疗：针灸治疗胃脘痛是目前主要的外治法之一，具有经济、方便、安全的优势。体针疗法取穴中脘、内关、胃俞等，根据证型可适当加减。如肝胃不和，可加肝俞、太冲、行间；脾胃虚弱，可加脾俞、气海；胃阴不足，可加三阴交、太溪；虚证用补法，其他证型用平补平泻，每日或隔日 1 次，10 次为一疗程，疗程间隔 3～5 天。

（2）穴位贴敷治疗：一是中药穴位给药，用芳香走窜之品渗透皮肤，使诸药通过经络传导，运行周身，以调整脏腑阴阳气血，扶正祛邪，从而改善临床症状。我科分别采用胃寒贴、胃热贴敷膏治疗胃脘痛患者 1 220 例，我们临床运用 5 年来，贴敷组临床总有效率达 93%，与内服传统方药、无穴位敷贴的对照组疗效出现明显差异，说明中药内服加外治法治疗胃脘痛疗效有明显提高。二是采用"穴位敷贴治疗贴"贴敷贴于上脘穴、神阙穴、关元穴等，对改善慢性胃炎引起的胃脘痛、上腹饱胀感、不思饮食等症有益。

（3）耳穴：使用王不留行籽贴耳穴，主穴为胃、脾、皮质下、十二指肠、交感。配穴为肝、神门。

3. 药膳疗法

药膳是在中医药学理论指导下，采用天然药物与日常食物，尤其是具有药用价值的食物，按一定配伍规则合理配制，烹制成即美味可口，又有一定疗效和养生作用的特殊膳食。其药性、食性兼而取之，两者相辅相成地发挥着药物和食物综合作用，慢性浅表性胃炎临床上多有食欲不振、纳少等消化不良症状，且本病反复发作，长期服药又极易败伤胃气，因而施用药膳治疗本病尤为适宜，不仅可以祛病疗疾，而且可收"淡食以养胃"之功，一举两得。

（1）白术猪肚粥：是传统的中药方剂，来源于《圣济总录》，用于慢性浅表性胃炎之脾胃虚弱的食欲不振。

原料：白术30g，槟榔10g，生姜10g，猪肚1个，粳米100g，葱白3根切细，盐少许。

做法：将以上三味药捣碎，猪肚洗净去涎滑，纳药于猪肚中缝口，以水煮猪肚至熟，取汁，将粳米及葱白共入汁中煮粥，并加盐。

（2）玉竹粥：玉竹又称葳蕤，自古以来人们就把它当作滋补强壮、延年益寿药使用，不仅有补益作用，而且有美容之功。玉竹含有铃兰苦苷、铃兰苷、黏液质、蛋白质、淀粉、维生素等成分。现代药理研究证明，玉竹还有强心、降血糖等功效，适用于胃火炽盛或阴虚内热消谷善饥之胃炎患者。因其滋腻，胃部饱胀、口腻多痰、舌苔厚腻者忌服。

原料：玉竹20g（鲜玉竹60g），粳米100g，冰糖适量。

做法：将玉竹洗净，切片，放入砂锅内，加水煎取浓汁，去渣。将米洗净，连同煎汁放入砂锅内，加入适量水，用大火煮沸，改为小火煮约30分钟成粥，用糖调味即可。

（3）橘皮粥：适用于肝气犯胃之胃脘胀痛、食后尤甚不适者。

原料：橘皮15g（切碎），白米60g。

做法：同煮粥食。

4. 名老中医经验方

（1）李乾构教授经验：李老认为本病病位在胃，与肝脾有关；病机特点是本虚标实，本虚为脾胃虚弱，标实为气血痰湿食等郁滞中焦，气机不通；治疗时应健脾和胃，理气降逆。

1）健脾土，助中运：《金匮要略》谓"四季脾旺不受邪"。脾主运化，脾气健则运化功能正常，水谷精微才能转输于全身，糟粕才得以排出体外。治疗时李老以四君子汤加减，以健脾补气，助运和中。

2）疏肝气，调气机：《素问·宝命全形论》谓"土得木则达"。唐容川云："木之性主疏泄，食之入胃，全赖肝之气以疏泄，而水谷乃化，若肝不疏泄水气，渗泄中满之证在所难免。"肝主疏泄，调畅气机，肝气不舒，则气机郁滞，横逆犯胃，胃失和降而成痞。治疗时可加柴胡、郁金、木香、枳实、厚朴等以疏肝理气，调畅气机。

3）降胃气，理中焦：胃主和降，以降为顺。胃失和降，则气机不畅，糟粕无以排出，浊气上逆，而发为痞证，出现嗳气、呃逆等症，如《素问·宣明五气》篇所说："胃为气逆、为哕。"治疗时可加旋覆花、代赭石、炒莱菔子、降香，以和胃降逆，调理中焦。

4）祛瘀血，养胃络：胃为多气多血之腑，脾为统血之脏，脾虚统摄失职，血液离经留滞脉管内外可致血瘀，气虚无力鼓动血液运行或肝郁气滞也可致血瘀。功能性消化不良发病时间长，多有瘀血在内。治疗时应适当加用活血祛瘀药，如丹参、酒军之类以祛瘀生新，养胃通络。

5）病案：王某，女，60岁，于2015年10月初诊。以"胃胀间歇发作1年，加重2个月"为主诉来医院求治。患者1年前于生气后出现胃胀，进食后加重，嗳气、早饱、恶心、呕吐，每日1～2次，伴纳差，大便干，3日1行，曾服六味安消胶囊略有缓解。2月前再次因生气而上症加重，再服六味安消胶囊疗效不佳，故来医院求治。舌淡，苔白，脉弦细。诊断：痞满。辨证：脾虚气滞，肝胃不和。治法：健脾理气，疏肝和胃。处方：党参20g，茯苓20g，生白术30g，炙甘草5g，陈皮10g，姜半夏10g，柴胡10g，生白芍20g，枳实10g，厚朴10g，旋覆花10g，生赭石10g，酒军5g，丹参20g。连服7剂。二诊：呕吐消失，余症减半，舌淡红，苔薄白，脉弦细。原方去旋覆花、生赭石，继服7剂。三诊：诸症消失，改服健脾消胀冲剂，巩固疗效。1个月后随诊，未再复发。

（2）余绍源教授经验方：益胃饮。

益胃饮组成：乌梅、石斛、太子参、山药、山楂、沙参、麦冬、生地黄、地骨皮；功效：养阴益胃；主治：胃部灼热疼痛、餐后饱胀、口干舌燥、大便干结。临床运用：本方适用于慢性萎缩性胃炎、胃酸偏低者，或慢性胃炎的中晚期。

（3）毛水泉教授经验

1）疏肝理气：毛老十分重视肝气在慢性胃炎发病机制上的作用，认为胃为气血之腑，以气血调畅为贵，而气血调畅赖肝之疏泄，若肝郁气滞，横逆犯胃，胃中气机阻滞，不通则痛。治以疏肝和胃，调理气机。药用柴胡疏肝理气而解郁结为主药；枳壳归脾胃经，理气宽中，消除胀满；白芍平肝敛阴以止痛；青皮疏肝破气沉降下行。共奏疏肝理气、降逆和胃之功效。另外，毛老喜用三棱、莪术，谓其性近和平，性非猛烈而建功甚速，实为经验之谈。

2）健脾和胃：毛老认为，慢性脾胃病病程长，"久病必虚"。由于脾胃虚弱，运化无力，气机运化失调，而产生气滞、食滞等；同时脾失健运，湿从内生，积滞和湿瘀均可阻滞中焦，影响气机的升降，日久则气滞血瘀；郁久化热，又可产生湿热；食滞、湿瘀、气滞、血瘀反过来又会损伤脾胃，加重脾胃虚弱，从而形成恶性循环。气虚之甚即阳虚，脾胃虚弱进一步发展为脾胃虚寒。因此脾胃虚弱是慢性脾胃病之根本，而健脾助运法常作为治疗慢性胃炎的大法。毛老临证常选生黄芪、党参、白术、茯苓、甘草等，取参苓白术散之意，使脾升胃降，枢机运转正常，气血生化有源，则病邪可祛。

3）活血化瘀：毛老认为，胃脘久痛不愈，必有瘀血阻滞脉络，用活血化瘀法。若血瘀症状明显，见胃脘痛有定处，痛时拒按，或如针刺，或如刀割等，毛老常用失笑散合金铃子散加减治之。血瘀症状不明显，则在其他组方中加入活血化瘀之品。毛老善用丹参，取其破宿瘀以生新血，功兼四物，既可活血又可养血；又喜用乳香、没药，认为乳香善通窍以理气，没药善化瘀以理血，两药合用，对胸腹诸痛有明显的理气活血、化瘀止痛之功。

4）滋养胃阴：胃阴不足，其症多见胃脘隐隐灼痛，咽干口燥，嘈杂易饥或饥而不欲食，大便干燥，舌红少津，脉细，治法养阴益胃，常用沙参麦冬汤加减治疗。临证可配伍石斛，白芍、乌梅、麦芽、炙甘草取酸甘化阴之义。毛老认为，此法亦可治疗脾阴不足，症见纳食减少或食后腹胀，舌干少津，形瘦，甚或皮肤粗糙，倦怠乏力，大便秘结，脉软弱数。

5）病案：胡某，女，33岁。近日因情志不遂，胃脘胀痛，痛引两胁，每因恼怒痛发尤甚，频频嗳气，舌红，苔黄，脉弦滑。证属木郁克土，胃失顺降。处方：柴胡、枳壳、赤芍、白芍、三棱、莪术、炒蒲黄、炒五灵脂备10g，青皮、陈皮各6g，黄连、吴茱萸各3g。7剂。每日1剂，水煎分3次服。药后痛势已缓，但脘部仍胀闷不适。饮食不下，乃郁气未净，上方加砂仁3g，乌药10g，沉降下气，健脾和胃。7剂尽，痛胀递减。3月后随访，胃痛未发。

（4）朱建华教授经验：治疗慢性胃炎，应从正邪两端入手，严格运用辨证分型，在经典方药的基础上灵活应变，有针对性的诊断治疗。

临床治疗慢性胃炎加减用药时应注意：一注意"灵通"，二注意"升降"，三要在辨证用药的同时，注意结合辨病用药。因本病虽然重在于脾胃，而实于肝郁气滞血瘀有关。本病常见食后饱胀、嗳气、泛酸、胃痛等症状，如果用药不注意轻灵流通，则可使症状加重。因此，虽见脾胃气虚而用党参、黄芪、白术、甘草之类以益气健脾，也须配以陈皮、半夏、木香之属以理气和胃；虽见胃阴亏虚而用石斛、麦冬、沙参等品以清养胃阴，亦当佐以川楝子、绿萼梅、佛手等药以疏肝醒胃。同时在选择灵通药物中，要善于运用活血化瘀药，丹参、赤芍可以优先选用。莪术、红花亦有很好的化瘀止痛的效果。其次，由于脾气宜升，胃气宜降，如果脾之清气不升，则见中满腹胀，泄泻；胃之浊气不降，则见呕吐，嗳气，泛酸。升提药与益气药同用，如升麻、柴胡、党参、黄芪、枳实等。枳实用于补气升清，可于参、芪、升、柴相配；用于破气降气，可于青皮、降香、厚朴、川楝子相配。和降药与泻肝药同用，如旋覆花、川楝子、左金丸等。偏寒者加生姜、紫苏；偏热者加竹茹、连翘。在提升或和降中，均可配伍白芍，柔养以制肝木之旺，有很好的缓急止痛作用。在辨证用药的同时，还必须注意辨病用药。本病常兼有肝失于疏泄可以影响胃液的正常分泌。如胃酸过多，可选用煅瓦楞子、煅乌贼骨以制酸；胃酸过少或缺如，可选用山楂、乌梅、木瓜等以助酸。胆汁反流性胃炎，常因为肝失于疏泄，使胆汁的正常排泄受到障碍，导致胆汁郁遏而反流，可以选用柴胡、郁金等疏利肝胆。慢性萎缩性胃炎，如经病理学检查，见肠上皮化生，可选用生薏苡仁、莪术等，以防恶变。一般认为莪术破血祛瘀作用较峻，其实药性平和，本品含芳香挥发油，能直接兴奋胃肠道，有很好的健胃作用，化瘀消痞，止痛作用颇佳。在治疗慢性胃炎中，可以配合一些清热药，蒲公英最为适宜，清热而不甚苦寒，且有健胃作用。

除了必要的药物治疗外尚应医嘱患者改变饮食习惯，适度锻炼，劳逸结合，避免饮食过冷、过热、过硬，保持心情愉快。只要认真调养，正确用药，即能达到良好的治疗作用。

（5）龙祖宏教授经验：强调因时因人辨证论治，同时又强调应重视肝肾之滋养，重视调畅气机，临床要注意维系先后天之平衡，调阴阳气血以达阴平阳秘；调脾胃气机的升降，以平为安。"内伤脾胃，百病乃生"，健脾和胃，调和升降为治疗脾胃病的基本大法，治本以调补脾胃，治标以通为要。在龙老学术思想指导下，我科提炼出胃脘痛四大治法——"健脾提升、燥脾和胃、淡渗甘缓、疏利清凉"。

医案：患者高某，女，53岁，反复胃脘疼痛3年，再发加重1周。

现病史：患者自诉有"慢性浅表性胃炎"病史3年。经"昆明医科大学第一附属医院"胃镜诊断为："慢性非萎缩性胃炎"予"泮托拉唑1粒，每日两次"治疗后疼痛时作时止。1周前因饮食不慎，过食辛辣之品后胃脘疼痛再发加重，伴嗳气、反酸，口干苦，纳呆，自服泮托拉唑效果不明显，2020年9月12日为寻求中西医结合治疗到医院名医馆龙老处就诊。现症见胃脘灼痛，伴嗳气、反酸，口干苦、口黏，纳呆，大便黏滞不爽，尿黄。

既往史：有"高血压"病史5年，血压最高达150/90mmHg，自服"厄贝沙坦片，一日一次，一次一片"，血压控制尚可。既往否认"冠心病、糖尿病"等，否认"结核、伤寒"等传染病史，否认中毒、输血、外伤、手术史，否认药物、食物否认过敏史。

查体：体温36.7℃，脉搏67次/分，呼吸19次/分，血压125/71mmHg，一般情况可，神清、精神可，全身皮肤黏膜未见黄染，浅表淋巴结未触及，双瞳等大、等圆，对光反射存在，咽红，扁桃体不大，颈软，双肺呼吸音清，无明显干湿啰音，心率67次/分，律齐，无杂音，腹软，剑突下轻压痛，无反跳痛及肌紧张，肝未触及，肠鸣4次/分。生理反射存在，病理反射未引出，舌红苔黄腻，脉细滑。

门诊资料：腹部B超，肝胆胰脾未见异常。

中医诊断：胃脘痛（脾胃湿热）。

西医诊断：①慢性非萎缩性胃炎。②高血压2级中危组。

中医治则：以健脾为主，兼清利湿热。

处方：龙祖宏主任自拟的调胃降逆汤加减，党参 30g，白术 15g，茯苓 15g，香橼 15g，竹茹 10g，蒲公英 30g，白及 30g，台乌 10g，海螵蛸 15g，浙贝母 15g，桔梗 10g，炒枳壳 15g，砂仁 6g，鸡内金 10g，甘草 6g，7 剂内服。以上中药头煎加水 500mL，水煎 20 分钟，取汁 150mL，二煎加水 400mL，水煎 20 分钟，取汁 150mL，三煎加水 400mL，水煎 20 分钟，取汁 150mL，三次药汁混合，再煎 10 分钟，分 3 次服。

第二周复诊，患者自诉服药后胃脘灼痛减轻，嗳气、反酸减轻，口干苦减轻，纳食改善，大便黏滞不爽，尿黄。舌偏红苔薄黄微腻，脉细滑。中药予守原方治疗。党参 30g，炒白术 15g，茯苓 15g，香橼 15g，竹茹 5g，蒲公英 30g，白及 30g，台乌 10g，海螵蛸 15g，浙贝母 15g，桔梗 10g，炒枳壳 15g，砂仁 6g，鸡内金 10g，甘草 6g，7 剂内服。

9 月 26 日患者复诊诉服药后胃脘灼痛缓解，偶有嗳气、无反酸，口干苦减轻，纳食可，二便调。舌淡红苔薄黄微腻，脉缓。患者脾胃湿热之征已不明显，中药在原方基础上减少蒲公英半量，继续巩固治疗善后。中药处方如下：党参 30g，白术 15g，茯苓 15g，香橼 15g，竹茹 10g，蒲公英 15g，白及 30g，台乌 10g，海螵蛸 15g，浙贝母 15g，桔梗 10g，炒枳壳 15g，砂仁 6g，鸡内金 10g，甘草 6g，6 剂内服。

四、预防与调护

饮食有节，防止暴饮暴食，宜进食易消化的食物，忌食生冷、粗硬、酸辣刺激性食物。特别是要注意腹部保暖，早饭不仅必须吃，而且最好是温热的。

根据不同证型进行辨证论治，积极进行饮食指导，注重为患者进行心理疏导，调畅情志，尽量避免烦恼、忧虑，保持乐观情绪。必要时请脑病科医生会同处理患者的焦虑－抑郁状态。

（唐丽梅）

第二节　胃痞

胃痞指胃脘部痞闷胀满不舒的一种自觉症状，触之无形，按之柔软，压之无痛，又称痞、痞满、满、痞塞，是脾胃肠疾病中的常见病症。现代医学的慢性胃炎（浅表性、萎缩性）、功能性消化不良、胃肠神经症、胃下垂等疾病，表现胃脘痞满闷胀为主要表现时，参照胃痞辨证论治。

该病起病缓，早期症状轻，间歇性加重，易反复发作。历代医家论述由外邪内陷、饮食不化、情志失调、脾胃虚弱所导致中焦气机输转不利，气机滞塞，升降失常，表现胃脘痞满闷胀，而脾胃虚弱是基本病机。近代医家大多认为，痞满与外感邪气、饮食内伤、脏腑功能失调、情志失和密切相关，尤其情志因素是导致胃痞发生发展的重要因素，近年来受到广泛的关注，另外近年对幽门螺旋杆菌（Hp）的深入研究，拓展了中医学"邪气"的范畴，中医辨病辨证结合，清热解毒、健脾益气、疏肝理气、活血化瘀，扶正祛邪，增强自身免疫力、抗病力，清除或根治 Hp，治疗效果较好。

一、病因病机

胃痞发病原因可有感受外邪、食滞中焦、痰湿阻滞、情志失调。脾胃同居中焦，表里相互络属，脾主升清，胃主降浊，清升浊降，中焦气机条畅，若感邪或脾胃虚弱，健运失职，气机升降失调、气机滞塞中焦而发为痞满。肝主疏泄，中焦气机升降有赖于肝气条达，肝气郁滞，克犯脾胃，也可导致痞满。该病病位在胃脘，涉及肝脾。感受外邪：风寒暑湿之邪或秽浊之气袭表，治不得法，滥用攻里泻下，伤及胃腑，外邪内陷，结于心下胃脘，中焦气机阻塞，升降失常，发为胃痞。食滞中焦：暴饮暴食，或嗜食生冷肥甘，或食谷不化，阻滞胃脘，痞塞不通发为痞满。痰湿阻滞：脾胃健运失调，酿生痰浊，痰气交阻，中焦气机阻塞，升降失常，发为胃痞。情志失调：忧思恼怒，五志过激，气机逆乱，升降失职，肝气横逆犯脾，肝脾不和，气机郁滞，发为痞满。禀赋不足，脾胃虚弱：素体脾胃虚弱，中气不足，或饮食不节，损伤脾胃，脾失健运，气机不利发为痞满。临床有实痞与虚痞之分。

（一）实证

胃脘痞满，病势急迫，按之满甚，食后加重。兼见咽干口苦，渴喜冷饮，身热汗出，大便干结，小便短赤，舌红苔黄，脉滑数，属邪热内陷；伴见恶心呕吐，嗳腐吞酸，厌食，大便不调，舌淡，苔白腻，属饮食停滞；若胸膈满闷，头重身体困倦，头晕目眩，咳嗽痰多，恶心呕吐，不思饮食，口淡不渴，小便不利，舌质淡胖，苔白腻，脉沉滑，属痰湿内阻；兼胁肋胀满，心烦易怒，喜叹息，情绪不调加重，舌质淡红，苔薄白，脉弦，属肝郁气滞。

（二）虚证

胃脘痞满闷胀，病势缓，或时缓时急，喜温喜按，不欲进食。多见乏力纳差、便溏。如胃脘冷甚，手足不温属脾阳不振。

二、诊断与鉴别诊断

（一）辨病

1. 症状　该病常见自觉胃脘部痞满不舒，闷塞不痛为主的症状，触之无形，按之柔软，压之无痛，望无胀大，伴胸膈满闷，得食则胀，嗳气则舒。

2. 体征　患者大多无明显体征。

3. 辅助检查

（1）实验室检查

1）大便常规加潜血：正常。

2）Hp 检测：^{13}C、^{14}C 呼气试验，Hp 抗原抗体检测，尿素酶检测，细菌培养，粪便检测。阴性或阳性。

3）血液分析：正常或轻度贫血。

4）大便常规：正常或偶有隐血试验阳性。隐血试验阳性时排除肉、血及富含铁饮食影响误诊。

5）肝、肾功能：正常。

6）胃液、胃动力：正常。

（2）影像学检查

1）电子胃镜及活组织病理检查：浅表性胃炎胃黏膜表面呈红白相间或花斑状改变，有时见散在糜烂，常有灰白色或黄白色渗出物，也可呈局限性充血、水肿，或见糜烂。萎缩性胃炎的黏膜多呈苍白或灰白色，皱襞变细或平坦，黏膜变薄使黏膜下血管透见呈紫蓝色，病变可弥漫或主要局限在胃窦部。未见溃疡及肿物。

2）X 线上消化道钡餐：大多数慢性胃炎无异常发现。通过气钡双重造影可显示黏膜相，胃黏膜萎缩可见胃皱襞相对平坦，减少。窦黏膜呈钝锯齿状及胃窦部痉挛，多为胃窦胃炎。

3）腹部 B 超：肝、胆、胰、脾未见异常。

（二）鉴别诊断

1. 胃脘痛：两者病变部位相同，均在胃脘部。胃脘痛以疼痛为主，兼有胀满；胃痞以满闷为主症，时有隐痛；胃痛，胃脘部有压痛，胀较甚，胃痞，胃脘部无压痛，而以痞闷胀满不舒的自觉症状为主。胃痛起病急；胃痞起病缓。在胃病的发生、发展过程中，胃痛及胃痞在某一阶段表现程度不一，或以胃痛为主，或胃痞较为明显，需依据症候鉴别辨证。

2. 臌胀：与胃痞均有腹部胀满之候，但两者病位不一样，胃痞病位在胃脘，臌胀病位在大腹；臌胀外形腹部胀大如鼓，皮色苍黄，脉络暴露，而胃痞腹部外形无异常；臌胀按之胀急，久病腹部可有瘕积，胃痞无胀急，触之无有形积块。

3. 胸痹心痛：两者症状时有互见，胸痹时伴有脘腹不舒，胃痞也常兼见胸膈不适。胸痹以当胸闷痛，气短如窒，疼痛可牵及左臂，起病急骤，为心脉痹阻、心失所养所致，胃痞为胃脘痞塞满闷不痛，起病缓，为脾胃虚弱、健运失职、气机升降失调气机滞塞中焦所致。两者应审慎鉴别。

三、中医治疗

（一）论治原则

根据本病病因及病机，论治原则本着实者泻之，虚则补之，据辨证实证分别予泻热、消食、化痰、理气；虚证给予温补脾胃，辅以通导行气之品调畅中焦气机。

（二）分证论治

1. 邪热内陷　胃脘痞满，病势急迫，按之满甚，食后加重，舌淡，苔白腻，脉弦。

治法：泻热消痞，和胃开结。

主方：大黄黄连泻心汤加减。

药物：大黄、黄连、枳实、木香、炒厚朴。

2. 饮食停滞　胃脘满闷，伴见恶心呕吐，嗳腐吞酸，厌食，大便不调，舌淡，苔白腻。

治法：消食和胃，行气消痞。

主方：保和丸加减。

药物：焦山楂、神曲、炒莱菔子、茯苓、半夏、陈皮、连翘。胀满加枳实、厚朴；大便干结加玄明粉、大黄、槟榔；舌苔白腻加用炒苍术；脾虚便溏加黄芪、炒白术。

3. 痰湿内滞　胃脘痞满，食后加重，反酸咳吐，食少纳呆，大便干稀不调，舌淡，苔白腻，脉弦滑。

治法：化痰除湿，理气宽中。

主方：二陈汤或三仁汤。

药物：半夏、炒苍术、茯苓、陈皮、炒厚朴、桔梗、枳实。暑湿加滑石15g（包煎），木通6g，薏苡仁30g，蔻仁6g，杏仁12g，淡竹叶10g。

4. 肝郁气滞　胃脘痞满，咽干口苦，心烦易怒，大便干结，小便短赤，舌红苔白或黄腻，脉滑数。

治法：疏肝解郁，行气消痞。

主方：柴胡疏肝散或越鞠丸。

药物：柴胡、枳壳、白芍、川芎、炙香附、陈皮、甘草。郁而化热加黄连、吴茱萸、栀子。

5. 脾胃虚弱

治法：益气健脾养胃。

主方：补中益气汤。

药物：人参、黄芪、炒白术、当归、陈皮、炙升麻、柴胡。腹冷喜温按，手足不温，加附子、干姜，或用理中汤、大建中汤温中补虚。

（三）中医特色治疗

1. 中成药

（1）邪热内陷：雪胆素胶囊、三九胃泰颗粒、肠胃舒胶囊。

（2）饮食停滞：保和丸、克痢痧胶囊、气滞胃痛颗粒、胆胃康胶囊。

（3）痰湿内滞：香砂平胃颗粒、延胡胃安胶囊。

（4）肝郁气滞：舒肝片、气滞胃痛颗粒、逍遥丸、胆胃康胶囊等。

（5）脾胃虚弱：温胃舒、养胃舒、胃康胶囊、健胃消食片、香砂养胃丸。

2. 其他中医综合疗法

（1）针灸治疗：体针取穴中脘、内关、胃俞、足三里；寒湿加下脘、天枢、公孙、三阴交；湿热加合谷、至阴、承山；肝胃不和加肝俞、太冲；脾胃虚弱加脾俞、气海；虚证用补法，其余证型用平补平泻，每日或隔日1次，10次一疗程。

（2）穴位贴敷：用专用穴位贴贴敷于关元、足三里、神阙、上脘、中脘、下脘等，消胀除满，对改善胃肠功能有较好的辅助治疗作用。

（3）腹部湿热敷：针对虚证、寒证具有温胃助运、理气止痛功效。

（4）耳穴：取穴脾、胃肠、内分泌、交感。

3. 药膳疗法

（1）甜橙皮30g切丝，山药200g切片，加水文火共煮成粥，加入饴糖，空腹食用，治疗胃痞腹胀纳呆。

（2）莱菔子15g洗净加水300mL，煎煮半小时，取汁与粳米100g同煮成粥，分次服食，针对慢性胃炎腹胀、饮食停滞。

（3）猪肚1具，洗净与黄豆100g，加水500mL，先武火煮沸，改用文火煮至酥烂，加盐调味，分次食用，治疗胃痞脾胃虚弱，脾胃虚寒加生姜、胡椒同煮。

（4）佛手、元胡各6~10g，煎水代茶饮，治疗肝胃气滞胃痞。

4. 名老中医经验方

（1）董建华教授经验："通降论"。

董老认为急慢性胃炎病位在胃，属六腑之一，主受纳，腐熟水谷，化而不藏，以通为用，以降为顺。胃气润降，方能胃和。降则生化有源，出入有序，不降则气机壅滞，化生无由，胃病乃生。通降是治疗的总原则，包括调畅气血，导引食浊，通滞化瘀，补虚扶正。常用药物：①理气活血通降，苏梗、香附、陈皮、枳壳、元胡、炙乳香、炙没药、大腹皮、香橼、佛手、川楝子、蒲黄、刺猬皮、九香虫、桃仁、红花、丹参。②清热化湿，黄芩、山栀子、黄连、厚朴、荷梗、滑石、藿香、佩兰、清半夏、茯苓。③疏肝解郁，川楝子、元胡、八月札、柴胡、香附、绿萼梅。④养阴益胃，北沙参、麦冬、石斛、乌梅、白芍、芦根、甘草。⑤常用对药，枳壳与大腹皮行气消胀，利水消肿；香橼与佛手疏肝理气，和胃止痛；苏梗与藿香行气止痛，消胀除满；枳实与瓜蒌破气消积，宽胸散结，润肠通便；刺猬皮与九香虫祛瘀血、通滞气止血止痛；酒军与槟榔疏导化滞；黄连与吴茱萸清肝和胃，制酸降逆；山栀子与黄芩清热解毒，泻火凉血。

常用方剂：①胃苏饮，苏梗、香附、陈皮、枳壳、大腹皮、香橼、佛手、砂仁、鸡内金。本方用于情志不遂，胃气壅滞，以胀为主之胃痛。②加味鸡内金散，鸡内金、香橼、砂仁、沉香、莱菔子、枳壳、全瓜蒌、大腹皮。本方用于胃病初起、饮食不节所致消化不良。

（2）李乾构教授经验：李老认为胃痛的根本原因是在脾气虚弱的基础上受邪，治疗首先固本，固本首先健脾，补气健脾，和胃降逆，善用四君汤、六君汤。常用方药：活用四君汤。四君汤中用党参10~30g，以健脾益气；若元气大亏，用红参10~15g，另煎兑入，大补元气；难辨寒热，改用太子参20~30g，气阴双补；口干舌燥，改用北沙参20g；大便干结改用玄参30g，养阴，直折上炎之虚火。白术视病情而用，大便干用生白术，大便软用炒白术，大便溏用焦白术，大便稀溏频数用苍术，萎缩性胃炎用莪术。茯苓用量15~20g，伴水肿用茯苓皮，兼失眠用茯神，口舌生疮用土茯苓。甘草调和诸药一般5g左右，伴恶心呕吐宜减量用，大便干或脾虚用蜜炙甘草肠胃湿热，舌苔黄腻用六一散加丹参活血化瘀。

临证加减：食欲不振，脾胃气虚，加木香、砂仁、鸡内金、炒三仙；胃痛怕冷，脾胃虚寒，加桂枝、炒白芍、干姜、炮附子；胃部重坠，中气下陷，加黄芪、升麻、柴胡、枳壳；头晕眼花，气血两虚，加当归、川芎、白芍、熟地；失眠多梦，心脾两虚，加当归、酸枣仁、夜交藤、五味子；两胁胀痛，肝脾失调加柴胡、白芍、郁金、枳壳。

（3）朱良春教授经验：朱老认为慢性萎缩性胃炎是一种慢性消耗性疾病，该病病程缠绵，不易速愈。慢性萎缩性胃炎治疗而好转的进程，是呈逆转方向而变的，即重度转为轻度，转度浅表萎缩，继而转为重度浅表性胃炎，再转为轻度浅表性胃炎，直至康复，这个过程较长，宜守方久服。重视饮食宜忌：①宜食用大米饭、小米饭、玉米面、面条、面包、不加碱的面食品。②非虚寒型宜食用黑木耳、土豆、西红柿、青菜、藕、萝卜、冬瓜、黄瓜、丝瓜、洋葱、芹菜、绿豆芽、豆豉。③可食肉蛋鱼类，如猪羊牛肉、鸭肉、鸭蛋和有鳞鱼、鸡胗。④忌食油炸食物、菠菜、紫菜、海带、酸咸菜、韭菜、青椒、辣椒、大蒜、黄豆芽、豆腐，更忌烟酒茶及各种饮料、液体滋补品，少食水果。⑤忌食虾蟹、无鳞鱼、驴肉、马肉、狗肉、鸡肉、蛇肉、猪头肉及其熏烤腌制品。

在辨证拟方基础上结合病理检查诊断加减用药：①肠上皮化生或不典型增生者，均应加刺猬皮、炮山甲、蛇舌草、半枝莲，以软坚散结，潜消息肉，化瘀行滞，清热解毒。②疼痛甚者加用活血化瘀、散结止痛之失笑散，止痛，改善循环、调节代谢失调和神经血管营养，促进肠化和增生性病变的转换及吸收。③善用三七祛瘀生新，散结止痛。三七还能对抗毛细血管的通透性，抑制炎症渗出，促进组织创面修复。

（4）张声生教授经验：脾胃虚弱在胃黏膜病变发生、发展至癌前病变过程中起着重要作用，也是萎缩性胃炎及胃癌前病变发生、发展的病机本质。健脾益气法提高胃壁屏障防御机能，逆转黏膜的萎缩、轻中度肠化生与异型增生，常选用四君子汤、参苓白术散等加减。病变发展早期阶段，湿热邪毒起着重要的作用，邪实为主，Hp致病也属于中医的"湿热毒邪"，连朴饮、三仁汤清热解毒。清热解毒中药如蒲公英、栀子、连翘、半边莲、半枝莲、白花蛇舌草、败酱草等有抗炎和抑杀Hp的作用。瘀血阻络是慢性萎缩性胃炎及胃癌前病变的中心病理环节，贯穿疾病始终，久病入络成瘀。

张声生教授喜用桃红四物汤、血府逐瘀汤活血化瘀，改善胃黏膜血流、组织缺氧，提高局部的免疫能力，有一定的抗癌变作用，有利于萎缩腺体逆转和肠化生的消除。养血活血：当归、山楂、丹参、鸡血藤；活血祛瘀：三七粉、蒲黄、五灵脂、川芎、元胡、郁金、红花、茜草、泽兰；破瘀活血：三棱、莪术。活血加通络之地龙、木瓜、丝瓜络事半功倍。

（5）康相彬教授经验：康老认为脾与胃在生理上相反相成，在病理上互相影响，故脾胃病常见虚实互见、寒热错杂、气机升降失调。康老结合多年临床实践经验在《伤寒论》的半夏泻心汤基础上遵古而不泥古，加减化裁拟方加减半夏泻心汤，以吴茱萸代干姜，助半夏辛开散结，辛温散寒，降逆下气，又用吴茱萸、黄连配成左金丸寒温并用，辛开苦降，疏肝泻热，去大枣，防止大枣助湿生热，腻脾碍胃，导致中焦气机壅滞，痞满症状加重。康老在该方基础上参照症状、舌、脉，四诊合参，辨证加减如：寒多热少，得热则舒加大吴茱萸用量；热多寒少，渴喜冷饮，加大黄连、黄芩用量；脾虚便溏者加用茯苓、白术、黄芪；挟湿者加陈皮、佩兰；痞满重者加枳实、炒槟榔；反酸者加瓦楞子、甘草；纳差者加焦三仙、炒鸡内金，脘痛者加元胡、川楝子。既能改善临床症状，也能有效杀除 Hp 感染，促进胃黏膜修复，取得较好疗效。

四、预防与调护

1. 调摄饮食　按时进食，以新鲜、清淡为宜，忌油腻，忌暴饮暴食，忌烟酒、浓茶、肥甘厚味；勿过于辛辣刺激、过烫、过冷、过于粗糙；多食蔬菜、水果，少吃煎、炸、腌、烤食物。

2. 起居有常　忌贪凉感寒、感暑湿之邪；避免过度劳累，熬夜，适当运动，勿久坐、久卧。

3. 调摄情志　防止五志过激，避免精神高度紧张。

4. 口腔卫生　积极治疗口腔疾病，如有牙齿缺失，应及时安装义齿，保证正常咀嚼功能。

5. 积极治疗　定期复查，特别是慢性萎缩性胃炎有肠上皮化生者、伴反复出血者应动态复查胃镜或上消化道钡餐。

（李光智）

第三节　呕吐

中医呕吐是指胃失和降，气逆于上，胃内容物经食管和口腔吐出的一种病症。有物有声为呕，有物无声为吐，无物无声为干呕，临床上呕与吐常同时发生，难于截然分开，故合称为呕吐。西医呕吐是指胃内容物，甚至胆汁、肠液通过食管反流到口腔，并吐出的反射性动作。

呕吐是临床常见的消化道症状，可发生于多种疾病，涉及各系统，需要认真鉴别。西医呕吐一般分反射性、中枢性、前庭障碍性、神经性四大类。中医呕吐主要包括反射性呕吐中的胃十二指肠疾病（急性胃肠炎或慢性胃炎急性发作等）所导致的呕吐。急性胃肠炎或慢性胃炎是临床常见的消化道疾病，临床可出现呕吐，可兼见胃痛、嗳气、反酸、腹泻等。

一、病因病机

呕吐发生的常见原因有外邪犯胃、饮食停滞、肝气犯胃、痰饮内停、脾胃虚寒、胃阴不足等。胃主受纳腐熟水谷，若风、寒、暑、湿之邪及秽浊之气，侵犯胃腑，以致胃失和降，水谷反而上逆而发生呕吐；或由于饮食不节、暴饮暴食、多食生冷、醇酒辛辣、甘肥及不洁主食物，皆可伤胃滞脾，每易引起食滞不化，胃气不降，上逆而为呕吐；或因恼怒伤肝，肝失条达，横逆犯胃，胃气上逆，忧思伤脾，脾失健运，食停难化，胃失和降，而发生呕吐；或因脾运失司，痰饮内停而导致呕吐；或因病后胃弱、劳倦过度，耗伤中气，脾虚不能承受水谷，水谷精微不能化生气血，寒浊中阻而致呕吐；或因素体胃阴偏虚、久呕不愈或热病之后，或因肝郁化火，耗伤胃阴，致胃失濡润，不得润降而引起呕吐。总之，胃失和降，胃气上逆是呕吐的基本病机。临床上可分为虚实两类，实证可因外邪、饮食、肝气、痰饮等邪气犯胃，以致胃气痞塞，升降失调，气逆而呕；虚证可因脾胃虚寒或胃阴不足所致，两者均可导致脾胃运化失常，以致胃失和降，气逆于上而发生呕吐。

1. 外邪犯胃　症状以突然呕吐，伴有恶寒发热，头身疼痛等表证为特点。

2. 饮食停滞　症状以呕吐酸腐、嗳气厌食为特点，兼见得食吐甚，吐后反快，脘腹胀满，大便秽臭或秘结，苔厚腻，脉滑实。

3. 肝气犯胃　症状以呕吐吞酸、嗳气频作为主证，兼见胸胁胀痛，舌边红，苔薄腻，脉弦。

4. 痰饮内停　症状以呕吐痰涎或清水，脘闷食少，便溏为特点。

5. 脾胃虚寒　症状以饮食稍有不慎即可呕吐，大便溏薄，时作时止为特点。

6. 胃阴不足　症状以呕吐反复发作，有时为干呕，似饥而不欲食，口燥咽干，舌红少津，脉细数为特点。

二、诊断与鉴别诊断

（一）辨病

1. 症状　急性胃肠炎或慢性胃炎急性发作均可出现呕吐，急性肠胃炎是发生在胃肠黏膜的急性炎症，本病常见于夏秋季，其发生多因饮食不当，暴饮暴食；或食入生冷腐馊、秽浊不洁的食品，临床表现主要为恶心、呕吐、腹痛、腹泻、发热等。慢性胃炎急性发作也可出现恶心呕吐，并可伴有胃痛、嗳气、反酸等症状。

2. 体征　呕吐大多无明显体征，有时可有上腹部轻压痛。

3. 辅助检查

（1）大便常规、大便培养：有助于急性胃肠炎的诊断。

（2）胃镜：有助于反流性食管炎、慢性胃炎、消化性溃疡、胃癌、食管癌等疾病的诊断。

（二）鉴别诊断

1. 反流性食管炎、消化性溃疡、胃癌、食管癌等　也可出现恶心呕吐，多伴有胃痛、烧心、嗳气、反酸、消瘦、食欲不振等症状。做胃镜可鉴别。

2. 脑肿瘤或脑炎　突然发生的喷射性呕吐，伴有头痛恶心感，这种呕吐因肿瘤生长使颅内压升高引起，且常伴有头痛、视觉障碍等表现。如果在冬春季节出现喷射性呕吐，并伴有高热、剧烈头痛等，可能是患有流行性脑脊髓膜炎（简称流脑），应及时去医院就诊。

3. 肾功能不全　可在多种慢性肾脏疾病的基础上（常见慢性肾小球肾炎、高血压肾病、糖尿病肾病等）出现恶性呕吐，可伴有颜面及双下肢浮肿、蛋白尿、低蛋白血症、高脂血症、消瘦、贫血等症状，化验肾功能肌酐和（或）尿素氮增高，内生肌酐清除率降低等。

4. 肝病　急性病毒性肝炎、酒精性肝炎等均可出现恶心呕吐；通过询问有无病毒性肝炎病史、饮酒史等可初步鉴别，进一步可做病毒学指标检测等有关检查可确诊。另外，肝硬化也可出现恶心呕吐，此类患者多伴有腹腔积液、脾大等，做腹部 B 超或腹部 CT 可确诊。

5. 肠梗阻　主要症状是呕吐、腹痛与停止排气排便。做腹部平片有助于确诊。

6. 急性心梗　多有心绞痛病史，可在劳累或休息状态下出现恶心呕吐，多伴有大汗淋漓、面色苍白、血压下降等症状，心电图可有特征性表现，化验心肌酶及肌钙蛋白升高。

7. 妊娠呕吐　育龄妇女，停经后晨起出现恶性呕吐，多伴有困倦思睡、嗜食酸或甜的食物，尿HCG 试验阳性有助于早孕反应的诊断。

8. 中暑　长时间处于烈日及高温环境中，突然出现面白、恶心呕吐、胸闷、口渴等症状。可伴有多汗、面色潮红、呼吸及脉搏加快等。

9. 梅尼埃病　病因尚不很明确，多与内耳迷路水肿有关。突然出现眩晕、恶心呕吐、神志清楚，发作时闭目不敢睁眼，可伴有耳鸣、耳部胀满感等不适。

10. 颈椎病　多由椎动脉型颈椎病引起。椎动脉受刺激或压迫，以致血管狭窄而出现椎基底动脉供血不足，出现持续性头痛，晨起、头部活动时加重，并伴有眩晕、恶心呕吐等症状；有时患者可突然感到四肢麻木、软弱无力而跌倒，但神志清楚，多能自己起来。本病做颈椎摄片可确诊。

11. 其他　泌尿系结石、卵巢囊肿蒂扭转、青光眼、肠系膜上动脉综合征等也可引起呕吐。

三、治疗

（一）论治原则

该病以和胃降逆止呕为论治原则。

（二）分证论治

1. 外邪犯胃证　呕吐，伴有恶寒发热，头身疼痛等表证为特点，兼见胸腹满闷，苔白腻，脉濡缓。

治法：解表祛邪，和胃降逆。

主方：藿香正气散（《太平惠民和剂局方》）加减。

药物：藿香、紫苏、白芷、大腹皮、茯苓、白术、陈皮、厚朴、半夏、桔梗、甘草、生姜、大枣。

2. 饮食停滞证　呕吐吞酸、嗳气频作为主证，兼见胸胁胀痛，舌边红，苔薄腻，脉弦。

治法：消食导滞，和胃降逆。

主方：保和丸（《丹溪心法》）加减。

药物：山楂、神曲、半夏、茯苓、陈皮、连翘、莱菔子。

3. 肝气犯胃证　呕吐吞酸、嗳气频作为主证，兼见胸胁胀痛，舌边红，苔薄腻，脉弦。

治法：疏肝理气，和胃降逆。

主方：半夏厚朴汤（《金匮要略》）和左金丸（《丹溪心法》）加减。

药物：半夏、厚朴、茯苓、生姜、苏叶、黄连、吴茱萸。

4. 痰饮内停证　呕吐痰涎或清水，脘闷食少，便溏，头晕心悸，舌苔白腻，脉滑。

治法：温化痰饮，和胃降逆。

主方：苓桂术甘汤（《金匮要略》）合小半夏汤（《金匮要略》）加减。

药物：茯苓、桂枝、白术、甘草、半夏、生姜。

5. 脾胃虚寒证　饮食稍有不慎即可呕吐，大便溏薄，时作时止为特点，可伴有面色不华、肢冷乏力，脘腹痞闷，纳呆，舌淡苔白，脉濡弱。

治法：温中健脾，和胃降逆。

主方：理中丸（《伤寒论》）加减。

药物：党参、干姜、甘草、白术。

6. 胃阴不足证 呕吐反复发作，有时为干呕，似饥而不欲食，口燥咽干，舌红少津，脉细数。

治法：滋养胃阴，和胃降逆。

主方：麦门冬汤（《金匮要略》）加减。

药物：麦门冬、半夏、党参、甘草、粳米、大枣。

（三）中医特色治疗

1. 中成药

（1）外邪犯胃型：藿香正气水 10mL，日 3 次；克痢痧胶囊每次 3 粒，日服 3 次。

（2）饮食停滞型：保和丸 1 丸，日服 2 次；达立通颗粒，每次 1 袋，日 2 次；气滞胃痛颗粒日服 3 次，每次 1 袋。

（3）肝气犯胃型：胆胃康胶囊日服 3 次，每次 2 粒；左金丸 1 丸，日服 2 次；肠胃舒胶囊每次 3 粒，日服 2 次。

（4）痰饮内停型：延胡胃安胶囊日服 3 次，每次 2 粒；克痢痧胶囊每次 2 粒，日服 2 次。

（5）脾胃虚寒型：温胃舒胶囊 2 粒，日服 3 次；理中丸 1 丸，日服 2 次；附子理中丸 1 丸，日服 2 次；黄芪建中丸 1 丸，日服 2 次。

（6）胃阴不足型：养胃舒胶囊 2 粒，日服 3 次或养胃舒颗粒 1 包，日服 2 次；阴虚胃痛冲剂 1 包，日服 2 次。

2. 其他中医综合疗法

（1）针灸治疗呕吐是目前主要的外治法之一，具有经济、方便、安全的优势。外邪犯胃型：常用中脘、足三里、内关、合谷、公孙，用泻法，祛邪解表，和胃降逆。饮食停滞型：常用内关、公孙、足三里、天枢、下脘，用泻法，消食化滞，和胃降逆。肝气犯胃型：常用中脘、足三里、内关、阳陵泉、太冲，用泻法，疏肝和胃降逆。痰饮内停型：常用丰隆、公孙，用泻法，化痰消饮。脾胃虚寒型：常用脾俞、胃俞、中脘、内关、足三里，补法加灸，温中健脾，和胃降逆。胃阴不足型：常用中脘、内关、阴陵泉、胃俞，用补法，滋阴养胃，降逆止呕。

（2）耳针：根据病变部位取胃、贲门、幽门、十二指肠、胆、肝、脾、神门、交感。每次选用 2～4 穴，毫针浅刺；也可埋针或用王不留行籽贴压。

（3）穴位敷贴：取神阙、中脘、内关、足三里等穴。

3. 药膳疗法

（1）姜糖橘皮粥：适宜外邪犯胃型呕吐

原料：生姜 30g，陈皮 50g，红糖 20g，大米 100g。

做法：将大米洗干净后加水煮成粥，加入生姜 30g，陈皮 50g，红糖 20g，煮 5 分钟即可。

（2）橘皮藕粉粥：适宜痰饮内停型呕吐

原料：橘皮 50g，藕粉 100g，白糖 100g。

做法：橘皮 50g，文火炖约 30 分钟，藕粉 100g 冷水冲开后加入，煮开，加白糖调味即可。

（3）萝卜鸡内金汤：适宜饮食停滞型呕吐

原料：鸡内金 30g，白萝卜 200g，干姜、橘皮各 50g，食盐少许。

做法：鸡内金30g，慢火煨烂，加入白萝卜200g切块，干姜、橘皮各50g加入，再煮约20分钟，加盐及调料，频频喝汤。

（4）百合石斛粥：适宜胃阴不足型呕吐

原料：百合、石斛各30g，大米100g，冰糖10g。

做法：将大米洗干净后加水煮成粥后，将百合、石斛各50g，再煮约20分钟，加冰糖适量，即可。

（5）姜片煲猪肚：适宜脾胃虚寒型呕吐

原料：猪肚半只，鲜姜片50g，食盐少许。

做法：猪肚半只洗干净后切丝，慢火煨汤，煮熟后加鲜姜片50g，再煮10分钟即可。

（6）佛手陈皮粥：适宜肝气犯胃型呕吐

原料：佛手、陈皮各30g，大米100g，冰糖10g。

做法：将大米洗干净后加水煮成粥后，将佛手、陈皮各30g，再煮约20分钟，加冰糖适量，即可。

4. 经验方

（1）暖肝温胃散寒法：适用于肝胃虚寒，浊阴上逆之呕吐。《金匮要略》云："呕而胸满者，茱萸汤主之。"治用吴茱萸汤温中补虚，降逆止呕。方中以辛热入脾胃的吴茱萸为主药，暖肝温胃下气降逆，辅以生姜温胃止呕，助吴茱萸散寒降逆；证属虚寒，当以温补，以人参为佐，补气健脾，且生津安神，大枣甘缓和中，制萸、姜之燥，又助人参补虚扶正，共奏暖肝温胃、补虚和中之功。

（2）回阳救逆法：适用于阴盛格阳之呕吐。《伤寒论》云："呕而脉弱，小便复利，身有微热，见厥者，难治，四逆汤主之。"治用四逆汤回阳救逆。方中附子生用能迅速温阳逐寒；辛热之干姜温中散寒，助阳通脉；炙甘草益气补中，缓姜、附峻烈之性，有调和药性之功。

（3）益气润燥法：适用于脾胃虚寒胃反之呕吐。《金匮要略》云："胃反呕吐者，大半夏汤主之。"治用大半夏汤和胃降逆，益气润燥。方中重用半夏开解降逆，人参、白蜜补虚润燥。

（4）温中散寒化饮法：适用于中阳不足，寒饮上逆之呕吐。《金匮要略》云："干呕吐逆，吐涎沫，半夏干姜散主之。"治用半夏、干姜散温中散寒，降逆止呕。《金匮要略》云："诸呕吐，谷不得下者，小半夏汤主之。"治用小半夏汤散寒化饮，和胃降逆以止呕，后世医家称此为"止呕祖方"。

（5）通腑泄热法：适用于胃肠实热之呕吐。《金匮要略·呕吐哕下利病脉证治》篇云："食已即吐者，大黄甘草汤主之。"因实热壅阻胃肠，腑气不通，胃热上冲，逆而不能容食，故食已即吐。治以通腑泄热，和胃止呕。方中大黄走而不守，泻热破结，荡涤肠胃，甘草和胃安中，载大黄以毕其功，则呕吐自止。

四、预防与调护

勿暴饮暴食，宜进食易消化的食物，忌食高脂肪的油煎、炸及熏炸食品，忌生冷、粗硬、酸辣刺激性食物，慎用或不用易损伤胃黏膜的药物。保持乐观情绪。

（孟　莹）

第四节　腹痛

腹痛是指胃脘以下、耻骨毛际以上部位发生疼痛为主症的病证，是临床上极为常见的一个症状。内科腹痛常见于西医学的急性胃肠炎、肠易激综合征、消化不良、胃肠痉挛、不完全性肠梗阻、腹型过敏性紫癜、急慢性胰腺炎、肠道寄生虫等病症。

一、病因病机

腹痛的常见病因有感受外邪、饮食所伤、情志失调及素体阳虚等，均可导致气机阻滞、脉络痹阻或经脉失养而发生腹痛。其病理性质不外乎寒、热、虚、实四端，寒证是寒邪凝注或积滞于腹中脏腑经脉，气机阻滞而成；热证是由六淫入里化热，湿热交阻，使气机不和，传导失职而发；实证为邪气郁滞，不通则痛；虚证为中脏虚寒，气血不能温养而痛。四者往往相互错杂。总之，本病的基本病机为脏腑气机阻滞，气血运行不畅，经脉痹阻，"不通则痛"，或脏腑经脉失养，不荣而痛。

（一）实证

1. 寒邪内阻证　因寒邪凝滞，中阳被遏，脉络痹阻而致腹痛。

2. 湿热壅滞证　因湿热内结，气机壅滞，腑气不通而致腹痛。

3. 饮食积滞证　因食滞内停，运化失司，胃肠不和而致脘腹胀满疼痛。

4. 肝郁气滞证　因肝气郁结，气机不畅，疏泄失司而致腹痛胀闷。

5. 瘀血内停证　因瘀血内停，气机阻滞，脉络不通而致腹痛较剧，痛如针刺。

（二）虚证

中脏虚寒证：因中阳不振，气血不足，失于温养而致腹痛绵绵，喜温喜按。

二、诊断与鉴别诊断

（一）辨病

1. 症状　凡是以胃脘以下，耻骨毛际以上部位的疼痛为主要表现者，即为腹痛。其疼痛性质各异，若病因外感，突然剧痛，伴发症状明显者，属于急性腹痛；病因内伤，起病缓慢，痛势缠绵者，则为慢性腹痛。临床可据此进一步辨病。

腹痛本身的特点如下。

（1）腹痛的部位常提示病变的所在，不过很多内脏性疼痛常常定位含糊，所以压痛的部位要较患者自觉疼痛的部位更为重要。

（2）腹痛的程度在一定的意义上反映了病情的轻重。一般而言，胃肠道穿孔、肝脾破裂、急性胰腺炎、胆绞痛，肾绞痛等疼痛多较剧烈，而溃疡病、肠系膜淋巴结炎等疼痛相对轻缓。

（3）腹痛节律对诊断的提示作用较强，实质性脏器的病变多表现为持续性痛，中空脏器的病变多表现为阵发性。而持续性疼痛伴阵发性加剧则多见于炎症与梗阻同时存在的情况，如胆囊炎伴胆道梗阻，肠梗阻后期伴腹膜炎等。

（4）腹痛伴随的症状：伴发热者提示为炎症性病变，伴吐泻者常为食物中毒或胃肠炎，仅伴腹泻者为肠道感染，伴呕吐者可能为胃肠梗阻，胰腺炎，伴黄疸者提示胆道疾病，伴腹胀者可能为肠梗阻，伴休克者多为内脏破裂出血、胃肠道穿孔伴发腹膜炎等。

2. 体征　腹部的体征是检查的重点。首先要查明是全腹压痛还是局部压痛。全腹压痛表示病灶弥漫，如弥漫性腹膜炎。局部的压痛往往能提示病变的所在，如麦氏点压痛为阑尾炎的体征。检查时尚需注意有无肌紧张与反跳痛。还需注意检查有无腹块，在腹壁上看到胃型、肠型，是幽门梗阻、肠梗阻的典型体征。听到亢进的肠鸣音提示肠梗阻，而肠鸣音消失则提示肠麻痹。由于腹外脏器的病变亦可引起腹痛，故心和肺的检查必不可少。

3. 实验室检查

（1）血、尿、粪的常规检查：血 WBC 数及中性粒细胞增高提示炎症性病变，脓血便提示肠道感染，血便提示肠梗阻、肠系膜血栓栓塞、出血性肠炎等。

（2）血生化检查：血清淀粉酶增高为胰腺炎，血清胆红素增高提示胆道疾病。

（3）腹腔穿刺液的常规及生化检查：有助于腹腔内出血和感染的诊断。

（4）X 线检查：膈下发现游离气体的，胃肠道穿孔即可确定。肠腔积气扩张、肠中多数液平则可诊断肠梗阻。X 线钡餐造影或钡灌肠检查可以发现胃十二指肠溃疡、肿瘤等。

（5）超声与 CT 检查：对肝、胆、胰疾病的诊断与鉴别有重要作用。

（6）内镜检查：用于胃肠道疾病的诊断与鉴别。

（二）类病辨别

引起腹痛的疾病甚多，兹举最常见和较有代表性者分述如下。

1. 急性胃肠炎　腹痛以上腹部及脐周部为主，常呈持续性隐痛伴阵发性加剧，常伴恶心、呕吐、腹泻，亦可有发热。体检发现上腹部及脐周部有压痛，但无肌紧张与反跳痛。结合发病前可有不洁饮食史能鉴别。

2. 急性阑尾炎　起病时先感中上腹持续性隐痛，数小时后转移至右下腹，呈持续隐痛伴阵发加剧。体检可有麦氏点压痛，并可有肌紧张，为阑尾炎的典型体征。结合正常成人白细胞（WBC）总数及中性粒细胞增高可确诊。

3. 急性胰腺炎　多在饱餐或饮酒后突然发作，中上腹持续性剧痛，常伴恶心、呕吐及发热。上腹部深压痛，可有肌紧张及反跳痛。血清淀粉酶升高。腹部 X 线可见小肠充气扩张，CT 检查可见胰腺肿大、周围脂肪层消失。

4. 肠梗阻　疼痛多在脐周，呈阵发性绞痛，伴呕吐与停止排便排气。体检可见肠型、腹部压痛明显，肠鸣音亢进。腹部 X 线若发现肠腔充气，并有多数液平时可确诊。

三、治疗

（一）分证论治

1. 寒邪内阻证　腹痛拘急，遇寒痛甚，得温痛减，口淡不渴，形寒肢冷，小便清长，大便清稀或秘结，舌质淡苔白腻，脉沉紧。

治法：散寒温里，理气止痛。

主方：良附丸合正气天香散加减。

药物：高良姜、干姜、紫苏、乌药、香附、陈皮。

2. 湿热壅滞证　腹痛拒按，烦渴引饮，大便秘结，或溏泄不爽，潮热汗出，小便短黄，舌质红，苔黄燥或黄腻，脉滑数。

治法：泄热通腑，行气导滞。

主方：大承气汤加减。

药物：大黄、芒硝、枳实、厚朴。

3. 饮食积滞证　脘腹胀满，疼痛拒按，嗳腐吞酸，厌食呕恶，痛而欲泻，泻后痛减，或大便秘结，舌苔厚腻，脉滑。

治法：消食导滞，理气止痛。

主方：枳实导滞丸加减。

药物：大黄、枳实、神曲、黄芩、黄连、泽泻、白术、茯苓。

4. 肝郁气滞证 腹痛胀闷，痛无定处，痛引少腹，或兼痛窜两胁，时作时止，得嗳气或矢气则舒，遇忧思恼怒则剧，舌质红，苔薄白，脉弦。

治法：疏肝解郁，理气止痛。

主方：柴胡疏肝散加减。

药物：柴胡、枳壳、香附、陈皮、川芎、芍药、甘草。

5. 瘀血内停证 腹痛较剧，痛如针刺，痛处固定，经久不愈，舌质紫暗，脉细涩。

治法：活血化瘀，和络止痛。

主方：少腹逐瘀汤加减。

药物：当归、川芎、赤芍、延胡、蒲黄、五灵脂、肉桂、干姜、小茴香、甘草。

6. 中虚脏寒证 腹痛绵绵，时痛时止，喜温喜按，形寒肢冷，神疲乏力，气短懒言，胃纳不佳，面色无华，大便溏薄，舌质淡，苔薄白，脉沉细。

治法：温中不虚，缓急止痛。

主方：小建中汤加减。

药物：桂枝、生姜、芍药、饴糖、大枣、党参、白术、甘草。

（二）中医特色治疗

1. 中成药 包括气滞胃痛颗粒、枳术宽中胶囊、温胃舒胶囊、肠胃舒胶囊等。

2. 其他中医综合疗法

（1）针灸治疗腹痛是目前主要的外治法之一，体针可取下脘穴、内关穴等。根据证型可适当加减。

（2）穴位贴敷治疗：将穴位贴敷贴贴于中脘穴、下脘穴、神阙穴、关元穴、阿是穴等，可缓解腹痛。

（3）镇痛灸贴敷腹部治疗：用该贴敷贴于神阙穴、下脘穴、关元穴等，可很快缓解各种腹痛。

3. 药膳疗法 藿香白术粥藿香、白术各10g，大米50g。将藿香、白术择净，放入药罐中，加入清水适量，先浸泡5~10分钟，水煎取汁，而后加入大米，煮为稀粥即成，每日2~3剂，连续3~5天。可解表和中，理气化湿，适用于急性胃肠炎恶寒、发热、头痛，胸痛满闷，腹痛呕吐，肠鸣泄泻，口淡无味等。

四、预防与调护

饮食有节，防止暴饮暴食，宜清淡低脂饮食，避免进食高脂餐、油煎鸡蛋等。平和心态，避免烦躁忧虑，保持乐观情绪。

（汤　群）

第五节 泄泻

泄泻是指大便粪质稀溏，排便次数增多，粪便稀薄，或完谷不化，甚至泻出如水样便症者。其大便次数增多，每日三五次以至十数次以上。常兼有腹胀、腹痛、肠鸣、纳呆。起病或急或缓。暴泻者多有暴饮暴食或误食不洁之物的病史，迁延日久、时发时止者常由外邪、饮食或情志等因素诱发。与患者脾虚湿盛有关。急性泄泻，经及时治疗绝大多数在短期内可痊愈，少数患者暴泻不止，损气伤津耗液，可成痉、厥、闭、脱等危象。急性泄泻因失治、误治，可迁延日久，由实转虚，转为慢性泄泻。日久脾病及肾，脾肾亏虚，不能腐熟水谷，可成命门火衰之五更泄泻。现代医学诊断的非感染性腹泻、急性胃肠型感冒、功能性肠病出现的泄泻，如肠易激综合征及慢性溃疡性结肠炎缓解期等出现的泄泻均归属于本病范畴诊治。

一、病因病机

中医认为泄泻因素体脾胃虚弱，寒湿困脾或饮食不节，或忧思恼怒等，可致脾胃损伤，出现寒湿内盛或湿热内生，蕴结肠腑，而致发作泄泻。其病位在脾、肾、大肠，病初多为寒湿内盛及湿热内蕴，病久及肾，则出现脾肾阳虚、寒热错杂之证。本病不只是结肠局部的病变，还常是一种全身性疾病，与脏腑功能障碍、阴阳平衡失调关系密切。

二、诊断与鉴别诊断

（一）诊断

1. 疾病诊断

参照国家技术监督局发布的《中医临床诊疗术语》及国家市场监督管理总局制定的《中药新药临床指导原则》、普通高等"十一五"国家级规划教材田德禄主编的《中医内科学》的辨证标准，结合我们临床诊疗经验来进行划分，继而进行辨证论治。

2. 证候诊断

（1）寒湿内盛证：主症，大便清稀或如水样，腹痛肠鸣，畏寒恶风食少。舌苔白滑，脉濡缓。

（2）肠道湿热证：主症，腹痛即泻，泻下急迫，粪色黄褐臭秽，肛门灼热，可伴有发热。舌质红，舌苔黄腻。脉濡数或滑数。

（3）食滞胃肠：主症，大便溏稀或如蛋花样，嗳腐吞酸，恶心欲呕，腹胀肠鸣。舌苔白黄腻，脉弦滑。

（4）肝郁脾虚证：主症，腹痛肠鸣泄泻，每因情志不畅而发，泻后痛缓。舌质红，舌苔薄白，脉弦。

（5）脾胃虚弱证：主症，大便溏薄，夹有不消化食物，稍进油腻则便次增多，伴有神疲乏力。舌淡，舌苔薄白，脉细。

（6）脾肾阳虚证：主症，大便溏薄至水样甚则滑泄不止，畏寒肢冷甚则四肢厥逆。舌淡青，舌苔白滑，脉沉细无力。

（二）鉴别诊断

泄泻与痢疾：两者均为大便次数增多，粪质稀薄的病证。泄泻以大便次数增多，粪质稀溏，甚则如水样，或完谷不化为主症，大便不带脓血，也无里急后重，或无腹痛。而痢疾以腹痛、里急后重、便下赤白脓血为特征。

三、辨证与治疗

根据《中医内科学》第6版及《消化病特色专科实用手册》，我们将泄泻分为六型辨证施治。

（一）辨证论治

1. 寒湿内盛证　症见大便清稀或如水样，腹痛肠鸣，畏寒恶风食少。舌苔白滑，脉濡缓。

治法：解表散寒，芳香化湿。

处方：藿香正气散或胃苓汤加减。

药物：藿香、大腹皮、白芷、紫苏、茯苓、半夏曲、白术、陈皮、厚朴、桔梗、甘草。

如兼恶寒身痛，发热无汗、脉浮等表证者，可合用荆防败毒散以疏表解肌；若寒邪偏盛则将桂枝改为肉桂加高良姜10g以温化寒湿。可酌加小茴香、乌药以温里止痛。

中成药：温胃舒胶囊、香沙平胃颗粒、克痢痧胶囊、藿香正气胶囊、加味香连丸等。

2. 肠道湿热证　症见腹痛即泻，泻下急迫，粪色黄褐臭秽，肛门灼热，可伴有发热。舌质红，舌苔黄腻，脉濡数或滑数。

治法：清热利湿。

处方：葛根芩连汤加味。

药物：葛根、炒黄芩、黄连、白芷、薏苡仁、茯苓、白术、芦根。

中成药：三九胃泰颗粒、雪胆素胶囊、肠胃舒胶囊等。

3. 食滞胃肠证　症见大便溏稀或如蛋花样，嗳腐吞酸，恶心欲呕，腹胀肠鸣。舌苔白黄腻，脉弦滑。

治法：消食化滞。

处方：选保和丸加减治疗。

药物：陈皮、连翘、茯苓、莱菔子、半夏曲、神曲、焦山楂、甘草。可酌加炒黄连、枳实、槟榔、佩兰。

中成药：克痢痧胶囊、肠胃舒胶囊、延胡胃安胶囊、香沙平胃颗粒等。

4. 肝郁脾虚证　症见腹痛肠鸣泄泻，每因情志不畅而发，泻后痛缓。舌质红，舌苔薄白，脉弦。

治法：抑肝扶脾。

处方：痛泻要方合逍遥散加减。

药物：陈皮、白芷、白术、防风、炒柴胡、杭芍、当归、茯苓、粉葛根、黄连、甘草。

中成药：胆胃康胶囊、延胡胃安胶囊、痛泻宁颗粒及院内制剂健脾养肝丸。

5. 脾胃虚弱证　症见大便溏薄，夹有不消化食物，稍进油腻则便次增多，伴有神疲乏力。舌淡，舌苔薄白，脉细。

治法：健脾益胃。

处方：参苓白术散加减。

药物：党参、茯苓、白术、炒薏苡仁、陈皮、砂仁、桔梗、淮山药、炒扁豆、葛根、黄连、甘草。

中成药：补脾益肠丸及温胃舒颗粒、固本益肠片、健脾养肝丸、参苓健脾胃颗粒等。

6. 脾肾阳虚证　症见大便溏薄至水样甚则滑泄不止，畏寒肢冷甚则四肢厥逆。舌淡青，舌苔白滑，脉沉细无力。

治法：健脾益胃，温肾散寒。

处方：选四神丸合附子理中汤加减，或合真人养脏汤加减。

药物：川附片（先煎 2 小时）、北沙参、当归、白术、五味子、肉豆蔻、杭芍、木香、甘草。

中成药：补脾益肠丸、蛤蚧兴阳丸、温胃舒胶囊、金匮肾气丸等。

（二）其他外治疗法

1. 针灸法　体针治疗多以取足阳明经穴位为主。主穴为中脘、足三里。耳针取小肠、大肠、脾、胃、肾、肝、交感等穴。

2. 使用穴位贴敷贴或腹泻灸贴治疗泄泻　穴位可选神阙穴、关元穴，每日 1 次，14 日为 1 个疗程。

3. 灸架治疗　主穴为足三里，每次 20 分钟，日两次。

4. 中药热罨包　胃脘部，每日 1 次，每次 20 分钟，14 日为 1 个疗程。

5. 拔火罐　一般选用脾俞、肾俞、中脘、关元、天枢等穴位。

6. 推拿　患者先取坐位，用拇指平推下背部两侧足太阳膀胱经循行部位，约 10 分钟；继之掐揉脾俞、胃俞、足三里。再让患者俯卧，用掌按摩腰部两侧，约 5 分钟，最后点揉命门、肾俞、大肠俞、八髎等穴。若恶心、腹胀则按摩上腹部与脐周围，并取上脘、中脘、天枢、气海穴点揉。

四、调护

1. 护理要点

（1）按中医内科一般护理常规进行。

（2）急性泄泻者，应卧床休息。

（3）具有传染性者，执行消化道隔离。

（4）长期卧床者，应定时翻身，泄泻后清洁肛门。

2. 细致观察病情并做好护理记录

（1）观察大便的量、色、质、气味及次数，有无里急后重等情况。

（2）观察体温、脉搏、舌苔、口渴、饮水、尿量和皮肤弹性等变化。

（3）泄泻严重、眼窝凹陷、口干舌燥、皮肤干枯无弹性、腹胀无力时，报告医师，并配合处理。

（4）呼吸深长、烦躁不安、精神恍惚、四肢厥冷、尿少或无尿时，报告医师，并配合处理。

3. 给药护理　中药汤剂趁热服用，服后覆被静卧。

4. 饮食护理

（1）饮食以清淡、易消化、无渣及营养丰富的流质或半流质为宜。忌食油腻、生冷、辛辣等刺激性食物。

（2）肠道实热者，饮食宜清淡爽口，忌食生热助湿之品。

（3）食滞胃肠者，暂禁食，待好转后再给予软食。

（4）脾气亏虚者，以清淡饮食为宜，可食健脾食物。

5. 情志护理

（1）慢性泄泻者常有焦虑、恐惧心理，给予安慰，消除疑虑，保持心情愉快。

（2）肝气郁滞者，忌恼怒，保持心情舒畅。

6. 临证（症）施护

（1）寒湿困脾、腹痛者，可做腹部热敷。

（2）肠道湿热、肛门灼热疼痛者，遵医嘱中药熏洗。

（3）食滞胃肠、腹痛者，遵医嘱给予针刺。

7. 健康指导

（1）注意饮食清洁、有节。

（2）生活规律，劳逸结合，保持心情舒畅。

（3）指导患者遵医嘱正确服药。

五、疗效评价

（一）评价标准

参照中医药管理局发布的《中医病症诊断疗效标准》和国家中医药管理局公布的《22 个专业 95 个病种中医诊疗方案》判定。

显效：大便成形，全身症状消失，大便每日 1～2 次。

有效：大便次数减少，水分减少，全身症状改善。

无效：大便次数及水分未改变，症状加重。

（二）评价方法

中医症状体征治疗前后的变化情况采用《中医四诊资料分级量化表》，实验室指标评价采用检测血常规、大便常规＋潜血变化的方法进行评价。

（霍莉莉）

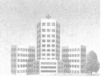

第六章 肝胆系病证

第一节 胁痛

胁痛是以一侧或两侧胁肋部疼痛为主要表现的病证，也是临床较多见的一种自觉症状。

西医学中急性肝炎、慢性肝炎、肝硬化、肝寄生虫病、肝癌、急性胆囊炎、慢性胆囊炎、胆石症、胆管蛔虫以及肋间神经痛等疾病以胁痛为主要症状时均可以参考本节辨证论治。

一、诊断与鉴别诊断

（一）诊断

1. 临床表现

以一侧或两侧胁肋部疼痛为主要表现者，可以诊断为胁痛。胁痛的性质可以表现为刺痛、胀痛、烁痛、隐痛、钝痛等不同特点。部分患者可伴胸闷、腹胀、嗳气、呃逆、急躁易怒、口苦、纳呆、厌食恶心等症。常有饮食不节、情志内伤、感受外湿、跌仆闪挫或劳欲久病等病史。

2. 辅助检查

胁痛以右侧为主者，多与肝胆疾病有关。

（1）检测肝功能指标以及甲、乙、丙、丁、戊等各型肝炎病毒指标，有助于病毒性肝炎的诊断。

（2）B 型超声检查及 CT、MRI 可以作为肝硬化、肝胆结石、急慢性胆囊炎、脂肪肝等疾病的诊断依据。

（3）血生化中的血脂、血浆蛋白等指标亦可作为诊断脂肪肝、肝硬化的辅助诊断指标。

（4）检查血中胎甲球蛋白、碱性磷酸酶等指标可作为初步筛查肝内肿瘤的参考依据。

（二）鉴别诊断

胁痛应与悬饮相鉴别：悬饮亦可见胁肋疼痛，但其表现为饮留胁下，胸胁胀满，持续不已，伴见咳嗽、咳痰，咳嗽、呼吸时，疼痛加重，且常喜向病侧睡卧，患侧肋间饱满，叩诊呈浊音，或兼见发热，一般不难鉴别。

二、辨证论治

（一）辨证要点

胁痛辨证应分清气血虚实。胀痛多属气郁，且疼痛游走不定，时轻时重，症状轻重变化与情绪有关；刺痛多属血瘀，且痛处固定不移，疼痛持续不已，局部拒按，入夜尤甚；实证多以气机郁滞、瘀血内阻、湿热内蕴为主，病程短，来势急，证见疼痛较重而拒按，脉实有力。虚证多为阴血不足，脉络失养，证见疼痛隐隐，绵绵不休，且病程较长，来势较缓，并伴见全身阴血亏虚之证。

（二）分证论治

1. 肝郁气滞

主症：胁肋胀痛，走窜不定，甚则痛引胸背肩臂，疼痛因情志变化而增减，胸闷腹胀，嗳气频作，得嗳气而胀痛稍舒，纳少口苦，舌苔薄白，脉弦。

证候分析：肝气失于条达，阻于胁络，故胁肋胀痛；气属无形，时聚时散，聚散无常，故疼痛走窜不定；情志变化与肝气之郁结关系密切，故疼痛随情志变化而有所增减；肝经气机不畅，故胸闷气短；肝气横逆，易犯脾胃，故食少嗳气；脉弦为肝郁之象。

治法：疏肝解郁，理气止痛。

方药：柴胡疏肝散（《景岳全书》）。

方中柴胡、枳壳、香附、川楝子疏肝理气，解郁止痛；白芍、甘草养阴柔肝，缓急止痛；川芎活血行气通络。

若胁痛甚，可加青皮、延胡索以增强理气止痛之力；若气郁化火，证见胁肋掣痛，口干口苦，烦躁易怒，溲黄便秘，舌红苔黄者，可去方中辛温之川芎，加山栀、丹皮、黄芩、夏枯草；若肝气横逆犯脾，证见肠鸣，腹泻，腹胀者，可酌加茯苓，白术；若肝郁化火，耗伤阴津，致精血亏耗，肝络失养，证见胁肋隐痛不休，眩晕少寐，舌红少津，脉细者，可去方中川芎，酌配枸杞子、菊花、首乌、丹皮、栀子；若兼见胃失和降，恶心呕吐者，可加半夏、陈皮、生姜、旋覆花等；若气滞兼见血瘀者，可酌加丹皮、赤芍、当归尾、川楝子、延胡索、郁金等。

2. 肝胆湿热

主症：胁肋胀痛或灼热疼痛，口苦口黏，胸闷不适，纳呆食少，恶心呕吐，小便黄赤，大便质黏不爽，或兼有发热恶寒，身目发黄，舌红苔黄腻，脉弦滑数。

证候分析：湿热蕴结于肝胆，肝络失和，胆不疏泄，故胁痛口苦；湿热中阻，升降失常，故胸闷纳呆，恶心呕吐；肝开窍于目，肝火上炎，则目赤；湿热交蒸，胆汁不循常道而外溢，可出现目黄、身黄、小便黄赤；舌苔黄腻，脉弦滑数均是肝胆湿热之证。

治法：清热利湿。

方药：龙胆泻肝汤（《兰室秘藏》）。

方中龙胆草清泻肝胆湿热；山栀、黄芩清泻肝火；川楝子、枳壳、延胡索疏肝理气止痛；泽泻、车前子清热渗湿。

若兼见发热，黄疸者，加茵陈、黄柏以清热利湿退黄；若肠胃积热，便秘，腹胀腹满者，可加大黄、芒硝；若湿热煎熬，结成砂石，阻滞胆管，证见胁肋剧痛连及肩背者，可加金钱草、海金沙、川楝子，或酌情配以硝石矾石散；呕吐蛔虫者，先以乌梅丸安蛔，再予驱蛔。

3. 瘀血阻络

主症：胁肋刺痛，痛有定处，痛处拒按，入夜尤甚，胁肋下或见有癥块，舌质紫暗，脉象沉涩。

证候分析：肝郁日久，气滞血瘀，或跌仆损伤，致瘀血停着，痹阻胁络，故胁痛如刺，痛处不移，入夜痛甚；瘀结停滞，积久不散，则渐成癥块；舌质紫暗，脉象沉涩，均属瘀血内停之征。

治法：祛瘀通络。

方药：血府逐瘀汤（《医林改错》）或复元活血汤（《医学发明》）。

方中当归、川芎、桃仁、红花，活血化瘀，消肿止痛；柴胡、枳壳疏肝调气，散瘀止痛；制香附、川楝子、广郁金，善行血中之气，行气活血，使气行血畅；五灵脂、延胡索散瘀活血止痛；三七粉活血散瘀、止痛通络。

若因跌打损伤而致胁痛，局部积瘀肿痛者，可酌加穿山甲、酒军、瓜蒌根破瘀散结，通络止痛。

4. 肝络失养

主症：胁肋隐隐作痛，悠悠不休，遇劳加重，口干咽燥，心中烦躁不安，头晕目眩，舌红或绛，少苔，脉细弦而数。

证候分析：肝郁日久化热，耗伤肝阴，或久病体虚，精血亏损，不能濡养肝络，故胁络隐痛，悠悠不休，遇劳加重；阴虚易生内热，故口干咽燥，心中烦躁不安；精血亏虚，不能上荣，头晕目眩；舌红或绛，少苔，脉细弦而数，均为阴虚内热之象。

治法：养阴柔肝。

方药：一贯煎（《柳州医话》）。

方中生地、枸杞子、黄精、沙参、麦冬可滋补肝肾，养阴柔肝；当归、白芍、炙甘草，滋阴养血，柔肝缓急；川楝子、延胡索疏肝理气止痛。若阴亏过甚，舌红而干，可酌加石斛、玄参、天冬；若心神不宁，而见烦躁不寐者，可酌配酸枣仁、炒栀子、合欢皮；若肝肾阴虚，头目失养，而见头晕目眩者，可加菊花、女贞子、熟地等；若阴虚火旺，可酌配黄柏、知母、地骨皮等。

三、针灸治疗

1. 基本处方　期门、支沟、阳陵泉、足三里。

肝募期门疏利肝胆气机，行气止痛；支沟、阳陵泉上下相伍，和解少阳，疏肝泄胆，舒筋活络，缓急止痛；配足三里取"见肝之病，当先实脾"之意。

2. 加减运用

（1）肝气郁结证：加太冲以疏肝理气。诸穴针用泻法。

（2）湿热蕴结证：加中脘、阴陵泉、三阴交以清热利湿。诸穴针用平补平泻法。

（3）瘀血阻络证：加合谷、膈俞、血海、三阴交、阿是穴以化瘀止痛。诸穴针用泻法。

（4）肝阴不足证：加肝俞、肾俞、太溪、太冲以滋肾养肝。诸穴针用平补平泻法。

四、验案举例

贾某，女，37岁，2019年1月20日初诊。

病史：右胁胀痛二三年，加重约半年。胁痛呈间歇发作，伴肩困，背困，偶尔左胁也痛，缓解时好如常人。素日性情急躁，月经不调，一年仅来潮二次，饮食二便正常，脉沉滑，舌质暗，舌体稍胖，苔白，肝功能化验正常，曾在某医院摄片检查，诊为"胆囊浓缩功能不良"。

辨证施治：肝气郁结，气滞血瘀而致胁痛。治以疏肝理气，活血通络之法。

处方：柴胡6g，枳壳9g，香附9g，青皮12g，茯苓18g，川芎6g，当归12g，赤芍12g，焦山楂12g，甘草3g。水煎服。

二诊：药后诸证减轻，照上方加益母草12g。

嗣后依上方为基础，稍加化裁，共服二十余剂，胁痛基本消失，近两月月经按时来潮，脉舌和一般情况均属正常。

（矫承媛）

第二节 黄疸

黄疸是感受湿热疫毒，肝胆气机受阻，疏泄失常，胆汁外溢所致，以目黄、身黄、尿黄为主要表现的常见肝胆病证。

本病证包括阳黄、阴黄与急黄，黄疸常并见于其他病证，如胁痛、胆胀、臌胀、肝癌等。

本病与西医所述黄疸意义相同，相当于西医学中肝细胞性黄疸、阻塞性黄疸、溶血性黄疸、病毒性肝炎、肝硬化、胆石症、胆囊炎以及出现黄疸的败血症等，均可参照本节辨证论治。

一、诊断与鉴别诊断

（一）诊断

以目黄、身黄、小便黄为特征，其中目黄为确诊本病的主要依据。患病初期，一般是黄疸还未出现，常以畏寒、发热，食欲不振，疲乏等类似感冒症状为先驱，3～5天后才出现黄疸，故应注意早期诊断。

（二）鉴别诊断

阳黄以湿热为主，病程较短，黄色鲜明如橘色；急黄为阳黄之重症，湿热夹毒，郁而化火，热毒炽盛、黄色深褐如金，病情凶险；阴黄以寒湿为主，病程较长，黄色晦暗如烟熏。

二、辨证论治

（一）辨证要点

1. 辨阳黄与阴黄　阳黄由湿热所致，起病急，病程短，黄色鲜明如橘色，口干发热，小便短赤，大便秘结，舌苔黄腻，脉弦数，一般预后良好；阴黄由寒湿所致，起病缓，病程长，黄色晦暗如烟熏，脘闷腹胀，畏寒神疲，口淡不渴，舌淡白，苔白腻，脉濡缓或沉迟，一般病情缠绵，不易速愈。

2. 阳黄宜辨湿热轻重　热重于湿者，身目俱黄，黄色鲜明，发热口渴，恶心呕吐，小便短少黄赤，便秘，舌苔黄腻，脉弦数；而湿重于热者，身目俱黄，其色不如热重者鲜明，头重身困，胸脘痞满，恶心呕吐，便溏，舌苔厚腻微黄，脉弦滑。

（二）分证论治

1. 阳黄

（1）热重于湿

主症：身热，口干苦而渴，欲饮水，目黄、身黄，黄色鲜明如橘子色。心中懊恼，食欲不振，脘腹不适，时有恶心，胸肋胀闷。小便黄赤，大便干或秘结。舌质红、舌苔黄，舌面少津；脉弦而数，或弦滑而数。

治法：清热化湿，佐以泄下。

方药：茵陈蒿汤加减。

绵茵陈30g，栀子12g，大黄10g，鸡骨草30g，车前草20g，茯苓15g，甘草6g。水煎服。

加减：腹胀满明显者可加枳实、厚朴、川楝子等；呕吐者可加竹茹、法半夏、陈皮等，若因砂石阻滞胆管者，可加柴胡、枳实、郁金各12g，金钱草30g。

（2）湿重于热

主症：目黄、身黄，色黄而不晶亮，身热不振。头痛头重，如蒙如裹，困倦乏力，胸腹痞满，食少纳呆，厌食油腻，口虽渴而不欲多饮。大便不实，或溏而不爽，小便黄。舌尖赤，苔厚腻，或微黄；脉弦滑濡数。

治法：利湿化浊，佐以清热。

方药：茵陈五苓散加减。

绵茵陈30g，茯苓、猪苓各15g，白术、泽泻、藿香各12g，薏苡仁20g，布渣叶15g，厚朴10g，甘草6g。水煎服。

加减：可酌加藿香、佩兰、蔻仁；阳黄湿热并重者，宜改用甘露消毒丹利湿化浊，清热解毒；黄疸初起兼表证者，宜先用麻黄连翘赤小豆汤以解表清热利湿。

（3）急黄

主症：发病急骤，黄色迅速加深，其色如金，高热烦渴，胁痛腹满，神昏谵语，或见衄血、便血，或肌肤出现瘀斑。舌质红绛，苔黄燥，脉滑数。

治法：清热解毒，凉营开窍。

方药：清瘟败毒饮加减。

水牛角30g，黄连、栀子、黄芩各15g，生地黄20g，玄参18g，石膏30g，牡丹皮、知母、赤芍各12g，大黄15g，金银花20g，人工牛黄3g（冲），甘草6g。水煎服。

2. 阴黄

（1）寒湿阻遏

主症：目身皆黄，黄色晦滞，脘腹胀满，遇寒则甚，食少纳呆，神疲乏力，肢冷畏寒，大便溏薄。舌淡胖嫩，舌苔白腻，脉沉细而迟。

治法：温中健脾化湿。

方药：茵陈术附汤。

茵陈、白术、附子、干姜、肉桂、炙甘草。

加减：可酌加苍术、厚朴、秦艽等。

（2）脾虚血亏

主症：面目及肌肤发黄，黄色不著，精神萎靡，全身或肢体浮肿，倦怠乏力，时时头晕，心悸气短，食少便溏。舌质淡白、边有齿痕，舌苔薄白；脉濡而细，或细弱无力。

治法：健脾温中，补养气血。

方药：黄芪建中汤。

黄芪、桂枝、白芍、甘草、大枣、饴糖。

加减：酌加党参、白术、当归、熟地等。

（3）瘀血停积

主症：身目发黄而晦暗，面色青紫暗滞，胁下有包块而疼痛不舒，皮肤可见蛛纹丝缕，大便黑，舌质青紫或有瘀斑，脉弦涩或细涩。

治法：活血化瘀退黄。

方药：膈下逐瘀汤。

桃仁、红花、赤芍、丹皮、五灵脂、当归、川芎、元胡、乌药、香附、枳壳、甘草。

加减：酌加茵陈等退黄药，也可合鳖甲煎丸。

三、其他疗法

简验方如下：

1. 虎茵汤　虎杖、茵陈、红枣各 30g，煎成 100mL，加糖适量，分两次服，连服至黄疸消退，适用于阳黄。

2. 青叶胆 30g，煎服，每日 3 次，用于阳黄。

3. 金钱草 30~60g，煎服，适用于胆囊炎、胆石症引起的黄疸。

4. 青黛 1.5g，明矾 3g，共研细末，装入胶囊，做一日量，分三次服，具有清热消炎，排石退黄的作用，可用于黄疸经久不退的患者。

四、预防与调护

感受外邪而引起的黄疸，多具有传染性，故应注意饮食卫生和餐具的消毒。

1. 阳黄

（1）休息：休息的好坏对疾病的发展与好转有密切关系。黄疸初期，注意休息，保存正气以抗御外邪，并应保持心情舒畅，使肝气调达以恢复其疏泄功能。

（2）饮食：片面强调三高一低（高蛋白、高碳水化合物、高热量、低脂肪）饮食，不利于肝炎（黄疸）患者肝功能的恢复。湿热之邪伤及脾胃，影响中焦气机升降，应予易于消化的食物，食欲恢复后，适当增加营养，起到补脾缓肝之效。禁食辛辣热及油腻助湿之品。

（3）针灸：黄疸消退缓慢者，可配合针灸，取穴肝俞、内关、足三里等。

2. 阴黄　全身症状如发热、无力等明显时，应很好休息，好转后，应适当参加体育锻炼如太极拳、气功等，增强体质，有利于疾病恢复。进食富有营养而又易于消化的食物，禁食辛辣油腻食物，以免阻碍脾胃气机的升降。

3. 急黄　绝对卧床休息。吃流质食物。频繁呕吐者，可补充液体。舒适的环境，愉快的精神状态，有利于病情的好转。密切观察脉证的变化，如出现脉微欲绝、神志恍惚，烦躁不安，黄疸加深，并有瘀斑、瘀点出现，乃病情恶化之兆，应组织力量，多途径给药，及时抢救。总之，各类黄疸的急性期，均应卧床休息，食欲及全身状况好转后，适当增加体育锻炼，动静结合；病程的始终均应保持精神愉快、心情舒畅，以利于疾病的恢复。

五、验案举例

阎某，男，40 岁，2019 年 12 月 9 日入院。

病史，全身黄染一周。病初似如感冒，未予介意，仅感全身乏力，食欲不振，泛泛欲呕，迅即全身发黄，皮肤发痒，大便发白，小便黄赤，脉弦数，苔黄腻。肝功能化验：胆红素 4.8mg/dL，黄疸指数60 单位，麝浊 16 单位，麝絮（＋＋＋），谷丙转氨酶 1 300 单位，诊为急性黄疸型传染性肝炎，收住入院。

辨证施治：证属湿热黄疸，治以清热利湿之法。

处方：茵陈30g，栀子6g，大黄3g，茯苓12g，猪苓6g，泽泻4.5g，秦艽9g，木通6g，车前子12g。水煎服，每日一剂。

一周后，大便不白，恢复正常黄色，第十天黄疸消退，服19剂后，谷丙转氨酶降至120单位，其他各项均正常，又服9剂，复查肝功，全部正常。

（袁　朵）

第三节　积聚

积聚是腹内结块或痛或胀病证。积和聚有不同病情和病机：积是有形，固定不移，痛有定处，病属血分，乃为脏病；聚是无形，聚散失常，痛无定处，病属气分，乃为腑病。

西医的腹部肿瘤，肝脾肿大及增生型肠结核，胃肠功能紊乱，不完全性肠梗阻等疾病出现类似积聚的证候时，可参照本节辨证论治。

一、诊断与鉴别诊断

（一）诊断

1. 积证

（1）腹部可扪及大小不同、质地较硬的包块，并伴有胀痛、刺痛。

（2）病程较长，肿块出现前，相应部位常有疼痛，或兼有恶心、呕吐、腹胀等。

（3）倦怠乏力，食欲减退，消瘦与虚损症状明显。

2. 聚证

（1）腹中气聚，攻窜胀痛，以胀为主。

（2）发作时可见气聚胀满的肠型，但不能扪到肿块。

（3）反复发作，常见倦怠无力，食欲不振，大便溏薄等。

（二）鉴别诊断

临证需与痞满、鼓胀鉴别：

1. 痞满是患者自觉胸腹满闷、痞塞不通。但体检时，腹部无气聚胀急可见，更不能扪及坚积包块。

2. 鼓胀为肚腹胀大、鼓之如鼓、腹内除积块外，尚有水液停聚，而积聚腹内无水液停聚。

二、辨证论治

（一）辨证要点

1. 辨积与聚的不同　积与聚虽合称为一个病证，但两者是有明显区较别的。积证具有积块明显，固定不移，痛有定处，病程较长，多属血分，病情较重，治疗较难等特点；聚证则无积块，腹中气时聚时散，发有休止，痛无定处，病程较短，多属气分，一般病情较轻，相对地治疗亦较易。

2. 辨积块的部位　右胁腹内积块，伴见胁肋刺痛、黄疸、纳差、腹胀等症状者，病在肝；胃脘部积块伴见反胃、呕吐、呕血、便血等症状者，病在胃；右腹积块伴腹泻或便秘、消瘦乏力，以及左腹积块伴大便次数增多、便下脓血者，病在肠。

3. 辨初、中、末期虚实的不同　积证大体可分为初、中、末三期，一般初期正气未至大虚，邪气虽实而不甚，表现为积块较小、质地较软，虽有胀痛不适，而一般情况尚可。中期正气渐衰而邪气渐甚，表现为积块增大、质地较硬、疼痛持续，并有饮食日少，倦怠乏力，形体消瘦等症。末期正气大虚而邪气实甚，表现为积块较大、质地坚硬，疼痛剧烈，并有饮食大减，神疲乏力，面色萎黄或黧黑，明显消瘦等症。

（二）分证论治

1. 积证

（1）瘀血内结

主症：腹中积块由小渐大，由软渐硬，固着不移，痛有定处，或在脘腹，或在胁肋，面黯消瘦，纳差乏力，或胸膈不利，食难下咽，或兼低热、衄血、黄疸，甚则形体渐羸，肌肤甲错。舌苔薄，舌质暗晦，或有瘀点、瘀斑。脉弦细或细涩。

治法：活血理气，软坚散结。

方药：膈下逐瘀汤加减。

五灵脂12g，当归12g，川芎10g，桃仁12g，丹参20g，赤芍12g，延胡索12g，红花10g，鳖甲30g，蒲黄10g，川楝子12g，枳壳12g，鸡内金12g，甘草6g。水煎服。

加减：若积块坚硬痛剧者，加三棱12g，莪术12g，三七末5g（冲服）。气虚者，加党参15g，黄芪20g，茯苓15g。血虚者，加熟地黄、首乌各15g，鸡血藤30g。阴虚者，加生地黄、沙参、麦冬、石斛各15g。

（2）脾虚积结

主症：脐腹或下腹部胀痛，常于活动时加重，并可触及逐渐增大的积块，大便稀溏，便中时或夹有黏冻及脓血，或便秘与腹泻交作，食欲减退，四肢倦怠，面色少华，日渐瘦羸。舌质淡或有瘀象。脉细涩，沉弦而细。

治法：补脾益气，和血消癥。

方药：大健脾丸。

人参、白茯苓、广陈皮、枳实、青皮、半夏曲、山楂肉、白术、谷芽、白豆蔻、广木香、川黄连。

（3）脾肾阳虚

主症：腹中积块明显，腹部疼痛剧烈，形寒肢冷，面色㿠白，精神萎顿，形体羸瘦，或呕吐纳呆，或便中有黏冻下血，便溏泄利。舌淡胖或兼瘀象，苔白。脉沉细无力，尺部尤甚。

治法：温补脾肾，兼以消积。

方药：肾气丸。

干地黄、山药、山茱萸、泽泻、茯苓、牡丹皮、桂枝、附子。

（4）阴虚内热

主症：腹部积块久而不消，形体消瘦，口干咽燥，眩晕耳鸣，五心烦热，手掌发红，甚则潮热盗汗，或见齿衄鼻衄，大便下血，遗精崩漏等症。舌红少津，甚至光剥无苔。脉细数。

治法：滋阴清火。

方药：知柏地黄丸。

山药、山茱萸、丹皮、茯苓、泽泻、黄柏、知母、熟地。

2. 聚证

（1）肝郁气滞

主症：脘腹胀满窜痛，或腹中有块，随气上下，时聚时散，发无定时，舌苔薄，脉弦。

治法：疏肝解郁，理气止痛。

方药：逍遥散加减。

柴胡12g，白芍15g，当归12g，薄荷6g，白术12g，茯苓15g，香附10g，青皮9g，延胡索12g，广木香6g（后下），甘草6g。水煎服。

加减：兼有痰湿者，加法半夏12g，陈皮6g，藿香10g。兼食滞者，加山楂15g，鸡内金10g、神曲9g。大便不畅或便秘者，加大黄12g，槟榔15g，枳实12g。

（2）食滞痰阻

主症：腹胀或痛，纳呆便秘，或胸脘痞胀，腹部时有条索状物聚起或扪及，触按胀痛愈加，甚则便闭呕吐，满腹膨大硬痛，不能触按。舌苔腻或厚腻而黄，脉弦滑。

治法：消导化滞，理气化痰。

方药：三棱化积丸。

三棱、山楂肉、大黄、槟榔、蓬术、木香、青皮、陈皮、香附子、枳实、厚朴、缩砂、神曲、炒麦芽、制南星、姜半夏、萝卜子、黄连、桃仁、干漆、甘草。

三、其他疗法

简验方：

1. 肿节风片，每次5片，每日3次或肿节风15g，水煎服。可用于脘腹部、右上腹及下腹部多处肿瘤。

2. 醋炒三棱、莪术、黑白丑、槟榔、茵陈各15g，研细末，醋糊为丸，每服5g，1日2次，治腹中痞块。

3. 甲鱼1只，黄泥封固，焙黄去泥，研细末，每服6g，1日3次，红糖调服，治疗脾脏肿大。

四、预防与调护

积聚之病，起于情志失和者居多，故正确对待各种事物，解除忧虑，避免情志内伤，至关重要。饮食上应少食肥甘厚味及辛辣刺激之品，多吃新鲜蔬菜；平时应注意锻炼身体，如见胃脘痛、胁痛、泄泻便血等，应早期检查，及时治疗。

在调摄上，首先要做好患者的思想工作，使患者保持愉快的精神状态，积极配合治疗。积聚患者脾胃运化较差，食物新鲜，清淡可口而又富于营养。注意休息，切勿过劳，病情重者需卧床治疗。

五、验案举例

王某，男，36岁，2019年10月19日初诊。

病史：胁肋坠胀，疼痛半年多，并伴食欲不振，时而恶心，全身乏力，自觉右上腹有肿物，口干，小便黄，大便干。舌质暗，有瘀点，苔薄微黄，脉弦。望之面色晦暗，蜘蛛痣（＋），肝大肋下三指，质柔韧，轻度触痛，脾大一指。肝功能化验：麝香草酚浊度试验16单位，麝香草酚絮状试验（＋＋＋），谷丙转氨酶180单位。

辨证施治：肝胆湿热，湿浊留恋不去，瘀血滞留成积，治以清利湿热，活血化瘀之法。

处方：茵陈18g，栀子9g，茯苓12g，秦艽9g，赤芍12g，当归12g，丹参12g，郁金6g，柴胡6g，片姜黄6g，焦山楂12g，大黄6g。

二诊：服药四剂，大便偏稀，肝医痛减轻，食欲好转。苔薄而不黄，舌质瘀点变淡。

上方去大黄，加川楝子6g。

三诊：上方服八剂，食欲增加，肝区痛减，坠胀感也轻，舌质正常。

原方去大黄，加莪术9g，生牡蛎18g，枳壳9g。

四诊：服上方十一剂，病情稳定，复查肝功能：麝香草酚浊度试验9个单位，麝香草酚絮状试验（＋），谷丙转氨酶正常，肝大一指，脾可及边。脉弦，苔薄白。

原方去大黄，片姜黄，加枳壳9g，白术9g。

五诊：又服上方十九剂，精神好，食欲增，偶尔肝区隐痛，复查肝功能正常，肝可及边，脾未触及，改逍遥丸以善其后。

（**白春颖**）

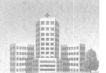

第七章

肾系病证

第一节　淋证

淋证在中医当中主要就是指存在肾虚，同时膀胱湿热，症状集中表现在小便频次增多增急，滴沥问题，尿道疼痛感等，其临床症状较为明显。

一、病因病机

病机关键：湿热蕴结下焦，肾与膀胱气化不利。

1. **膀胱湿热**　主要诱因在于多食用热肥甘食物或者嗜酒，长此以往造成湿热，湿热之毒进入膀胱，导致湿热症状，肝胆湿热下注也会导致膀胱气化不利，淋证细分为热淋等证。

2. **肝郁气滞**　伤肝的原因主要多为酗酒，还有恼怒等，使肝失疏泄，使得肝气郁结，膀胱气化不利，进而形成气淋。

3. **脾肾亏虚**　长期淋证没有得到治愈，则湿热会继续耗伤正气，劳累过度或者年老虚弱等都会导致脾肾亏虚，发展则为气淋或血淋等。

总而言之，淋证的主要病灶位置在肾还有就是膀胱，同时也和肝脾有关联。淋证的主要病机表现为肾虚、膀胱湿热等。就中医原理认为肾与膀胱相表里，膀胱气化与开合直接与肾气强弱关联。如果淋证存在长期不愈情况，热就会伤阴，湿则伤阳，肾虚情况就会出现；肾虚久治不愈，湿热秽浊邪毒容易进入膀胱，使得淋证存在较强反复性。肾虚多与膀胱湿热同时出现，淋证当中两者发生等方面变化具有积极研究意义。淋证从中医角度来看，分为虚实两种，初期多实，久病则虚，如患者体弱，则虚实并见。实证多位于膀胱和肝，而虚症则主要在肾、脾。

二、诊断与鉴别诊断

（一）诊断

1. **发病特点**　多见于已婚女性，每因疲劳、情志变化、不洁房事而诱发。

2. **临床表现**　小便次数增多，小便过急，尿道存在烧灼痛感，腰腹疼痛，淋证主要症状于此。在诊断过程中，症状明显即可基本确定为淋证。淋证也有不同症状特征，临床中要区分淋证细分。淋证病久通常存在低热、疲劳等情况。

3. **辅助检查**　在检验当中主要采取的方式有尿常规、膀胱镜、尿细菌培养等。

（二）鉴别诊断

1. 癃闭　二者均可见小便短涩量少，排尿困难。但癃闭容易导致排尿出现问题，每天尿量存在减少情况，点滴排出问题突出，小便闭塞不通是主要病症特征，排尿过程并不会有疼痛感，但每日排尿量明显减少；淋病则小便增多、滴沥情况持续出现，尿道在排尿时疼痛，尿量基本处于正常状态。

2. 尿血　这两者都可见小便出血。尿血多没有疼痛感，有轻微热痛感觉；而血淋则患者往往疼痛难忍。其鉴别的要点是有无尿痛。《丹溪心法·淋》曰："痛者为血淋，不痛者为尿血。"

3. 尿浊　二者均可见小便浑浊。但尿浊排尿时尿出自如，无疼痛滞涩感；而淋证则小便频次增多，尿感强烈，尿道疼痛等症状。区别两者主要看是不是有疼痛感。

三、辨证

1. 辨明淋证类别　淋证进行具体细分后可见其都有不同病机，演变规律也存在不同之处，同时治疗方法也有差别，据此可见必须要有效进行淋证类别的区分。辨识的关键在于找准淋证的特征。病急，在症状当中突出表现发热、小便热赤、尿道疼痛、小便次数增多，尿量偏少为热淋；小便当中有沙石，尿道积存沙石，排尿存在突然中断问题，腰腹绞痛难以让患者忍受的淋证为石淋；小腹存在胀满情况，小便疼痛，尿后滴沥不止者为气淋；尿中有血，尿路存在较突出疼痛感为血淋；小便浑浊，表现似如米泔等为膏淋；小便滴沥不已，发作存在长期性，一旦患者疲劳就发病为劳淋。

2. 辨虚实　对于淋证进行区别要注意区分其类别后，要辨识其虚实。通常来看，初起病或为急症发作期间，患者膀胱湿热、尿路疼痛、小便存在浑浊现象多为实证；淋病长时间没有治愈，尿路疼痛感不强烈、脾气虚弱、遇到疲劳就容易发病者，多为虚证。在不同类别淋证当中，气淋、血淋等都见虚实并见情况，石淋长期不愈，容易伤人体正气，阴血亏耗，即可能表现为正虚邪实并见之证。

3. 辨标本缓急　淋证之间存在转化的情况，同时多种类别淋证也可以并存，在辨证方面需要注重于标本区分，进而做到标本缓急。正气为本是基础，邪气为标；病因通常为本，症候则多为标；旧病都为本，而新病则为标，通过上述标本关系可以更好地对淋证进行分析，把握病症特点。在具体实践当中以劳淋转化为热淋情况来看，就正邪关系而言，劳淋正虚为本，热淋邪实为标；症候关系而言，劳淋的湿热多存于膀胱，这即为本，热淋症候则为标。结合急重在治标，缓则注重于治本的基本原则，此例需以治疗热淋为第一选择。

四、治疗

（一）治疗原则

实则清利，虚则补益，就中医角度来看，淋证治疗通常遵循这一原则。实证中膀胱存在湿热者，应注重于清热利湿，热邪灼伤血络患者，需注重于凉血止血；沙石结聚患者，则需要注重于排石治疗；气滞不利患者，应采取力气疏导的方式。虚证方面脾虚患者，应健脾益气，恢复正气。肾虚者则应补肾气。

（二）分证论治

1. 热淋

症状：小便频繁、短而急，尿道存在刺痛感，尿液呈现黄赤色，同时伴有寒热等症状。

病机：湿热毒邪，客于膀胱，气化失司，水道不利；盖火性急迫，故溲频而急；湿热壅遏，气机失宣，故尿出艰涩，尿道灼热刺痛；因为湿热问题，使得小便黄赤；腰为肾本，湿热如果浸入到肾，则腰痛问题持续；寒热起伏，则口苦有呕吐恶心感；大肠受热影响，则出现便秘情况；舌苔黄腻，也是湿热表象之一。

治法：清热利湿通淋。

方药：八正散。大便出现便秘情况，伴有腹胀情况，则应用生大黄，加上枳实；腹满便溏情况，则减大黄；症状当中伴有寒热、口干口苦，则用小柴胡汤；湿热伤阴要去掉大黄，同时加入生地、牛膝等；小腹胀满，加乌药、川楝子；热毒弥漫三焦，入营入血，使用黄连解毒汤可有功效；如果症状当中还有发热鼻塞等情况则增加金银花等。

2. 石淋

症状：实证患者当中尿中时常夹沙石，小便过程中时有中断，尿道疼痛压迫感，腰腹绞痛难以忍受、外阴也因腹痛而疼痛，尿中带血，舌头发红，舌苔薄而发黄；虚证患者则因沙石长期不去，导致面色少华，精神上比较萎靡不振，气血不足，脉细而弱，手足心热，腰腹有隐痛感。

病机：湿热下注，化火灼阴，煎熬尿液，结为沙石，瘀积水道，而为石淋；积于下则膀胱气化失司，尿出不利，甚则欲出不能，窘迫难受，痛引少腹；滞留于上，则影响肾脏司小便之职，郁结不得下泄，气血滞涩，不通则痛，由肾而波及膀胱、阴部；沙石伤络则尿血；沙石滞留，病久耗气伤阴，但终因有形之邪未去，而呈虚实夹杂之证。

治法：实证宜清热利湿，通淋排石；虚证宜益肾消坚，攻补兼施。

方药：石韦散。排石，加金钱草、海金沙、鸡内金；腰腹存在绞痛感，在药中需要加入芍药等；如果尿中带血则需要增加生地等；尿中存在血块，则需要加川牛膝等药；小腹胀痛，加木香、乌药；兼有发热，加蒲公英、黄柏、大黄；石淋日久，用二神散合八珍汤；阴液耗伤，用六味地黄丸合石韦散；肾阳不足，用金匮肾气丸合石韦散。

3. 气淋

症状：实证表现主要是小便涩感伴有疼痛，淋滴不宜，小腹存在胀满疼痛，舌苔薄而白；虚证的表现主要是小便存在涩滞，小腹出现坠胀，尿不净，脉呈现虚无力的情况。

病机：肝主疏泄，其脉循少腹，络阴器，绕廷孔；肝郁气滞，郁久化火，气火郁于下焦，或兼湿热侵袭膀胱，壅遏不能宣通，故脐腹满闷，胀痛难受，小便滞涩淋漓，此为实证；年高体衰，病久不愈或过用苦寒、疏利之剂，耗气伤中，脾虚气陷，故小腹坠胀，空痛喜按；气虚不能摄纳，故溲频尿清而有余沥，小便涩滞不甚，是属气淋之属虚者。

治法：实证则更多应采取利气疏导的方式，虚证则应采用补中益气的方式。

方药：实证用药方面需使用沉香散，虚证要用补中益气汤。胸闷胁胀则需加青皮、小茴香等；长期气滞血瘀，需加赤芍、红花等；小便涩痛，主服用补益药后，如使小腹胀满情况出现，加车前草等。

4. 血淋

症状：实证表现主要为小便热涩而存在刺痛感，小便色深红当中有血块，疼痛感逐渐加剧，患者当中有见心烦，脉象滑数；虚证的主要表现为小便尿色呈现出淡红，尿痛感不强烈，患者容易疲劳乏力。

病机：湿热下注膀胱，热伤阴络，迫血妄行，以致小便涩滞而尿中带血；或心火炽盛，移于小肠，热迫膀胱，血热伤络，故血与溲俱下，血淋乃作；若热甚煎熬，血结成瘀，则溲血成块，色紫而黯，壅塞膀胱，见小腹急满硬痛，舌苔黄，脉滑数，均为实热表现；若素体阴虚，或淋久湿热伤阴，或素患痨疾，乃至肾阴不足，虚火亢盛，损伤阴络，溢入膀胱，则为血淋之虚证。

治法：实证宜清热通淋，凉血止血；虚证宜滋阴清热，补虚止血。

方药：实证用小蓟饮子，虚证用知柏地黄丸。热重出血多，加黄芩、白茅根，重用生地；血多痛甚，另服参三七、琥珀粉；便秘，加大黄；虚证，用知柏地黄丸加旱莲草、阿胶、小蓟、地榆；久病神疲乏力，面色少华，用归脾汤加仙鹤草，泽泻，滑石。

5. 膏淋

症状：实证的主要症状表现为小便浑浊，如米泔水，患者当中部分小便混有血液，小便时尿道出现热涩感，疼痛强烈，舌苔黄腻；虚证表现主要是病长期没有根治，存在反复发作情况，淋出如脂，小便疼痛感并不强烈，患者日益消瘦，存在头昏脑晕情况，舌苔腻。

病机：下焦湿热，阻于络脉，脂液失其常道，流注膀胱，气化不利，不能分清泌浊，因此尿液混浊如脂膏，便时不畅，属于实证；病久肾气受损，下元不固，不能摄纳脂液，故淋出如脂，伴见形瘦乏力，腰膝酸软等虚象。

治法：实证宜清热利湿，分清泄浊；虚证宜补虚固涩。

方药：实证用程氏萆薢分清饮，虚证用膏淋汤。小腹胀，尿涩不畅，加乌药、青皮；小便夹血，加小蓟、蒲黄、藕节、白茅根；中气下陷，用补中益气汤合七味都气丸。

6. 劳淋

症状：小便不甚赤涩，但淋漓不已，发病时断时续，一旦疲劳过度即发病，患者神疲乏力，舌质淡，脉细弱。

病机：淋证日久或病情反复，邪气伤正，或过用苦寒清利，损伤正气，转为劳淋；而思虑劳倦日久，损伤心脾肾诸脏，正气益虚，遂使病情加重；肾虚则小便失其所主，脾虚气陷则小便无以摄纳；心虚则水火失济，心肾不交，虚火下移，膀胱失约，劳淋诸证由之而作。

治法：健脾益肾。

方药：无比山药丸。小腹坠胀，小便点滴而出，可与补中益气汤同用；面色潮红，五心烦热，舌红少苔，脉细数，可与知柏地黄丸同用；低热，加青蒿、鳖甲；面色少华，畏寒怯冷，四肢欠温，舌淡，苔薄白，脉沉细者，用右归丸或用鹿角粉3g，分2次吞服。

（三）其他

1. 单验方

（1）生白果7枚，去壳去心存衣，捣碎；用豆浆1碗，煮沸，放入白果，搅匀即可食用，每日1次。适用于淋证的虚证。

（2）生鸡内金粉、琥珀末各1.5g，每日2次吞服。适用于石淋。

（3）金钱草6g，水煎代茶饮，每日1剂饮用。适用于石淋。

（4）大小蓟、白茅根、荠菜花各30~60g，水煎服，每日1剂口服。适用于血淋及膏淋。

（5）菟丝子10g，水煎服，每日3次口服。适用于劳淋。

（6）冬葵子为末，每次5g，每日3次口服。适用于气淋。

2. 中成药

（1）热淋清颗粒：每次4g，每日3次开水冲服。适用于热淋。

（2）八正合剂：每次 15～20mL，每日 3 次口服。适用于热淋、石淋。

（3）尿感宁冲剂：每次 15g，每日 3～4 次口服。适用于热淋。

（4）金钱草冲剂：每次 1 袋，每日 3 次冲服。适用于石淋。

（5）三金片：每次 5 片，每日 3 次口服。适用于各种淋证。

（6）清开灵注射液 40～60mL，加 5% 葡萄糖注射液或 0.9% 氯化钠注射液 250mL，每日 1 次静点。适用于淋证热毒较甚，热象明显者。

3. 针刺

主穴：肾俞、膀胱俞、京门、照海、天枢。

配穴：中级、三焦俞、阴陵泉、阳陵泉、交信、水道、足三里。

手法：中强刺激，留针 15～30 分钟，每日 1～2 次。适用于治疗肾结石、输尿管上段结石，促进通淋排石，缓解疼痛。

（段　静）

第二节　癃闭

癃闭主要是指因为肾和膀胱气化失司进而使得小便量变少，小便点滴而出，小便可能出现闭塞不通的情况，这一病症被统称癃闭。进行细分可见，小便不利，点滴量少，同时病情发展较缓慢称之为癃；小便闭塞且病势急则称之为闭。

一、病因病机

病机关键：膀胱气化不利。

1. 湿热蕴结　中焦湿热不解，进入膀胱等，导致湿热阻滞，进而造成小便不通，形成癃闭之症。

2. 肺热气壅　肺为水之上源，热壅于肺，肺气不能肃降，津液输布失常，水道通调不利，不能下输膀胱；又因热气过盛，下移膀胱以致上、下焦均为热气闭阻，而成癃闭。

3. 脾气不升　过于疲劳容易伤脾，饮食不节制还有就是久病体质虚弱，使得脾虚，进而使得清气难以有效上升，浊阴无法下降，小便也就据此导致不利。

4. 肾元亏虚　年老虚弱，还有就是久病不愈身体虚弱，肾阳不足，进而导致膀胱气化，湿热排不出。或还因小焦积热导致日久不愈，肾阴不足，进而也就形成癃闭。

5. 肝郁气滞　肝气郁结容易伤肝，如果疏散不及时，则容易导致三焦水液等受到影响，水道因此通调受阻，自而产生癃闭。

6. 尿路阻塞　瘀血败精或肿块结石，阻塞尿路，小便难以排出，因而形成癃闭。

总体来看，这一病症的主要病灶所在膀胱，但是其与脾肾等都有关系，上焦之气不化，则源于肺；中焦之气不化，则源自脾；小焦之气不化则源自肾。肝郁气滞这种症状，使得三焦气化不利，进而也就容易引发癃闭。其他原因造成的尿路阻塞，也可能会引起癃闭。

二、诊断与鉴别诊断

（一）诊断

1. 发病特点　此症多源自忧思易恼怒、忍尿，以及饮食过油辛辣，不注意保暖，纵欲无度等。该病多见于老年男性，也见于产后妇女等。

2. 临床表现　排尿出现一定困难，排尿次数可能增多，也可能会减少，每日尿量明显变少，排尿无明显疼痛感，点滴尿液或者闭塞是主要症状。

3. 理化检查　肛门指诊、B超、腹部X线摄片、膀胱镜、肾功能检查。

（二）鉴别诊断

1. 淋证　对于病症的区分方式来看，虽然两者都属于膀胱气化不利，进而产生了排尿问题的症候。但癃闭不存在刺痛感，小便日排出量少于正常情况，无尿排出情况也时有出现。癃闭感受外邪，其常并发淋证；淋证则小便刺痛，同时频次少而涩痛，每日排出尿量基本正常，淋证日久不愈，可发展成癃闭。《医学心悟·小便不通》："癃闭与淋证不同，淋则便数而茎痛，癃闭则小便短涩而难通。"

2. 关格　这两者之间相似之处在于均可见小便尿量减少火灾闭塞不通的情况。关格主要由淋证等症久治不愈而起病，小便不通畅同时呕吐情况并存，关格常会有皮肤瘙痒情况，口中含有尿味，患者可能出现抽搐昏迷情况。癃闭则不存在呕吐情况，癃闭的病情发展可能导致转为关格。

3. 水肿　两者主要表现为小便不利，同时伴有量少情况。水肿更多是人体当中水液潴留，导致身体四肢等部位出现浮肿情况，严重者存在胸等位置积液，其并没有水蓄膀胱情况；癃闭通常不存在浮肿情况，部分患者还存在小便点滴而出等水畜膀胱症状。

三、辨证

1. 细审主证

（1）小便短赤灼热、苔黄、舌红、脉数者属热；若口渴欲饮、咽干、气促者，为热壅于肺；若口渴不欲饮，小腹胀满者，为热积膀胱。

（2）小便欲出而不出，精神疲劳身体乏力多为虚证；老年排尿出现无力，腰膝出现酸痛，该情况为肾虚命门火衰；小便不利同时还有小腹胀坠感，多为中气不足。

（3）如果尿线变得比较细或者出现了排尿中断情况，伴有腰腹疼痛，舌质紫暗者，就属于浊瘀阻滞。

2. 详辨虚实　癃闭往往存在虚实的差别，湿热蕴结、肝郁气滞等所致病患者，多数都属于实证；而因为肾气不足、肾阳不足、气化不及等情况多是虚证。如起病比较急促，而病程相对比较短，患者体质比较好，尿道窘迫，小便赤热，舌苔黄腻更多属于实证。起病缓慢，病程持续时间比较长，尿流颇显无力，脉沉细弱更多属于虚证。

四、治疗

（一）治疗原则

癃闭的治疗需遵循基本的治疗原则，这其中以"六腑以通为用"原则，要重点于通，通利小便。实际治疗运用过程中，通之方法也会因为证候的虚实存在一定的差异和差别。实证治疗需要注重于清湿热，同时要散瘀结，利气机；虚证则注重于补脾肾，要助气化，进而能够使小便通畅。同时也需要结合具体病症具体分析，结合原因去选择治疗方式，根据病变所在位置不同，如肾脾等差别，辨证论治，不能滥用通利小便之品。还有就是可以根据"上窍开则下窍自通"的理论，用开提肺气法，开上以通下，即所谓"提壶揭盖"之法治疗。

（二）分证论治

1. 膀胱湿热

症状：小便不畅量少频多且灼热，小腹鼓胀，口苦，干咳不愿饮水，或大便不畅，舌苔深红，脉络沉。

病机：体内湿热沉积至膀胱处，则小便不畅呈赤热，甚至堵塞不通；湿热互结，膀胱气化不畅，则小腹鼓胀；湿热过剩，苦口干涸；舌质红，苔黄腻，脉沉数或大便不畅，均因下焦湿热所致。

治法：清热利湿，通畅小便。

方法：八正散。舌苔重而黄腻，加苍术、黄柏；心烦，口内舌苔呈糜烂，合导赤散；大便通畅，去大黄；口干舌燥，潮热盗汗，手心足心发热，舌尖泛红，可服滋肾通关丸，车前子、牛膝。

2. 肺热壅盛

症状：小便不通不畅，口干舌燥，干咳欲饮，呼吸急促或干咳，舌苔泛红呈薄黄。

病机：肺热壅盛，失于肃降，不得通常，下行膀胱，则小便不通不畅；肺热上壅，体内气逆，故此呼气急促干咳；口干舌燥、不愿饮水，舌苔泛红，则是里热内郁症状。

治法：清肺热，利水道。

方药：清肺饮。心神烦闷，舌苔泛红口舌生疮，则用黄连、竹叶治；大便不通不畅，服杏仁、大黄治；头痛、鼻塞、服薄荷、桔梗治。

3. 肝郁气滞

症状：小便不通不畅，小腹鼓胀，气烦易怒，舌苔泛红薄黄。

病机：七情内伤，气机郁滞，肝内气血属于顺畅，水液排泄不畅，由此小便不同不畅；小腹鼓胀，则为肝气发病。脉弦，烦躁易怒，则是肝气过旺；舌苔泛红薄黄，则是肝郁化火之症。

治法：疏利气机，通利小便。

方药：沉香散。肝郁气滞症状较重，服六磨汤；气郁化火，舌苔泛红薄黄，服丹皮、山栀。

4. 尿道阻塞

症状：小编不畅短促或如细线，小腹鼓胀疼痛，舌苔暗紫有瘀痕，脉细。

病机：瘀血败精阻塞构成内郁结块，尿道膀胱受阻不通，则小便不畅短促与细线，舌苔暗紫有瘀痕，脉细，则都是瘀阻气滞的症状。

治法：化瘀散结，清利水道。

方药：代抵当丸。呈严重淤血状，服丹参、红花治；久病而面色不顺，服黄芪、丹参；小便不畅不顺，服金钱草、海金沙、冬葵子治。

5. 脾气不升

症状：欲小便则不畅或量小而不通，气促，话语无力，小腹鼓胀，精神匮乏，食欲不佳；舌质较淡呈薄白，脉细弱。

病机：清气不升则浊阴不降，则小便不通不畅；中气不足，则话语无力；中气下陷，则小腹鼓胀；脾气不足，则精神匮乏，食欲不佳；舌质较淡呈薄白，脉细弱，则为气虚之症状。

治法：升清降浊，化气利水。

方药：补中益气汤合春泽汤。舌质泛红，服补阴益气煎；肾虚，服济生肾气丸。

6. 肾阳衰惫

症状：小便不通不畅排尿无力不畅，面色苍白，精神萎靡，怕寒畏冷，腰膝冷而无力，舌苔呈白且淡，脉沉且弱。

病机：命门火衰，气化不及州都，则小便不通不畅，排尿无力且不畅；脸色苍白，精神萎靡，则是元气衰败之像，怕寒畏冷，腰膝冷而无力，则是肾阳不足之症状。

治法：温阳益气，补肾利尿。

方药：济生肾气丸。有脾虚之症状，可服补中益气汤或春泽汤；精神萎顿，腰膝冷而无力服香茸丸。

（三）其他

1. 单验方　生大黄 12g，荆芥穗 12g，晒干后（不宜火焙，否则药力减弱）共研末，分 2 次服，每间隔 4 小时用温水调服 1 次，每日 2 次。适用于癃闭之肺热壅盛证。

2. 中成药

（1）参麦注射液 60mL，加 5% 葡萄糖注射液或 0.9% 氯化钠注射液 100mL，每日 1 次静点。适用于癃闭气阴两虚证。

（2）注射用红花黄色素氯化钠注射液 100mL，每日 1 次静点。适用于癃闭之血瘀阻络证。

3. 针灸

选穴：足三里、中极、三阴交、阴陵泉。

刺法：反复捻转提插，强刺激。体虚者，灸关元、气海。

（朱爱平）

第三节　遗精

遗精则指不因性行为而发生的精液频繁排泄的病症。梦中遗精，成为梦遗；日常遗精，或十分清醒时精液无辜排泄，称为滑精，是遗精的两种轻重不同的证候。此外中医又有失精、精时自下、漏精、溢精、精漏、梦泄精、梦失精、梦泄、精滑等名称。

一、病因病机

本病病因较多，病机复杂，但其基本病机可概括为两点。一是火热或湿热之邪循经下扰精室，开合失度，以致精液因邪扰而外泄，病变与心肝脾关系最为密切；二是因脾肾本身亏虚，失于封藏固摄之职，以致精关失守，精不能闭藏，因虚而精液滑脱不固，病变主要涉及脾肾。

1. 肾虚不藏　恣情纵欲：青年早婚，房事过度或少年频犯手淫，造成肾精损耗。肾阴虚者，大都阴虚火旺，相火偏盛，扰动精室，封藏失职；肾气虚者，大都以肾气不能固摄，精关失约而出现自遗。

2. 君相火旺　操劳过度：劳神过度，心阴虚耗，心火无法下至于肾，肾水不通于心，心肾不交，水亏则火旺，继而遗精。

3. 气不摄精　思虑过度，损伤心脾，或饮食不节，脾虚气陷，失于固摄，精关不固，精液遗泄。

4. 湿热痰火下注　饮食无节制，嗜酒无节制，损伤脾胃，湿热化火，流注与下，扰动精室，亦然发生遗精。

综上所述，造成遗精的病因，主要以心、肝、脾、肾或房事无节制，先天不足，劳心费神，饮食不当等因引起。

二、诊断与鉴别诊断

（一）诊断

每星期两次以上或一日数次，在睡梦中发生遗泄或在清醒时精自滑出，并有头昏、耳鸣、精神萎靡、腰酸腿软等症状，即可诊断为遗精。

（二）鉴别诊断

1. 生理性溢精　通常都是未婚成年男性或者婚后长期未有性生活者，一般情况是每月 1 至 2 次遗精，如无其他症状，这一情况为生理性益精。不需要进行特定治疗，只需要更多了解性知识，消除恐慌情绪。病例遗精则每周两次或者以上，个别严重者存在每晚遗精数次的情况。

2. 早泄　早泄主要是指男性在性交时其阴茎刚刚进入到阴道后随即泄精或者没有进入阴道就泄精，无法正常完成性交。诊断早泄的一个要点就是要看性交是否存在早射精情况。遗精则是没有人为干预情况下出现精液遗泄，性交时能够正常射精。诊断要点就是非人为，以及睡眠当中更多见，两者并存情况较多。

3. 小便尿精　这一症状主要是精液随着尿排出，尿液颜色正常，这一病症的诊断要点在于精液是否与尿液同时排出或者尿后流精液。这一病症诱因在于过度饮酒，沉迷色情，脾肾气虚等情况。

4. 尿道球腺分泌物　男性在性兴奋情况下尿道外口可能会排出少量黏稠无色液体，这一液体不是精液，这种情况不能视为遗精，要有所区分。

5. 前列腺溢液　部分中青年，因为自身纵欲无度，存在酗酒等不良习惯，导致前列腺充血等问题，一旦受力则导致腹压增大，会阴肌肉松弛，白色分泌物就会流出，这种情况被称之为前列腺渗液。

三、辨证

1. 审察病位　一般认为用心过度或杂念妄想，君相火旺，引起遗精的多为心病；精关不固，无梦遗泄的多为肾病；故前人有"有梦为心病，无梦为肾病"之说。但还须结合发病的新久以及脉证的表现等，才能正确地辨别病位。

2. 分清虚实　初起以实证为多，日久则以虚证为多。实证以君相火旺及湿热痰火下注，扰动精室者为主；虚证则属肾虚不固，脾虚气不摄精，封藏失职。若虚而有热象者，多为阴虚火旺。

3. 辨别阴阳　遗精属于肾虚不藏者，又当辨别偏于阴虚，还是偏于阳虚。阴虚者更多症状表现在头晕目眩、腰酸腿疼、存在耳鸣情况；阳虚者面白少华，脉沉细。

4. 洞察转归　遗精的发生发展与体质、病程、治疗恰当与否有密切关系。病变初期及青壮年患者多为火盛或湿热所致，此时若及时清泻则可邪退病愈；遗精日久必耗伤肾阴，甚则阴损及阳，阴阳俱虚，此时可导致阳痿、早泄、男子不育等。故对遗精日久不愈、有明显虚象或年老体衰者，治疗又当以补血为主。若治疗后遗精次数减少，体质渐强，全身症状减轻，则为病势好转，病将痊愈之象。

四、治疗

（一）治疗原则

遗精的基本病机包括两个方面，一是火邪或湿热之邪，扰及精室；二是正气亏虚，精关不固。治疗遗精切忌只用固肾涩精一法，而应该分清虚实，实证以清泄为主，虚证方可补肾固精。同时还应区分阴虚阳虚的不同情况，而分别采用滋养肾阴及温补肾阳的治法。至于虚而有热者，又当予以养阴清火，审证施治。

（二）分证论治

1. 心肾不交

症状：睡梦当中出现遗精次数多，转天昏昏沉沉、存在心悸等情况，小便发黄有低烧感，脉细数。

病机：君火亢盛、心阴暗耗，心火不能下交于肾、肾水不能上济于心，水亏火旺，扰动精室，致精液走泄；心火偏亢，火热耗伤心营，营虚不能养心则心惊；外不能充养肌体，则体倦无力，精神不振；上不能奉养于脑，则头昏且晕；小便短黄而有热感，乃属心火下移小肠，热入膀胱之征；舌质红，脉细数，均为心营被耗，阴血不足之象。

治法：清心滋肾，交通心肾。

方药：三才封髓丹加黄连、灯芯草之类。方中天门冬补肺，地黄滋肾，金水相生也；黄柏泻相火，黄连、灯芯草清心泻火，俾水升火降，心肾交泰，则遗泄自止。若所欲不遂，心神不定，邪火妄动，导致精室不安，精液出现泄出，需安神精心。安神定志丸可治疗之。

2. 肾阴亏虚

症状：遗精，每日头晕且昏沉无力，存在耳鸣现象，身体虚弱，脉弦细带数。

病机：恣情纵欲，耗伤肾阴，肾阴虚则相火妄动，干扰精室，致使封藏失职，精液泄出；肾虚于下，真阴暗耗，则精气营血俱不足，不能上承，故见头昏、目眩；不能充养肌肉，则形体瘦弱，神疲乏力；腰为肾之府，肾虚则腰酸；肾开窍于耳，肾亏则耳鸣；舌红少津，脉弦细带数，均为阴虚内热之象。

治法：壮水制火，佐以固涩。

方药：知柏地黄丸合水陆二仙丹化裁。方中知母、黄柏泻火，丹皮清热，地黄、山药、山茱萸、芡实、金樱子填精止遗。遗精情况经常性出现，且难以有效治愈，应采用金锁固精丸以固肾摄精。

3. 肾气不固

症状：滑精情况经常性出现，面色苍白无力，精神不振，身体虚寒，舌苔发白，脉沉细且较弱。

病机：病久不愈，阴精内涸，阴伤及阳，以致下元虚惫，气失所摄，相关因而不固，故滑精频作；其真阴亏耗，元阳虚衰，五脏之精华不能上荣于面，则面白少华，精神萎靡，畏寒肢冷；舌淡、苔白，脉沉细而弱，均为元阳已虚，气血不足之征。

治法：补肾固精。

方药：偏于阴虚者，用六味地黄丸，以滋养肾阴；偏于阳虚者，用《济生》秘精丸和斑龙丸主之。前方偏于温涩，后者温补之力尤胜。

4. 脾虚不摄

症状：遗精频频发作，劳累过度既增多增重，甚至产生滑精情况，精液清稀，食欲不振且便溏，气短乏力，舌淡，脉虚。

病机：脾气存在亏虚情况，精失固摄，遗精现象频频出现；过劳则伤害中气，气虚则导致不摄，精关不够牢固，滑精情况时有多见；频繁出现遗精，使得精液清稀；脾气亏虚，缺乏气血，心脉不稳，心悸气短；脾虚气陷，全身无力，寡言少语；舌淡苔薄，上述现象均为脾气亏虚的表现。

治法：益气健脾，摄精止遗。

方药：妙香散合水陆二仙丹或补中益气汤加减。方中人参、黄芪益气健脾生精；山药、茯苓健脾补中，兼以安神，远志、辰砂清心调神；木香调气；桔梗升清；芡实、金樱子摄精止遗。若以中气下陷为主可用补中益气汤加减。

5. 肝火偏盛

症状：多为梦中出现遗精现象，患者易烦躁，胸中气得不到疏解，常常面红目赤，口干舌燥，小便短赤。舌红，苔黄，脉弦数。

病机：肝胆经绕阴器，肾脉上贯肝，两脏经络相连，如情志不遂，肝失条达，气郁化火，扰动精室，则引起遗精；肝火亢盛，则阳物易举，易烦躁，胸中气得不到疏解，肝火旺盛，常常面红目赤，口干舌燥，小便短赤，舌红苔黄，脉来弦数，均为肝火偏盛之征。

治法：清肝泻火。

方药：龙胆泻肝汤为主。方中龙胆草直折肝火，栀子、黄芩清肝，柴胡疏肝，当归、生地滋养肝血，泽泻、车前子、木通导湿热下行，肝火平则精宫自宁。久病肝肾阴虚者，可去木通、泽泻、车前子、柴胡等，酌加何首乌、女贞子、白芍等滋养肝肾之品。

6. 湿热下注

症状：遗精频作或尿时有精液外流，口苦或渴，小便热赤。苔黄腻，脉濡数。

病机：湿热下注，扰动精室，则遗精频作，甚则尿时流精；湿热上蒸，则口苦而渴；湿热下注膀胱，则小便热赤；苔黄腻，脉濡数，均为内有湿热之象。

治法：清热化湿。

方药：猪肚丸。猪肚益胃，白术健脾，苦参、牡蛎清热固涩，尚可酌加车前子、泽泻、猪苓、黄柏、萆薢等，以增强清热化湿之力。

7. 痰火内蕴

症状：遗精频作，胸闷脘胀，口苦痰多，小便热赤不爽，少腹及阴部作胀。苔黄腻，脉滑数。

病机：痰火扰动精室，故见遗精频作；痰火郁结中焦，故见胸闷脘胀，口苦痰多；痰火互结下焦，故见小便热赤不爽，少腹及阴部作胀；苔黄腻，脉滑数，均为痰火内蕴之征。

治法：化痰清火。

方药：猪苓丸加味。方中半夏化痰，猪苓利湿。还可加黄柏、黄连、蛤粉等泻火豁痰之品。如患者尿时不爽，少腹及阴部作胀，为病久夹有瘀热之征，可加败酱草、赤芍以化瘀清热。

（黄岳林）

第四节 阳痿

阳痿主要是指青壮年男性，因自身存在湿热虚亏等，导致宗筋过于松弛，性交时阴茎难以勃起，无法正常进行性交。

一、病因病机

病机关键：宗筋弛纵。

1. 命门火衰 多因房事过度过力，年少时过度手淫，婚育过早，导致精气虚损，致使阳事不举。

2. 心脾受损　忧郁等证容易伤身影响心脾，而胃为水谷气血之海，以致气血两虚，宗筋失养，而成阳痿。

3. 恐惧伤肾　恐则伤肾，恐则气下，渐至阳痿不振，举而不刚，而导致阳痿。

4. 肝郁不舒　肝主筋，阴器为宗筋之汇，若情志不遂，忧思郁怒，肝失疏泄条达，则宗筋所聚无能。

5. 湿热下注　湿热下注，宗筋弛纵，可导致阳痿，经所谓壮火食气是也。

总之，就临床所见，本病以命门火衰较为多见，而湿热下注较为少见，所以《景岳全书·阳痿》说："火衰者十居七八，火盛者，仅有之耳。"主要病位在宗筋与肾，与心、肝、脾关系密切。

二、诊断与鉴别诊断

（一）诊断

1. 发病特点　性生活过度，或者因为年少时频繁手淫，进而导致腰膝酸痛，精神疲劳，小便不畅，存在滴沥情况。

2. 临床表现　成年男性，青壮年阶段，性交时阴茎难以勃起，缺乏正常性生活能力。

3. 辅助检查　血、尿常规，前列腺液，夜间阴茎勃起试验，阴茎动脉测压等检查。同时排除性器官发育不全或药物引起的阳痿。

（二）鉴别诊断

1. 早泄　二者都可能出现阴茎疲软，早泄更多是在性交开始之前，虽然可以勃起，但是过早排精，因为排精后就无法有效勃起，进而影响正常性交，阳痿则是性交时不能勃起，二者在临床表现上有明显差别，但在病因病机上有相同之处。若早泄日久，可进一步导致阳痿的发生。

2. 生理性机能减退　二者均可出现阳事不举，但男子八八肾气衰，若老年人而见阳事不举，此为生理性机能减退，与病理性阳痿应予以区别。

三、辨证

1. 辨别有火无火　阳痿而兼见面色白，畏寒肢冷，阴囊阴茎冷缩或局部冷湿，精液清稀冰冷，舌淡，苔薄白，脉沉细者，为无火；阳痿通常伴随着易怒烦躁问题，患者口干舌燥，舌苔黄腻，有实火。这其中以脉象和舌苔的辨证为主要方式手段。

2. 分清脏腑虚实　由于恣情纵欲、思虑忧郁、惊恐所伤者，多为脾肾亏虚，命门火衰，属脏腑虚证；由于肝郁化火，湿热下注，而致宗筋弛纵者，属脏腑实证。

四、治疗

（一）治疗原则

对于阳痿的治疗手段来看，中医强调要从病机入手，要注重于虚者注重于补，而实者则注重于清，无火需要强调温。命门火衰者，温补忌纯用刚热燥涩之剂，宜选用血肉有情温润之品；心脾受损者，补益心脾；恐惧伤肾者，益肾宁神；肝郁不舒者，疏肝解郁；湿热下注者，苦寒坚阴，清热利湿，即《素问·脏气法时论》所谓"肾欲坚，急食苦以坚之"的原则。

（二）分证论治

1. 命门火衰

症状：阳事不举或举而不坚，精薄清冷，腰酸膝软，精神萎靡，面色白，头晕耳鸣，畏寒肢冷，夜尿清长，舌淡胖，苔薄白，脉沉细。

病机：恣情纵欲，耗损太过，精气亏虚，命门火衰，故见阳事不举，精薄清冷；肾精亏耗，髓海空虚，故见头晕耳鸣；腰为肾之府，精气亏乏，故见腰酸膝软，精神萎靡；畏寒肢冷，舌淡胖，苔薄白，脉沉细，均为命门火衰之象。

治法：温补下元。

方药：右归丸合或赞育丹。阳痿日久不愈，加韭菜籽、阳起石、仙灵脾、补骨脂；寒湿，加苍术、蔻仁；气血薄弱明显，加人参、龟甲胶、黄精。

2. 心脾受损

症状：阳事不举，精神不振，夜寐不安，健忘，胃纳不佳，面色少华，舌淡，苔薄白，脉细弱。

病机：思虑忧郁，损伤心脾，病及阳明冲脉，而阳明总宗筋之会，气血亏虚，则可导致阳事不举，面色少华，精神不振；脾虚运化不健，故胃纳不佳，心虚神不守舍，故夜寐不安；舌淡，脉细弱，为气血亏虚之象。

治法：补益心脾。

方药：归脾汤。肾阳虚，加仙灵脾、补骨脂、菟丝子；血虚，加何首乌、鹿角霜；脾虚湿滞，加木香、枳壳；胃纳不佳，加神曲、麦芽；心悸失眠，加麦冬、珍珠母。

3. 恐惧伤肾

症状：阳痿不举或举而不坚，胆怯多疑，心悸易惊，夜寐不安，易醒，苔薄白，脉弦细。

病机：恐则伤肾，恐则气下，可导致阳痿不举或举而不坚；情志所伤，胆伤则不能决断，故见胆怯多疑；心伤则神不守舍，故见心悸易惊，夜寐不安。

治法：益肾宁神。

方药：大补元煎或启阳娱心丹。肾虚明显，加仙灵脾、补骨脂、枸杞子；惊悸不安，梦中惊叫，加青龙齿、灵磁石。

4. 肝郁不舒

症状：阳痿不举，情绪抑郁或烦躁易怒，胸脘不适，胁肋胀闷，食少便溏，苔薄，脉弦。

病机：暴怒伤肝，气机逆乱，宗筋不用则阳痿不举。肝主疏泄，肝为刚脏，其性躁烈，肝气郁结，则情绪抑郁或烦躁易怒；气机紊乱则胸脘不适，胁肋胀闷；气机逆乱于血脉，则脉象弦。

治法：疏肝解郁。

方药：逍遥散。肝郁化火，加丹皮、山栀子；气滞日久，而见血瘀证，加川芎、丹参、赤芍。

5. 湿热下注

症状：阴茎萎软，阴囊湿痒臊臭，睾丸坠胀作痛，小便赤涩灼痛，肢体困倦，泛恶口苦，舌苔黄腻，脉濡数。

病机：湿热下注，宗筋弛纵，故见阴茎萎软；湿阻下焦，故见阴囊湿痒，肢体困倦；热蕴于内，故见小便赤涩灼痛，阴囊臊臭；苔黄腻，脉濡数，均为湿热内阻之征。

治法：清热利湿。

方药：龙胆泻肝汤。大便燥结，加大黄；阴部瘙痒，潮湿重，加地肤子、苦参、蛇床子。

（三）其他

1. 单验方　牛鞭 1 根，韭菜子 25g，淫羊藿 15g，将牛鞭置于瓦上文火焙干、磨细；淫羊藿加少许羊油，在文火上用铁锅炒黄（不要炒焦），再和韭子磨成细面；将上药共和混匀。每晚用黄酒冲服 1 匙或将 1 匙粉用蜂蜜和成丸，用黄酒冲服。

2. 中成药

（1）参附注射液 20～40mL，加 5% 葡萄糖注射液或 0.9% 氯化钠注射液 100mL，每日 1 次静点。适用于阳虚重症。

（2）参麦注射液 60mL，加 5% 葡萄糖注射液或 0.9% 氯化钠注射液 100mL，每日 1 次静点。适用于阳痿气阴两虚证。

（3）六味地黄丸：每次 1 丸，每日 2 次口服。适用于阳痿之肝肾阴虚证。

（4）逍遥丸：每次 1 丸，每日 2 次口服。适用于阳痿之肝气郁结证。

（5）龙胆泻肝丸：每次 1 丸，每日 2 次口服。适用于阳痿之肝经湿热证。

3. 针灸

（1）针刺

选穴：关元、中极、太溪、次髎、曲骨、阴廉。

刺法：针刺得气后留针，并温针灸 3～5 壮。

（2）灸法：取会阴、大敦、神阙，艾条温和灸与雀啄灸交替使用。

（3）耳针：取耳穴肾、皮质下、外生殖器，以 0.6cm×0.6cm 胶布中央粘上王不留行籽，贴于上述 3 穴，然后用指稍加压。两耳交替进行，每周 2 次，10 次为 1 个疗程。

（章　敏）

第五节　水肿

水肿主要是因为患者外邪、饮食失调，进而使得其自身出现脏腑功能调节问题，气化不利，津液疏导不畅，水液潴留，泛溢于肌肤，引起多部位浮肿或者全身浮肿情况。

一、病因病机

人体水液的运行，有赖于脏腑气化，诸如肺气的通调、脾气的转输、肾气的蒸腾等等。由于外邪的侵袭，或脏腑功能失调，或脏气亏虚，使三焦决渎失职，膀胱气化不利，即可发生水肿。

（一）病因

1. 风邪外袭　肺为水之上源，主一身之表，外合皮毛，最易遭受外邪侵袭，一旦为风邪所伤，内则肺气失宣，不能通调水道，下输膀胱，以致风遏水阻，风水相搏，流溢于肌肤，发为水肿。

2. 风湿相搏　风湿伤人，可以导致痹证，若痹证不已，反复感受外邪，与脏气相搏，脏气受损，不能化气行水，亦可发生水肿。可见风湿相搏之为肿，即可发为痹，痹证不差，复感外邪发为水肿；也可因风湿搏结不散，胀急为肿。

3. 疮毒内犯　诸痛痒疮皆属心火，疮毒内攻，致津液气化失常，也是形成水肿的常见病因。

4. 气滞血瘀　气的升降出入失常，不能温煦和推动血的运行，致血液不能正常运行，瘀血内停，瘀滞于身体某一部位，导致局部肿胀，形成水肿。

5. 饥馑劳倦　由于兵戎战祸，或因严重天灾，生活饥馑，饮食不足，或因脾虚失运，摄取精微物质的功能障碍，加之劳倦伤脾，也是水肿发病的常见原因。

（二）病机

关于水肿的病机，历代医家多从肺、脾、肾三脏加以阐述分析，其中以《景岳全书·肿胀》论述扼要。此外，水肿的病机与心、肝两脏也密切相关。如《奇效良方》说："水之始起也，未尝不自心肾而作。"肝主疏泄和藏血，肝气郁结可导致血瘀水停，发展为水肿。

二、诊断与鉴别诊断

（一）诊断

1. 发病特点　水肿一般先从眼睑开始，继则延及头面、四肢以及全身。亦有先从下肢开始，然后及于全身者。

2. 临床表现　凡具有头面、四肢、腹背，甚至全身水肿临床表现者，即可诊断为水肿。若水肿病情严重者，可见胸闷腹胀、气喘不能平卧等症状。

（二）鉴别诊断

鼓胀：鼓胀是因腹部膨胀如鼓而命名。以腹胀大、皮色苍黄、脉络暴露为特征。其肿肢体无恙，胀唯在腹；水肿则不同，其肿主要表现为面、足，甚者肿及全身。

三、辨证

1. 辨外感内伤　水肿有外感和内伤之分，外感常有恶寒，发热，头痛，身痛，脉浮等表证；内伤多由内脏亏虚，正气不足或反复外感，损伤正气所致。故外感多实，内伤多虚。不过外感日久不愈，其病亦可由实转虚；内伤正气不足，抗病能力下降，也容易招致外感。

2. 辨病性　辨水肿应分清寒热，察明虚实。阳水属热属实，阴水属寒属虚，临床上除单纯的热证和寒证外，往往是寒热兼夹，较难辨识。一般而言，青少年初病或新感外邪，发为水肿，多属实证；年老或久病之后，正气虚衰，水液潴留，发为水肿者，多以正虚为本，邪实为标。

3. 辨病位　水肿有在心、肝、脾、肺、肾之分。心水多并见心悸、怔忡；肝水多并见胸胁胀满；脾水多并见脘腹满闷食少；肺水多并见咳逆；肾水多并见腰膝酸软，或见肢冷，或见烦热。同时结合其他各脏脉证特点，综合分析，以辨明其病位。

4. 辨兼夹证　水肿常与痰饮、心悸、哮喘、鼓胀、癃闭等病证先后或同时出现，且部分患者往往还可见到多种兼证。临床时则应分清孰主孰从，以便在论治时正确处理好其标本缓急。

5. 辨病势　就是辨别疾病的发展趋势。如病始何脏，累及何脏；是脾病及肾还是肾病及脾；是气病及水还是水停导致气滞；是正复邪退还是正衰邪盛等。这些对治疗和预后都有重要意义。

四、治疗

（一）治疗原则

水肿的治疗，《内经》提出的"开鬼门""洁净府""去菀陈莝"三条基本原则，对后世影响深远，一直沿用至今。其具体治法，历代医家都有补充发展，现将常用的治法分述如下。

1. 利尿法　是治疗水肿病最基本、最常用的方法。常与发汗、益气、温化等法合并运用。

2. 发汗法　适用于面部水肿初起而又有肺气不宣表现的患者或水肿而兼有表证的患者。这种方法的应用要注重于适度这一原则，同时要考虑多种方式综合使用。

3. 健脾益气法　本法并非专用于脾脏水肿，实则五脏水肿均可使用。临床上常与利尿法同用。

4. 温化法　适用于阳虚水肿，常与利尿法同用。

5. 育阴利水法　适用于口燥咽干，舌红少苔，小便黄少，脉细数，或阴虚阳亢，头目眩晕的阴虚水肿患者。

6. 燥湿理气法　适用于脾虚不运，腹胀苔腻的患者，也常与利尿法同用。气行则水行，气降则水降，畅通三焦，有助于利尿。

7. 清热解毒法　适用于发热，口渴，咽喉肿痛或身上生疮的水肿患者，常与利尿法同用。

8. 活血化瘀法　适用于有瘀血的水肿患者。

9. 泻下逐水法　适用于全身严重水肿，体实病急，诸法无效，二便不通，可用本法，治标缓急。

10. 扶正固本法　适用于水肿消退，机体正气未复的患者。本法的应用，要注意处理好扶正与祛邪的关系。一般说来，水肿的消退，不等于余邪已尽，病根已除，因此不宜立即放弃祛邪这一治疗环节，而转入纯补之法。如过早补阳则助长热邪，过早补气补阴则助长湿邪，均可引起水肿复发。在水肿消退后的余邪未尽阶段，宜用祛邪而不伤正、扶正而不碍邪的和法治疗，待余邪已尽，再根据气、血、阴、阳的偏损情况，合理进行调补善后。

（二）分证论治

1. 肺水

（1）风邪遏肺

症状：先见眼睑及颜面浮肿，然后延及全身。兼见恶风、发热、咳嗽或咽部红肿疼痛，小便不利。舌苔薄白，脉浮。

病机：风邪犯肺，阻遏卫气，故恶寒发热、咽痛微咳；风邪外袭，肺失宣发，风水相搏，水郁气结，不能通调水道，下输膀胱，故小便不利；先见头面浮肿，逐渐导致全身水肿。

治法：疏风解表，宣肺行水。

方药：越婢加术汤加减。方用麻黄、生姜宣肺解表以行水；白术健脾制水；石膏清肺胃之郁热；大枣、甘草补益肺脾，使中焦健旺，营卫调和，结散阳通，微微汗出，风水随汗而解，小便自利，肿自消失。若口不渴，为肺胃之郁热不甚，去石膏，加茯苓皮、冬瓜皮以利小便；恶寒无汗脉浮紧，为风寒外束皮毛，去石膏加羌活、防风、苏叶发汗祛风；咳嗽喘促不得卧，为风水阻闭肺气，加杏仁、陈皮、苏子、葶苈子以利气行水；咽喉肿痛，为风邪郁结咽喉所致，去生姜，加牛蒡子、射干、黄芩、板蓝根清肺经郁热。

（2）痰热壅肺

症状：头面四肢或全身水肿，咳嗽，痰色黄稠，胸闷气促，身热口渴，小便黄。舌苔黄，脉滑数。

病机：本证多为外邪入里化热而成。痰热壅肺，津液气化失常，不能下输膀胱，浸溢肌肤，发为水肿；痰热郁肺，窒塞胸中，故咳嗽胸闷气促；肺热内盛，故痰色黄稠；身热、口渴、小便黄、舌苔黄腻、脉滑数，为痰热之征象。

治法：清金化痰，利尿消肿。

方药：清金化痰汤合《千金》苇茎汤。方中黄芩、知母、苇茎、桑白皮清热宣肺；陈皮、桔梗、瓜蒌仁理气化痰；麦门冬、贝母、甘草润肺止咳；茯苓、薏苡仁、冬瓜仁健脾渗湿消肿；桃仁逐瘀行滞，可增强桔梗、瓜蒌仁等之宣肺效果。故两方合用有清热宣肺、豁痰止咳、渗湿消肿之效。肺热壅盛，咳而喘满，咳痰黏稠不爽，去陈皮，加石膏、杏仁、鱼腥草等泻肺清热。

（3）肺气虚寒

症状：头面或四肢浮肿，气短乏力，面色苍白，形寒畏冷，咳声无力，痰质清稀。舌淡苔白，脉虚细。

病机：肺为水之上源，肺气虚寒，不能通调水道，水液潴留，故头面四肢浮肿；肺气虚寒，上不能敷布津液于百脉，下不能温运于四肢，故气短乏力，形寒畏冷；肺气失于宣化，留而为饮，故咳吐清稀之痰；舌淡苔白，脉细弱，为虚寒之象。

治法：温阳散寒，宣肺行水。

方药：苓甘五味加姜辛半夏杏仁汤。方中干姜、细辛、半夏温化肺中寒痰；杏仁、茯苓宣肺利水；五味子收敛肺气；甘草调中益气。

2. 脾水

（1）脾胃气虚

症状：头面或四肢水肿，时肿时消，食欲欠佳，倦怠乏力，少气懒言，面白不华或大便稀溏。舌淡苔少，脉缓弱。

病机：脾胃气虚，运化失常，水湿浸溢肌肤，故见头面四肢水肿；脾胃为后天之本，脾虚食少，化源不足，故倦怠乏力，少气懒言，面色不华，舌质淡白，脉微弱，脾虚失运，水湿下注，故大便稀溏。

治法：补益脾胃，渗湿消肿。

方药：参苓白术散。方以人参、山药、莲子、扁豆健脾益气；茯苓、白术、薏苡仁健脾渗湿消肿；砂仁运脾化湿；甘草调中和胃；桔梗宣肺升提。

若水肿而大便稀溏，食少短气，时有肛坠，感冒时作，舌淡苔少，脉虚弱，为中气下陷之征，当补中益气，升阳举陷，用补中益气汤。

（2）脾阳不足

症状：眼睑或全身浮肿，脘腹胀闷，腰以下肿甚，食少便溏，小便短少，面色萎黄，神倦肢冷。舌淡，苔白滑，脉沉缓。

病机：本证多由脾胃气虚发展而成。眼胞属脾，脾虚水湿运化迟缓，故眼胞先肿；脾阳虚弱，水湿停滞，故脘腹胀闷、小便短少不利；脾虚不能消磨水谷，输布精微，营养全身，故面色萎黄、神倦肢冷、食少便溏；舌淡苔白、脉沉缓，为阳气虚弱、阴邪内盛所致。

治法：温脾行水。

方药：实脾饮。方用附子片、干姜、白术、厚朴、草果、茯苓温运脾阳；槟榔、木瓜、木香理气行水；生姜、甘草、大枣补中温胃。脾胃阳气健旺，气化水行，则肿胀自消。腹胀大，小便短少，为水湿内盛，原方去大枣、甘草，加桂枝、猪苓、泽泻通阳化气以行水；气短便溏，为中气大虚，加党参、黄芪以益气；咳喘不思食，为脾阳困惫，水气上泛，去大枣、甘草，加砂仁、陈皮、紫苏叶运脾利气。

3. 心水

（1）心气虚弱

症状：下肢或全身水肿，心悸怔忡，心掣气短，胸中憋闷。舌质淡，苔薄白，脉细弱或结代。

病机：心居膈上，心气贯于宗脉，若心气不足，运行无力，水邪伏留而为水肿。心气虚则心脉运行不畅，故见心悸怔忡，心掣气短，胸中憋闷；舌质淡，苔薄白，脉细弱或结代等均为心气虚衰的表现。

治法：补益心气。

方药：归脾汤。本方既可治疗心脾两虚，亦可用于心气虚弱之水肿。方中人参、黄芪、白术、炙甘草补益心气；当归、龙眼肉、茯神、酸枣仁、远志等养心血、安心神；少佐木香行气，使补而不滞。水肿较甚，加猪苓、泽泻、车前子利尿消肿；心悸失眠，加合欢花、柏子仁养心安神。

（2）心阳不振

症状：心阳不振除有心气虚弱的证候外，还可见形寒肢冷、咳喘上逆、全身肿满等证。心阳虚衰严重时，则可见大汗淋漓，四肢逆冷，脉微欲绝。

病机：心阳鼓动血脉，运行全身，故亦有化气行水之功。心阳不足，心脉运行受阻，水不化气，上逆则咳喘，外溢而为水肿。心阳衰微不能温煦四肢百骸，故形寒肢冷；心阳外脱，则大汗淋漓；阴阳之气不相顺接，则脉微欲绝。

治法：温通心阳，化气行水。

方药：真武汤。方中附子辛温大热，强心、温阳、散寒；茯苓、白术健脾利水，导水下行；生姜温散水气；芍药敛阴和阳。水肿甚者，加猪苓、泽泻、葶苈子；心气虚，胸闷气短甚者，加人参、黄芪；汗多者，加龙骨、牡蛎、浮小麦。心阳外脱，汤剂不能及时起效，应改用参附注射液静脉注射。

（3）心血瘀阻

症状：下肢或全身水肿，气短而咳逆，脘腹胀闷疼痛，胁下有痞块。舌质瘀暗，口唇发绀，脉结代。

病机：心血瘀阻，多由心气虚或心阳不振演变而来或相互兼见，同时心血瘀阻，亦可加重心气、心阳之虚衰，两者可互为因果。故心血运行瘀阻，气化行水之功失权，上逆而喘咳，水肿加重，脘腹胀闷疼痛等症出现。胁下痞块、舌紫唇青，则属一般瘀血所具有的临床征象。

治法：活血化瘀。

方药：桃红四物汤合四苓散。方中桃红四物汤养心血、化瘀血；四苓散健脾利水消肿。兼心气虚者，加附子、桂枝等。

此外，发于心脏的水肿，若阴阳气血均有亏损，主症表现为水肿、心动悸、脉结代，可用炙甘草汤治之。

4. 肾水

（1）膀胱停水

症状：全身或头面水肿，烦渴饮水，水入即吐，脐下悸动，小便不利，或外有表证，头痛发热。苔白脉数。

病机：肾合膀胱，故本证属于肾水的一种证型。膀胱气化失常，水蓄于内，津液不能上承，故口渴饮水，因内有停水，故水入即吐；膀胱为太阳之府，太阳表证与膀胱停水最易同时而作，形成外有表证、内有膀胱停水之证。

治法：化气行水。

方药：五苓散。方中桂枝化气行水；白术健脾燥湿；泽泻、茯苓、猪苓甘淡渗湿，畅利水道。

（2）下焦湿热

症状：头面与双足浮肿，甚至全身浮肿，纳呆，五心烦热，身热不扬，小便赤涩，尿色黄浊。舌苔白黄，脉数。

病机：肾合膀胱，同属下焦，下焦感受湿热，湿遏热郁，肾与膀胱失开阖、气化之职，水液泛溢，则出现头面、双足甚至全身浮肿。纳呆、五心烦热、身热不扬、尿黄、舌黄、脉数为湿热阻滞之象。

治法：清热除湿，利水消肿。

方药：通苓散。方以车前子、木通、茵陈、瞿麦清热除湿；以四苓散利尿消肿。腰痛甚，小便混浊，为浊湿阻滞尿道，去白术，加黄柏、苍术、土茯苓、草薢解毒除湿；小便带血，为热伤阴络，加茅根、生地、小蓟清热止血；面热、头眩、失眠、腰酸、脉弦数，为湿热日久伤及肾阴，肝阳偏旺，加菊花、钩藤、石决明镇肝潜阳。

（3）肾阳不足

症状：周身浮肿，腰痛膝软，畏寒肢冷，小便不利或夜尿特多，舌质淡白，两尺脉弱。若阳复肿消，则可呈现面目微肿，头昏耳鸣，少寐健忘，遗精盗汗等阴虚之候。

病机：人体水液的气化、输布，主要由肾阳的蒸腾、推动来完成，若肾阳虚衰，则水液的气化失常，出现周身浮肿、腰痛膝软、小便不利或夜尿特多等症；畏寒肢冷、舌质淡白、脉虚弱均为阳虚之候。

治法：温肾行水。

方药：《济生》肾气丸。本方为《金匮》肾气丸加牛膝、车前子而成，有温补肾阳、化气行水之力。本证水肿，除济生肾气丸之外，《金匮》肾气丸和真武汤亦属常用方药，当因证选用。

（4）浊邪上逆

症状：肿满不减或肿消之后，出现神情淡漠，嗜睡不食，甚则神志昏迷，恶心欲吐或呕吐清涎，头晕头痛，胸闷肢冷，神疲面白，少尿或无尿。舌淡苔腻，脉细弱。

病机：浊阴内盛，上扰神明，轻则嗜睡不食，甚则神昏谵语；浊阴不降，清阳不升，胃气上逆，则恶心呕吐，头晕头痛，苔腻；阴寒内盛，阳气不能外达，则四肢逆冷。本证候多为水肿经久不愈或肿虽消，浊毒未清，肾气衰败，演变而成的危急重症。

治法：化浊降逆。

方药：温脾汤加减。方中附子片、党参温阳益气化湿；陈皮、茯苓、厚朴、生大黄化湿导浊下行。若阴阳俱虚，出现恶心呕吐、神志不清、面色不华、呼吸微弱、汗出肢冷、二便自遗、舌淡苔腻、脉微欲绝，应回阳救脱、益气敛阴，方用生脉散合《济生》肾气丸。

若内热较甚，身热呕吐，神昏谵语，鼻衄或牙龈出血，舌质红，苔黄燥，脉数有力，治宜清热凉血，降逆和胃止呕，方用黄连温胆汤合犀角地黄汤加大黄。

5. 肝水　气滞水停。

症状：胁肋满痛，脘腹痞满，肢体或全身水肿，纳食减少，嗳气不舒，面色、爪甲淡白无华，小便短少。舌淡，脉弦。

病机：肝失疏达，则气滞水停，胁肋胀满；肝木侮土，运化呆滞，故食少嗳气；脾病则气血的化源不足，故面色爪甲白；舌质淡、脉弦为肝郁气滞之征。

治法：疏肝理气，除湿散满。

方药：柴胡疏肝散合胃苓汤。前方疏肝解郁，理气止痛；胃苓汤燥湿散满，利水消肿。若胁腹胀满较甚，可佐入木香、香附、青皮、谷芽、麦芽等健脾理气之品；气病及血而见胁肋刺痛、舌有瘀点、脉细涩者，可加桃仁、红花、䗪虫、丹参、郁金等活血散瘀；倦怠乏力，少气懒言，气虚较甚者，加党参、黄芪、黄精以益气；畏寒、肢冷、便溏阳虚者，加附子片、干姜、补骨脂等以温阳；口苦，小便黄，为气郁化热，加茵陈、虎杖、黄连等清热利湿。

（三）其他

1. 木香散　木香、大戟、牵牛子各等份，研为细末，每次用糖开水冲服 3~6g。此方多用于体实病实之证，一般以一泄为宜。

2. 大枣 150g，锅内入水，以上没四指为度；用大蓟并根苗 30g，煮熟为度。去大蓟吃枣，分 4~6 次服，每日 2~3 次。

以上两方，均用于消肿，使用时要注意攻补兼施，中病即止。

3. 卢氏消肿方　牵牛子 130g，红糖 125g，老姜 500g，大枣 62g。共研细末，泛丸，分 3 日服完，每日 3 次，食前服。本方能促使水邪从肠道排出，对于肾病水肿，消肿效果较好。

4. 益母草，晒干，125g，加水 800mL，煎至 300mL，去渣分 4 次服，隔 3 小时服 1 次。小儿酌情减量。本方用于肾病水肿，小便不通，尿血等。

5. 福寿草（又名冰凉花）碾成粉剂，每次服 25 毫克，每日 1~3 次。用于心水肿漫有效。但使用时要严格掌握剂量，过量可出现恶心呕吐，多汗，腹痛，头昏眩晕，视物不清，心慌等中毒症状。

6. 商陆 15g，绿豆 30~50g，煮熟去商陆，常服。本方适用于有热象的水肿患者，但应注意毒副反应的发生，一般不宜长用。

7. 加味鲤鱼汤　鲤鱼 1 条（约 500g），生姜 31g，葱 62g，炖汤不放盐，喝汤吃鱼。本方适用于气血虚弱患者，对邪浊上逆之肾水慎用。

8. 鳝鱼 500g，鲜薤白 120g，炖汤不放盐，喝汤吃鱼。本方适用于气血虚弱患者，对邪浊上逆之肾水慎用。

9. 黄芪 30~60g，煎服每日 1 剂。有利尿消肿，消除蛋白尿作用。

10. 益肾汤　当归、川芎、赤芍、红花各 10~15g，丹参 15g，桃仁 9g，益母草、金银花、白茅根、板蓝根、紫花地丁（或蒲公英）各 30g，水煎服。适用于肾炎水肿，有出血倾向等符合有瘀血表现者。本方在消除蛋白和恢复肾功能方面有一定疗效。

11. 清热解毒方　金银花、连翘、射干、赤芍、玄参、地肤子、白茅根、白鲜皮、玄参、蚤休、蒲公英。适用于水湿内蕴，郁久化热；或外感风热毒邪；或服温燥药与激素后，出现湿热表现，如咽喉干痛，唇舌干红，苔黄腻，面部或皮肤出现红色皮疹者等有一定疗效。

（杨　旸）

第六节　关格

这一病症通常以小便不通畅、患者呕吐难止为主要表现特征。中医来看小便不通名曰日关，呕吐不止则为日格，两者并见则为日关格。关格通常的起病都比较缓慢，患者之前都有淋证、消渴等慢性病发展史，逐渐出现了疲倦乏力等情况，尿量减少，呕吐不止，口气较重。关格的晚期症状当中有抽搐、尿闭等。

另有所述以大便不通兼有呕吐而亦称为关格者，不属本篇讨论范围。

一、病因病机

关格是小便不通、呕吐和各种虚衰症状并见的病证，此由多种疾病发展到脾肾衰惫，浊邪壅塞所致。临证表现为本虚标实，寒热错杂，三焦不行，进而累及其他脏腑，终致五脏俱伤，气血阴阳俱虚。

1. 脾肾阳虚　水肿病程迁延，水湿浸渍或饮食不调，脾失健运，湿浊内困，以致脾阳受损，生化无源；或因劳倦过度，久病伤正，年老体虚，以致肾元亏虚，命门火衰，肾关因阳微而不能开。脾肾俱虚，脏腑失养，故见神疲乏力，面色无华，纳呆泛恶，腰膝酸软，尿少或小便不通。脾肾阳气衰微，气不化水，阳不化浊，则湿浊益甚。末期精气耗竭，阳损及阴，而呈阴阳离决之势。

2. 湿浊壅滞　脾肾虚损，饮食不能化为精微，而为湿浊之邪。湿浊壅塞，三焦不利，气机升降失调，故上而吐逆，下而尿闭。若属中阳亏虚，阳不化湿，湿浊困阻脾胃，则肢重乏力，纳呆呕恶，腹胀便溏，舌苔厚腻。若湿浊久聚，从阳热化，湿热蕴结中焦，胃失和降，脾失健运，则脘腹痞满，纳呆呕恶，口中黏腻或见便秘。浊毒潴留上熏，则口中秽臭或有尿味。湿浊毒邪外溢肌肤，症见皮肤瘙痒或有霜样析出。湿浊上渍于肺，肺失宣降，肾不纳气，则咳逆倚息，短气不得卧。

3. 阴精亏耗　禀赋不足，素体阴虚或劳倦久病，精气耗竭，阳损及阴，以致肾水衰少，水不涵木；水不济火，心肾不交；心脾两虚，水谷精微不化气血，则面色萎黄，唇甲色淡，心悸失眠；肝血肾精耗伤，失于滋养，则头晕耳鸣，腰膝酸软；阴虚火旺，虚火扰动，则五心烦热，咽干口燥。肾病日久累及他脏，乃至关格末期阴精亏耗，浊毒泛溢，五脏同病。肾病及肝，肝肾阴虚，虚风内动，则手足搐搦，甚则抽搐；肾病及心，邪陷心包，心窍阻闭，则胸闷心悸或心胸疼痛，甚则神志昏迷。

4. 痰瘀蒙窍　脏腑衰惫，久病入络，因虚致瘀或气机不畅，血涩不行，阻塞经脉，加之湿邪浊毒内蕴，三焦壅塞，气机逆乱，以致痰浊瘀血上蒙，清窍闭阻，神机失用，则神昏谵语，烦躁狂乱或意识蒙眬。

5. 浊毒入血　痰瘀痹阻，脉络失养，络破血溢；或湿浊蕴结，酿生毒热，热入营血，血热妄行，以致吐衄便血。此乃脾败肝竭，关格病进入危笃阶段。

6. 毒损肾络　失治误治，未能及时纠偏，酿生浊毒；或久服含毒药物，以致药毒蓄积，侵及下焦，耗损气血，危害肾络，进而波及五脏。

二、诊断与鉴别诊断

（一）诊断

1. 发病特点　患者多有水肿、淋证、癃闭、消渴等基础病史，渐进出现关格见症。部分患者亦可由于急性热病、创伤、中毒等因素而突然致病。

关格一般为慢性进程，但遇外感、咳喘、泄泻、疮疡、手术等诱因引发，可致病情迅速进展或恶化。

2. 临床表现　关格临床表现为小便不通、呕吐和各种虚衰症状并见，兼症极为复杂。一般而言，关格前期阶段以脾肾症状为主，后期阶段则渐进累及多脏，出现危候。

早期阶段：在原发疾病迁延不愈的基础上，出现面色晦暗，神疲乏力。白天尿量减少，夜间尿量增多。食欲不振，恶心欲呕，晨起较为明显，多痰涎或有呕吐。部分患者可有眩晕、头痛、少寐。舌质淡而胖，边有齿印，舌苔薄白或薄腻，脉沉细或细弱。

中末期阶段：早期阶段诸般症状加重乃至恶化，恶心呕吐频作，饮食难进，口中气味臭秽，甚至有尿味。尿量减少，甚至少尿或无尿。或见腹泻，一日数次至十数次不等，或有便秘。皮肤干燥或有霜样析出，瘙痒不堪，或肌肤甲错，甚则皱瘪凹陷。或有心悸怔忡，心胸疼痛，夜间加重，甚至不可平卧。或胸闷气短，动则气促，咳逆倚息，面青唇紫，痰声辘辘。或有肢体抖动抽搐，甚至瘛疭。或有牙宣、鼻衄、咯血、呕血、便血、皮肤瘀斑、月经不调。或烦躁不宁，狂乱谵语，意识蒙眬。或突发气急，四肢厥逆，冷汗淋漓，神志昏糊，脉微欲绝等等。本证阶段患者脉象以沉细、细数、结或代为主。

（二）鉴别诊断

1. 走哺　走哺以呕吐伴有大小便不通利为主症，相似于关格。但走哺一般先有大便不通，继之出现呕吐，呕吐物多为胃中饮食痰涎或带有胆汁和粪便，常伴有腹痛，最后出现小便不通。故属实热证，其病位在肠，与关格有本质的区别。两者相比，关格属危重疾病，预后较差。

2. 转胞　转胞以小便不通利为临床主要表现或有呕吐等症。但转胞为尿液潴留于膀胱，气迫于胞则伴有小腹急痛，其呕吐是因水气上逆所致，一般预后良好。

三、辨证

1. 判断临床分期　虚证作为关格的主要早期病症，脾肾阳虚、气阴两虚、脾肾气虚等临床表现比较明显，由于原发病变不同及个体差异，部分患者可见阴虚证。此时兼有浊邪，但并不严重。把握前期阶段对疾病预后至关重要，须有效进行病情控制，促进终末期病程的延缓。否则容易阳损及阴，使正气衰败，促进浊邪弥漫。在疾病后期，关格症虚实兼夹，病变脏腑已经从患者脾肾到达其他器官，例如，肝、肺、心等，潴留浊邪，壅滞三焦，病情逐渐恶化，最终导致厥脱危象出现，耗尽阴精，导致孤阳离别。

2. 详审原发病证　结合中医临床规律，原发疾病对脏腑虚损程度具有很大的影响。原发病与继发病之间的关系为标本，因为病因的差异性，对脏腑阴阳气血导致差异性的程度损伤，使化寒，使阳伤，化热导致阴伤，在疾病晚期发展中，因为机体内在基础不稳定，导致不同证候趋向的出现。例如，对于因为反复发作水肿而引起的关格，大多数原因为脾肾阳虚，很少有单纯病因为阴虚；因迁延淋证而导致的关格疾病，因为病发于下，使湿热焦，热可用湿化，热可伤及阴，因此常常观察到阴虚病症。对于癃闭导致的关格疾病，转归存在很大的差异性。癃闭的病因相对比较复杂，有的因为六淫疫毒，有的因为情志劳倦，还有其他的湿热、瘀血、气结等，都波及三焦。通常来看，因为进起病促进虚性癃闭而诱发关格疾病的患者，阳虚、气虚为首要病症，其他原因导致的关格疾病，热寒夹杂、阴阳两虚。胃热、肺燥、肾虚为消渴的重要病理基础，随着病程的不断延伸，将会导致耗气血、伤阴津，出现关格症的阶段，大多数表现为气阴两伤，阴阳两虚。

3. 区别在气在血　早期关格发病阶段，主要病症为气分，在后期发病阶段转化为血分。要想准确区别关格在气在血，需要通过脉症，其中需要注意两个要点：一是风寒夹杂、风热、寒湿、湿热等各种诱发因素，病在上焦肺卫和中焦脾胃者，多在气分。可伴有发热，恶寒，或咽喉干痛，咳嗽痰黄，或尿痛淋漓，或泄泻腹胀等等。若病及心肝，为血分。二是在外邪有无的条件下，只要观察到各种出血症状，则病为气分，让气血更加虚弱，并耗竭脾肾。

4. 明辨三焦病位　对于病情严重的关格，因为存在复杂的证候，因此，辨证论治三焦病位，是治疗关格的重要问题。关格疾病发展到后期，因为浊邪对整体上中下三焦脏腑进行侵犯，且存在侧重性，导致预后的不同。中焦受浊邪侵犯，为关格症的必须症，同时也伴随着胃、脾受浊邪侵犯的病症。倘若并在心肺上焦，气急为主要临床表现，杜绝平卧，呼吸略显低微，且胸痛心悸，甚至出现谵语神昏的状态。如果下焦肝肾受浊邪侵犯，临床上常常以形体寒冷、肢体冰凉为主，焦灼不安，四肢厥逆，主要特征为抽搐瘛疭。

在后期阶段的关格症发展中，通过对三焦病位的观察，可以提前了解疾病转归。对于阳损偏向者，命门火衰为主要特征，不能滋润脾土，所以先观察到脾败，而后再观察到肝竭；阴损偏向者，大多数为肾阴枯竭，内窜肝风，所以先观察到肝竭，后观察到脾败。而对于肺绝、心绝，多见于肝竭或者脾败之后。若上、下焦受浊邪侵犯，关格就会步入危重过程，随时会有阴阳离的危象。

四、治疗

（一）治疗原则

1. 治主当缓，治客当急　本病脾肾衰惫为其本，浊毒内聚为其标。前者为主，后者为客。脏腑虚损为渐进过程，不宜竣补，而需长期调理，用药刚柔相兼，缓缓图之。湿浊毒邪内蕴，宜及时祛除继发诱因，尽力降浊排毒，以防发生浊毒上蒙清窍，阻塞经脉，入营动血或邪陷心包之变。

2. 虚实兼顾，把握中焦　补泻两难是关格的主要疾病特征。结合病程发展的基本规律，对于关格的早期治疗，补虚为重，化浊以辅；在病情后期，浊邪弥漫，正气衰败，治疗宜兼顾虚实，用药方面讲究灵活性。在临床上，关格波及三焦脏腑，然浊毒壅滞中焦在整个病程中贯穿始终，因此掌握中焦，这是治疗的主要原则。上下交损，当治其中。其时患者尽管正气虚衰，若强用补益亦难以受纳，且更易滋生邪实，导致病情加重。因此要重点保护脾胃，使浊化逆降，有效促进呕恶缓解，激发食欲，才能为下一步治疗提供条件。

（二）分证论治

1. 脾阳亏虚

症状：纳呆恶心，干呕或呕吐清水，少气乏力，面色无华，唇甲苍白，晨起颜面虚浮，午后下肢水肿，尿量减少，形寒腹胀，大便溏薄，便次增多。舌质胖淡，苔薄白，脉濡细或沉细。

病机：脾阳不振，气血生化无源，气不足则少气乏力；血不足则面色无华，唇甲苍白；中运失健，湿浊内生，则尿少水肿，腹胀便溏；浊邪上逆，则恶心呕吐；脉濡细，苔薄舌质淡为脾阳虚的征象。

治法：温中健脾，化湿降浊。

方药：温脾汤合吴茱萸汤。方中附子、干姜温运中阳，人参、甘草、大枣益气健脾，大黄降浊，吴茱萸温胃散寒，下气降逆，生姜和胃止呕。本方为补泻同用之法，适用于脾胃虚寒，浊邪侵犯中焦，以致上吐下闭者。大黄攻下降浊是权宜之计，以便润为度，防止久用反伤正气。此外，人参的选用应注意原发病的内在基础，如关格由水肿发展而来，以红参为宜；若关格的本病为淋证、癃闭、血尿、肾痨，为阴损及阳，兼有湿热者，选用白参较为适当。阳虚水泛而为水肿者，治宜健脾益气，温阳利水，化裁黄芪补中汤或防己黄芪汤，以人参、黄芪益气补中，白术、苍术、防己健脾燥湿，猪苓、茯苓、泽泻、陈皮利水消肿，甘草和中。其中，生黄芪益气利水而无壅滞中满之弊，治疗水肿较为适宜。脾虚湿困而泛恶者，可用理中丸加姜半夏、茯苓利湿和胃。若湿抑中阳较著，可加用桂枝，师《金匮要略》防己

— 166 —

茯苓汤法。

2. 肾阳虚衰

症状：腰酸膝软，面色晦滞，神疲肢冷，下肢或全身水肿，少尿或无尿，纳呆泛恶或呕吐清冷。舌质淡如玉石，苔薄白，脉沉细。

病机：下元亏损，命门火衰，脏腑失于温煦濡养，则腰酸膝软，面色晦滞，神疲肢冷，舌淡，脉沉而细；肾阳衰微，气不化水，阳不化浊，则湿浊潴留，壅塞水道，泛滥肌肤而为水肿；肾关因阳微而不能开，则少尿或无尿。

治法：温补肾阳，健脾化浊。

方药：《济生》肾气丸化裁。方中肉桂、附子温补肾阳，地黄、山药、山茱萸滋养脾肾，茯苓、丹皮、泽泻、车前子、牛膝化湿和络，引药下行。肾阳亏损而水肿较重者，选用真武汤。兼有中焦虚寒者，配伍干姜、肉豆蔻、吴茱萸温运中阳。呕吐明显者，加用生姜、半夏。肾阳虚衰者，往往肾阴亦亏，在应用温肾药时，应了解关格的原发疾病以及肾阴、肾阳虚损的情况。若原发疾病有湿热伤阴基础乃至阴损及阳，温肾药物宜选用淫羊藿、仙茅、巴戟天等温柔之品或选用右归饮，寓温肾于滋肾之中。若肾脏畸形，命火衰微，水湿潴留于肾，以致肾脏肿大，腹部癥积者，治宜温补肾阳，同时配伍三棱、莪术、生牡蛎、象贝母等活血祛瘀软坚之品。

3. 湿热内蕴

症状：恶心厌食，呕吐黏涎，口苦黏腻，口中气味臭秽，脘腹痞满，便结不通。舌苔厚腻，脉沉细或濡细。

病机：脾胃受损，纳化失常，湿浊内生，壅滞中焦。湿浊困脾，则脘腹痞满，纳呆厌食，舌苔厚腻，脉沉细或濡细；浊邪犯胃，胃失和降，故恶心呕吐；湿浊化热，则口苦黏腻，口中气味臭秽，便结不通。

治法：清化湿热，降逆止呕。

方药：黄连温胆汤化裁。方用陈皮、半夏、竹茹、枳实、茯苓、黄连清化湿热，配用生姜降逆止呕。浊邪犯胃，和胃降逆化浊法的常用方剂尚有小半夏汤、旋覆代赭汤等，后者降逆止呕的作用较强。亦可加大黄通导腑气，使浊邪从大便而出。

4. 肝肾阴虚

症状：眩晕目涩，腰酸膝软，呕吐口干，五心烦热，纳差少寐，尿少色黄，大便干结。舌淡红少苔，脉弦细或沉细。

病机：阴精亏耗，肾水衰少，水不涵木，肝肾失于滋养，则眩晕目涩，腰酸膝软，纳差少寐，舌淡红少苔，脉弦细或沉细；阴虚火旺，虚火扰动，则五心烦热，咽干口燥，尿少色黄，大便干结。

治法：滋养肝肾，益阴涵阳。

方药：杞菊地黄丸化裁。方用地黄、山茱萸滋养肝肾，山药补脾固精，茯苓、泽泻渗湿，丹皮凉肝泄热，枸杞子、菊花滋补肝肾，平肝明目。肝肾阴虚，肝阳偏亢，易引动肝风，可配伍钩藤、夏枯草、牛膝、石决明平肝潜阳，降泻虚火，以防虚风内动。本病兼夹湿热浊毒，用药不宜滋腻，以免滞邪碍胃。

5. 肝风内动

症状：头痛眩晕，手足搐搦或肢体抽搐，纳差泛恶，尿量减少，皮肤瘙痒，烦躁不安，甚则神昏痉厥癫痫，尿闭，舌抖或卷缩，舌干光红或黄燥无津，脉细弦数。

病机：关格末期，肾病及肝，肝肾阴虚，肝阳上亢，则头痛眩晕，舌干光红或黄燥无津，脉细弦数；浊毒阻闭心窍，则舌抖卷缩；浊毒泛溢，虚风内动，则肢体搐搦，皮肤瘙痒；阴分耗竭，阴不敛阳，阳越于外，故见烦躁不安，甚则神昏痉厥。

治法：平肝潜阳，息风降逆。

方药：镇肝息风汤化裁。方用龙骨、牡蛎、代赭石镇肝降逆；龟板、芍药、玄参、天门冬柔肝潜阳息风；牛膝引气血下行以助潜降；合茵陈、麦芽清肝舒郁。若出现舌干光红，抽搐不止者，宜用大定风珠，方用地黄、麦门冬、阿胶、生白芍、麻仁甘润存阴；龟板、鳖甲、牡蛎育阴潜阳；五味子配甘草，酸甘化阴，滋阴息风。

6. 痰瘀蒙窍

症状：小便短少，甚则无尿，胸闷心悸，面白唇暗，恶心呕吐，痰涎壅盛或喉中痰鸣，甚则神志昏蒙，气息深缓。舌淡苔腻，脉沉缓。

病机：脏腑衰惫，浊毒壅塞，气机逆乱，瘀血阻滞经脉，以致痰浊瘀血上蒙，清窍闭阻，神机失用，则诸症蜂起。

治法：豁痰化瘀，开窍醒神。

方药：涤痰汤化裁。本方适用于痰瘀蒙窍而偏于痰湿者，药方中含有陈皮、半夏、茯苓三味，具有化痰、燥湿、健脾功效；药方中含有的石菖蒲、竹茹、胆南星，具有开窍化痰功效。若属痰瘀蒙窍而偏于痰热者，用羚羊角熬成中药汤剂服用。该方中含有天竺黄、珍珠母、羚羊角、竹茹，具有化痰热功效；远志、石菖蒲有助于开窍化痰；丹皮、夏枯草有助于凉血清肝。以上二方化瘀力稍嫌不足，宜酌情配伍丹参、赤芍、蒲黄、桃仁、三七等化瘀之品。痰瘀浊毒内盛，上蒙清窍而致神昏者，治宜利气开窍醒神。可用醒脑静或清开灵静脉滴注或鼻饲苏合香丸。关格进入神昏危笃阶段，小便不通，治以开窍急救时，尤应注意禁用含毒药物，以免药毒蓄积，危害肾脏。

7. 浊毒入血

症状：烦躁或神昏谵语，尿少或尿闭，呕吐臭秽，或见牙宣、鼻衄、咯血、呕血、便血、皮肤瘀斑，或有发热，大便秘结。舌干少津，脉细弦数。

病机：关格进入危笃阶段，肾病及心，邪陷心包，或脾败肝竭，浊毒入营动血，络破血溢，以致吐衄便血，烦躁神昏。

治法：解毒化浊，宁络止血。

方药：犀角地黄汤、清宫汤化裁。适用于痰浊化热，热入血分而致鼻衄、咯血等出血证。组方宜以水牛角、生地黄、赤芍等解毒清热、凉血止血为主药或酌情配合应用至宝丹或紫雪丹。治疗血证，要掌握"治火、治气、治血"基本原则，酌情选用收敛止血、凉血止血、活血止血药物。严密观察病情变化。

8. 阳微阴竭

症状：周身湿冷，面色惨白，胸闷心悸，气急倚息不能平卧或呼吸浅短难续，神昏尿闭。舌淡如玉，苔黑或灰，脉细数，或结或代，或脉微细欲绝或沉伏。

病机：肾者元气之根，水火之宅，五脏之阴非此不能滋，五脏之阳气非此不能发。肾阳衰微，阳损及阴，阴耗血竭，阴不敛阳，虚阳浮越，终至阳微阴竭，气脱阳亡，阴阳离决。

治法：温扶元阳，补益真阴。

方药：地黄饮子化裁。方用附子、肉桂、巴戟肉、肉苁蓉、地黄、山茱萸温养真元，摄纳浮阳；麦门冬、石斛、五味子滋阴济阳；石菖蒲、远志、茯苓开窍化浊。若出现呼吸缓慢而深，肢冷形寒，汗出不止，命门耗竭者，急宜温命门之阳，参附注射液静脉滴注。若正不胜邪，心阳欲脱，急用参麦注射液静脉滴注敛阳固脱。

凡浊邪侵犯上焦心肺或下焦肝肾，为关格进入末期危重阶段，口服药物无法受纳者，应采用中西医结合的方法进行抢救。

（三）其他

1. 单方验方

（1）冬虫夏草：临床一般用量 3 ~ 5g，水煎单独服用或另煎兑入汤剂中，亦可研粉装胶囊服用。20 日为一个疗程，连服 3 ~ 4 个疗程。

（2）地肤子汤：地肤子 30g，大枣 4 枚，加水煎服，每日 1 剂，分 2 次服完。具有清热利湿止痒功效，适用于关格皮肤瘙痒者。

2. 针灸治疗　主要选穴为中脘、气海、足三里、三阴交、阴陵泉、肾俞、三焦俞、关元、中极、内关。每次选主穴 2 ~ 3 个，配穴 2 ~ 3 个。可根据病情需要选择或增加穴位。虚证用补法，实证用泻法，留针 20 ~ 30 分钟，中间行针 1 次，每日针刺 1 次，10 次为一个疗程。

3. 灌肠疗法　降浊灌肠方：生大黄、生牡蛎、六月雪各 30g，浓煎 200 ~ 300mL，高位保留灌肠。2 ~ 3 小时后药液可随粪便排出。每日 1 次，连续灌肠 10 日为一个疗程。休息 5 日后，可再继续一个疗程。适用于关格早中期。

4. 药浴疗法　药浴方：由麻黄、桂枝、细辛、附子、红花、地肤子、羌活、独活等组成。将药物打成粗末，纱布包裹煎浓液，加入温水中，患者浸泡其中，使之微微汗出，每次浸泡 40 分钟，每日 1 次，10 ~ 15 日为一个疗程。

（朱珍琦）

第八章

风湿病证

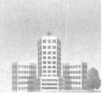

第一节　行痹

行痹又称风痹，是指卫阳不固，风邪入侵，以致经络闭阻，气血运行不畅，出现以肌肉、筋骨、关节游走性酸胀疼为主要特征的一种病证。本病多发于春季，初次发病以青少年多见。迁延日久，可出现心、肾病症，严重者危及生命。西医学中风湿热（风湿性关节炎）、风湿性多肌痛症、过敏性紫癜及类风湿关节炎初期、纤维织炎、坐骨神经痛、系统性红斑狼疮、骨关节炎等其他风湿类疾病，出现类似行痹的临床表现时，可参照本节辨证论治。

行痹首见于《素问·痹论》。该篇曰："风寒湿三气杂至，合而为痹也，其风气胜者为行痹……"认为"粗理而肉不坚""风寒湿三气杂至"为行痹基本病因病机，介绍了针刺治疗的方法，并指出"风气胜者""其人易已"，阐明了其预后转归。

近现代医家对行痹病因病机及治则治法的观点大致相同，认为行痹为卫阳不固，风邪入侵所致，以肌肉、筋骨、关节游走性疼痛为特征，治当以祛风通络、养血和营为主。

一、病因病机

行痹的主要病因是风邪，以风寒、风湿致病为多见。但有遇疾风暴雨而不病者，提示行痹的发病除外邪侵袭之外，尚与人体卫外能力的强弱有关。如营卫不和，卫阳不固，腠理空虚，则风邪夹寒、夹湿侵入人体经络、筋骨、关节，阻滞气血，发为本病。

（一）卫阳不固

营卫不和，则卫阳不固，腠理空虚，风邪乘虚而入，闭阻经络、血脉，则成行痹。

（二）风邪入侵

摄生不慎而遇气候骤变，风邪入侵，经络气血痹阻发为行痹。风为阳邪，其性向上，故致病多发于肩背上肢等处；风善行而数变，故疼痛游走不定。风邪夹寒或湿入侵分别形成行痹之风寒证、风湿证。痹病日久，邪滞经络，蕴郁化热，而成行痹之热证或寒热错杂证。

（三）精血亏虚

或先天不足，或素体虚弱，或失治误治，致外邪深入，肝肾受损，则成虚实夹杂之行痹。日久，邪郁留滞，耗伤正气，精血亏虚愈甚，筋骨、关节失养，致病情加重。同时，精血内虚，使营卫不和尤甚，卫外失固，外邪反复入侵，导致病程缠绵。

（四）风痰阻络

或素体肥胖，痰浊内盛；或风寒湿邪痹阻经络气血，气机不利，津液输布障碍，津凝为痰；复感风邪，风浊流注经络，阻滞气血，发为痹病。

总之，行痹发病多因营卫不和，卫阳不固，卫外失用，腠理空疏，或精血亏虚，风邪夹寒、夹湿、夹热、夹痰流注经络关节，气血运行不畅所致。其病位在经络、关节、肌肉。因致病以风邪为主，风性升发，故常以上肢、肩背部受累多见；风善行数变，故起病急，流窜游走，痛无定处，患无定所。气候骤变之时，邪得外援而行痹复发或加剧。本病日久不愈，可病及血脉、筋骨，或复感于邪，可累及心、肾等脏，出现相应的心、肾病证。

本病初起以邪实为主，风寒、风湿、风痰为患，寒、湿、痰可兼夹为病；邪蕴日久可化热，出现类似热痹的表现；病程迁延，正气日耗，肝肾不足，精血亏损，病性虚实夹杂，疾病后期可见以虚为主的证候。行痹因风邪致病，风性来之较急，去之较易，故患病之初，应及时诊断，确立证候，合理用药，邪去正安，其病常可迅速向愈。若失治、误治而致病邪深入，或痹久不愈，复感外邪，内舍其合，患者于脏，虚实夹杂，致病情缠绵，严重者可并发他病而危及生命。

二、诊断与鉴别诊断

（一）诊断要点

1. 有感受风邪病史，初起常有恶风、发热等症。

2. 肢体肌肉关节酸痛，尤以痛处游走不定更具特征性。

3. 疼痛部位以上肢及肩背部为主。

4. 可出现关节肿大，屈伸不利。

5. 舌苔薄白，脉浮缓或弦细。

（二）鉴别诊断

行痹应与痛痹、着痹、热痹、肌痹、历节等相鉴别。

1. **痛痹**　行痹与痛痹均有关节疼痛，但痛痹以寒邪为主，疼痛较剧，痛处固定，遇寒尤甚，得热痛减，全身症状呈寒象或阳气虚损表现；行痹以风邪为主，痛无定处，常见上肢及肩背受累。

2. **着痹**　行痹与着痹均有关节肿胀疼痛，但着痹以湿邪为主，病程较长，肢体关节重蓄，常见腰以下关节重着疼痛；行痹以风邪为主，病程较短，痛处不定，常见腰以上各关节肿胀疼痛。

3. **热痹**　行痹中邪化热可出现类似热痹的临床表现，但热痹起病退即见明显热象，痛处相对固定，关节触及发热，常涉及单关节或小关节；行痹在病程中可见热证，而痛无定处，常见多关节受累。

4. **肌痹**　行痹与肌痹均可出现肌肉酸胀疼痛，但肌痹肌肉酸痛常呈对称性，以上臂及大腿肌肉受累为主，可见肌肉痿弱不用；行痹肌肉酸痛呈游走性，痛处不定，肌肉萎缩较少见。

5. **历节**　行痹与历节均可出现关节疼痛，游走不定，但历节发病遍历关节，疼痛剧烈，日轻夜重，可出现关节僵硬变形；行痹主要表现为肌肉关节游走性疼痛，痛势较轻，不出现关节变形。

三、辨证

1. **辨虚实**　行痹初起，肌肉关节游走性疼痛，关节屈伸不利，甚至红肿灼热，苔薄或腻，脉浮或弦，以邪气偏盛为主，属实证；行痹日久，乏力气短，面色少华，腰膝酸软，关节隐痛，舌淡苔少，脉细或伏，以正气虚弱为主，属虚证。

2. 辨兼夹　夹寒者，疼痛较重，疼痛部位更换较慢，其痛遇寒而剧，得热痛减，苔薄白，脉浮紧；夹湿者，肌肉及肢体关节肿胀沉重，苔薄腻，脉濡缓；夹热者，身热口渴，关节红肿，局部灼热，舌质红，苔薄黄，脉濡数或滑数；夹痰者，神倦多睡，饮食无味，肢体关节走窜疼痛，肢体麻木，苔腻，脉浮滑；夹瘀者，病程较久，局部刺痛，痛处渐趋固定，可见皮肤瘀斑，关节僵硬畸形，舌有瘀斑，脉细涩或结代。

3. 辨气血　气虚者，神疲乏力，少气懒言，饮食少进，较易感冒；血虚者，面色萎黄，或见面白，唇甲不荣，舌淡脉细。

4. 辨脏腑　脾肾阳虚者，关节冷痛，肢体不温，面浮肢肿，舌淡嫩或白腻，脉沉细；肝肾阴虚者，形体消瘦，头晕耳鸣，筋脉拘急，舌红苔少，脉细数。

四、治疗

（一）分证论治

1. 风寒痹阻证　调摄不慎，冒风感寒，风寒入侵，痹阻经络气血，肌肉关节受累，发为本病。

证候：肌肉关节疼痛，游走不定，遇寒痛剧，得热痛减，关节屈伸不利，局部皮色不红，扪之不热，舌淡红，苔薄白，脉浮缓或弦紧。

治法：祛风散寒，温经通络。

方药：防风汤加减。防风 10g、茯苓 12g、秦艽 15g、葛根 12g、麻黄 10g、桂枝 10g、当归 10g、羌活 15g、甘草 4g、生姜 3 片、大枣 4 枚。

加减：痛在上肢关节者，加白芷 12g、威灵仙 15g、川芎 10g；痛在下肢关节者，加独活 15g、牛膝 15g；以腰背关节为主者，加杜仲 15g、桑寄生 12g、续断 12g。

中成药：木瓜丸，祛风止痛片，寒湿痹颗粒。

分析：祛风散寒应与养血和血结合，切忌祛风过燥、散寒过峻，以免耗伤精血，致筋骨关节失养而病情缠绵。

2. 风湿痹阻证　居处潮湿，或涉水劳作，或汗后冲凉，风湿痹阻经络，气血不畅，发为行痹。

证候：肌肉关节游走性疼痛，局部肿胀重着，阴雨天尤甚，肌肤麻木不仁，或身微肿，小便不利，苔薄白或薄腻，脉濡缓。

治法：祛风除湿，通络止痛。

方药：蠲痹汤加减。羌活 15g、独活 10g、防风 10g、防己 10g、伸筋草 15g、川芎 10g、海桐皮 12g、桂枝 10g、海风藤 15g、白芷 10g、木香 10g、甘草 5g。

加减：风甚加白花蛇 10g、山甲珠 10g；湿甚加薏苡仁 30g、苍术 6g；痛剧加川乌 12g、全蝎 4g；肢体麻木加路路通 10g、苏木 15g；上肢痛加威灵仙 15g、姜黄 10g；下肢痛加牛膝 12g、续断 10g；身肿者加泽泻 12g、茯苓 12g。

中成药：盘龙七片。

分析：祛湿与健脾结合，可明显提高疗效；燥湿不宜太过，以免伤阴。

3. 营卫不和证　起居失当，卫阳不固，腠理空疏，营卫不和，风邪入侵，正邪相争，气血失和，即发本病。

证候：肌肉关节疼痛，痛处不定，周身酸楚，肌肤不仁，恶风汗出，头项强痛，或发热微恶寒，舌淡红白，脉浮缓。

治法：调和营卫，祛邪通络。

方药：桂枝汤合玉屏风散加减。桂枝 10g、白芍 15g、甘草 5g、生姜 3 片、大枣 4 枚、黄芪 12g、防风 12g、白术 12g、秦艽 12g、海风藤 15g、独活 12g。

加减：头项强痛加葛根 15g、羌活 15g；痛甚加全蝎 4g、细辛 3g。

中成药：天麻丸。

分析：营卫不和最易感受风邪，故药宜温服，药后覆被，调摄起居，其病向愈。

4. 血虚风痹证　产后血虚，或禀赋不足，或痹久伤脾化源不足，风邪乘虚而入，痹阻肌肉关节，发为本病。

证候：肌肉关节酸痛乏力，时轻时重，劳累后加重，肢体麻木或肌肉萎软，面黄少华，心悸气短，筋脉拘急，舌淡苔薄白或苔少，脉细弱。

治法：益气养血，舒筋通络。

方药：三痹汤或独活寄生汤加减。独活 15g、党参 12g、黄芪 15g、白术 10g、当归 10g、川芎 10g、白芍 12g、鸡血藤 15g、桂枝 10g、牛膝 12g、茯苓 12g、甘草 4g。

加减：气血虚较甚加西洋参 10g、阿胶 10g、枸杞子 10g；肝肾不足加女贞子 12g、墨旱莲 12g、五加皮 10g；邪甚痛剧者加制川乌 10g、蜈蚣 4g、延胡索 12g。

中成药：痹祺胶囊，人参再造丸。

分析：此证宜扶正祛邪并用，扶正重于祛邪，忌动辄改方，应坚持守方治疗，根据病情适当加减。

5. 风痰阻络证　或素体痰盛，或脾虚痰浊内生，猝感风邪，风夹痰走窜，流注经络关节，痹阻气血，即成行痹。

证候：肌肉关节胀痛走窜，肢体麻木或有蚁行感，神倦多睡，或纳少恶心，舌淡红，苔薄腻，脉浮滑或弦。

治法：祛风逐痰，和络舒筋。

方药：指迷茯苓丸加减。姜半夏 12g、茯苓 12g、枳壳 10g、风化硝 6g、白芥子 10g、木瓜 15g、威灵仙 12g、穿山龙 15g、鸡血藤 15g、制南星 10g、地龙 10g、甘草 4g。

加减：肢体麻木加伸筋草 15g、路路通 10g、乌梢蛇 10g；疼痛较甚加制草乌 12g、蜈蚣 4g；神倦多睡加藿香 10g、石菖蒲 10g；胃脘不适加怀山药 12g、白术 10g。

中成药：瘀血痹颗粒，小活络丸。

分析：行痹实证经治不愈，可从痰论治，常有奇效。

以上各型，若出现身热、口渴、局部红肿灼热、舌红、苔黄、脉数等类似于热痹的证候表现，可在辨证基础上合用宣痹汤或四妙散，或参照热痹论治；如出现皮肤青紫、皮下结节、痛如针刺、舌有瘀斑、脉结或代等瘀证表现，加桃仁、红花、土鳖虫、穿山甲；当病程迁延，复感外邪，内舍其合，出现心、肾等病证时，可按相应病证进行辨证论治。

（二）其他治疗

1. 单方验方

（1）养血祛风汤：当归 10g、酒白芍 10g、川芎 10g、防风 6g、秦艽 10g、陈皮 10g、桂枝 5g、羌活

5g、独活 5g、松节 10g。水煎服，日 1 剂，分 2 煎。适用于风寒、风湿痹阻证。行痹呈游走性疼痛，多由风邪所致。"治风先治血，血行风自灭"这是古代医家的临床经验，所以治风除用祛风药外，不定期要加养血药。根据"气为血帅""血随气行"的道理，在应用血分药时，须加一二味气分药，才能使血分药发挥更大的作用。

（2）通痹汤：钻地风 30g，防风、当归各 12g，熟地黄、薏苡仁、鸡血藤各 15g，桂枝、全蝎各 9g，制乳香、制没药、生甘草各 5g，每日早晚各 1 剂，水煎服。适用于风寒、风湿痹阻证。

（3）行痹验方：汉防己 30g，麻黄 6g，黄芪 9g，每日 1 剂，用清水 5 碗煎成 2 碗，盛在暖水壶中作为饮料，随时进饮。适用于风寒痹阻证。

2. 针灸治疗

（1）毫针：上肢取曲池、合谷、大杼、列缺，下肢取阳陵泉、足三里、环跳、昆仑，浅束泻法，日 1 次，10 次为 1 个疗程，适用于风寒痹阻证；先泻合谷、风池，次补复溜、然谷，配曲池、少商、涌泉等，日 1 次，5 次为 1 个疗程，适用于营卫不和证；取大杼、曲池、肾俞、足三里、三阴交、昆仑等穴，深刺透穴，留针 10~15 分钟，酌情温针，日 1 次，10 次为 1 个疗程，适用于脾肾两虚及气血两虚证。

（2）耳针：取肾、脾及患部相应压痛点，每次选 1~2 个穴，埋针 3~5 日，间日 1 次，3~5 次为 1 个疗程，适用于风寒或风湿痹阻证。

（3）拔罐：取穴同毫针穴位，或取疼痛部位，用梅花针重手法叩击，少量出血，然后用闭火法拔罐，隔日 1 次，5~7 次为 1 个疗程，适用于风寒、风湿痹阻证。

3. 外治法

（1）离子导入：将祛风、散寒、除湿中药如制川草乌、制乳香、制没药、威灵仙、羌活、独活、鸡血藤、海桐皮等，煎液浓缩淬取，制成含有中药有效成分的药物垫，运用中频脉冲治疗仪进行中药离子导入治疗，治疗部位可选关节局部或相关穴位。

（2）中药熏蒸：利用熏蒸治疗仪进行全身或局部中药熏蒸治疗。熏蒸方法：将中药放入熏蒸机煮药锅内，加水适量，以埋住药物而又不至于煮干为度，接通电源煮药，待汽箱内温度达 40℃ 时，让患者裸体进入熏蒸机内，头伸出机外，汽箱内温度控制在 37~42℃，每次 20~30 分钟。每日 1 次，10 日为 1 个疗程。局部熏蒸则将中药蒸汽作用于患处即可。熏蒸处方：五加皮 30g，乳香 25g，没药 25g，松节 30g，威灵仙 30g，马钱子 20g，苏木 30g，生草乌 30g，鸡血藤 20g。有严重心肺疾病者忌用。

（3）中药外敷与洗浴

用药：川乌、草乌各 20g，血竭 15g，乳香、没药各 25g，细辛 10g，白芷 25g，川芎 15g，樟脑 20g，山柰 20g，透骨草 20g。外敷：将上述药物制成粉末，用陈醋调和，每部位外敷 50g，用白胶布固定，保留 8 小时，每日 1 次，5 日 1 个疗程。洗浴：将上述药物加水 2 500mL，煮沸后倒入盆中，将患处先熏后浸浴，每日 1 次，5 日 1 个疗程。

另外，红外线、紫外线、激光、超声、磁疗、冰疗、泥疗、沙疗、温泉浴等治疗措施，均可酌情选用。

4. 饮食疗法

（1）苡米煲粥：用薏苡仁 30~60g，加大米适量煮粥，调味服食，咸、甜均可。适用于风湿痹阻证。（《世医得效方》）

（2）五加皮酒：以纱布 2 层包五加皮适量放入阔口瓶内，用米酒浸泡过药面，加盖密封 3~4 周

后去渣，每天饮 1~2 次，每次 15~30mL，或视各人酒量酌饮。适用于风寒、风湿痹阻证。（《本草纲目》）

（3）大枣人参汤：白参或西洋参 10g，大枣 5 枚，放炖盅内隔水炖服，间日 1 次或每周 2 次，视病情而定。适用于精血亏虚证或气血两虚证。（《十药神书》）

（4）葱白粥：煮米成粥，临熟加入葱白，不拘时服，食后覆被微汗。适用于风寒痹阻证。（《饮食辨录》）

（5）姜葱羊肉汤：羊肉 100g，大葱 30g，生姜 15g，大枣 5 枚，白醋 30g，加水适量，做汤 1 碗，日食 1 次。适用于营卫不和证。（《痹病论治学》）

五、调摄与护理

（一）调摄

1. 克服恐惧心理，了解疾病发生发展的规律，树立信心，积极治疗，保持良好心态，做到有病早治、正规治疗、按疗程服药。

2. 注意防寒保暖，避免涉水冒雨，防止感冒，保持居处环境及衣被干燥，勿下冷水，阴雨天及气候变化时应注意局部保暖。

3. 饮食宜清淡易于消化，忌肥甘厚味，有热象者忌酒及辛辣煎炸之品。

4. 急性发作期，关节肿胀、疼痛剧烈，应注意休息，不宜剧烈活动；疼痛缓解，病情稳定后，宜适当锻炼，增强体质，提高机体对气候、环境因素变化的适应能力，同时维护关节功能。

（二）护理

1. 向患者讲解行痹的发病规律、临床特点及防治知识，鼓励患者树立战胜疾病的信心，使其保持心情舒畅，积极面对疾病，及时治疗，并在不断沟通中使患者增强对医护人员的信任感。

2. 注意保持患者居处或病房通风、干燥、空气新鲜，衣被常晒太阳而保持干燥。对肢体功能障碍者，应多加照顾，防止跌仆外伤。对邪郁化热者应密切观察体温变化，以便做对症处理。

3. 营卫不和或外感风寒者，饮食可酌配温热性食物，如姜茶、生姜红糖汤等；有热者，可配冬瓜汤、绿豆汤、西红柿汤等；体质虚弱者可给予高蛋白、高热量饮食。注意饮食的调摄禁忌。

4. 交代药物的特殊煎服法，如先煎、后下、久煎等，注意密切观察药物疗效及毒副反应。

六、转归与预后

营卫不和及风寒风湿痹阻证多见于行痹初期，证情较轻，较易治愈。因失治、误治或调摄不当，常可转成慢性。或风寒湿邪胶结，缠绵不已；或邪郁化热成风湿热痹。但若坚持治疗，调摄得当，仍可治愈。若素体虚弱，加之患病日久，或反复感邪，则易耗伤正气，而成气血亏虚或肝肾阴虚或脾肾阳虚证。

素体强壮，感邪轻者，易于治愈，预后较好；素体虚弱，感邪重者，不易治愈，预后较差。行痹的转归与预后除取决于患者正气的强弱与感邪的轻重之外，尚与治疗是否及时有关。治疗及时者，容易治愈；治疗不及时或误治者，则易转成慢性而缠绵难愈。

（朱珍琦）

第二节 痛痹

痛痹是因正气不足，风、寒、湿邪以寒邪为主侵袭人体，闭阻经络，气血运行不畅，而引起肌肉、筋骨、关节发生疼痛，痛有定处，疼痛较剧，得热痛减，遇寒痛重，肢体拘挛、屈伸不利等为主的病证。本病四季气候骤降时均可发生，多发于冬季，发病年龄以中年居多，女性多于男性。

西医学的风湿性关节炎、类风湿关节炎、系统性红斑狼疮、硬皮病、多发性肌炎、坐骨神经痛、臂丛神经痛、增生性脊柱炎、颈椎病、跟痛症、骨性关节炎等多种风湿病病程中均可出现痛痹的临床特点，可参考本节辨证论治。

《内经》对痛痹已有精辟的论述。《素问·痹论》曰："风寒湿三气杂至，合而为痹也。……其寒气胜者为痛痹。"《素问·举痛论》曰"寒气客于经脉之中，与炅气相薄则脉满，满则痛而不可按"，又说"寒气客于脉外则脉寒，脉寒则缩蜷，缩蜷则脉绌急，绌急则外引小络，故卒然而痛"，进一步阐明寒主收引凝滞，致经脉缩蜷绌急拘挛而发急性疼痛。

一、病因病机

痛痹病因有内外正邪两类因素。外因多与气温骤降、寒凉涉水、触风冒雨、步履冰雪、久居寒湿环境等，致使风寒湿邪以寒邪为主侵入机体有关。内因则主要与脏腑阴阳失调、正气不足为决定性因素。其病机是正气亏虚，风寒湿邪以寒邪为主侵袭肌肉、关节、经络，气血痹阻而发生痛痹。

（一）正气虚衰

正气不足是痛痹发生的内在根据，是其本；而风寒湿邪杂至以寒为主是痛痹发生的外在条件，是其标。

1. 营卫不和　卫循脉外，营荣脉中，人体防御功能与营卫关系密切。营卫不和则腠理疏松，卫外防御功能失常，风寒湿邪乘虚侵袭，邪阻经络，凝滞气血而引发痛痹。

2. 气血不足　此病发病女性多于男性，与女子经、孕、产、乳的生理有关。女子以血为本，经、孕、产、乳等以血为用，皆易耗血，气血互存互生，不足则卫外不固，腠理疏松。若起居不慎，调摄失宜，风寒湿邪乘虚侵袭，留滞肌肤、筋脉、经络、关节，闭阻血脉而成痛痹。

3. 阴阳失调　各种原因导致的阴盛阳衰，必然引起脏腑功能低下或失调，进而影响营卫气血津液的生成，使正气虚衰，抗邪能力下降，外邪乘虚内侵而发为痛痹。另一方面，阳气虚衰，阴气偏盛，寒自内生，感受风寒湿邪，多从阴化寒而为寒湿痹。

4. 肝脾肾亏虚　肾为先天之本，藏精而主骨。肝为罢极之本，藏血而主筋。脾为后天之本，气血生化之源，主肌肉四肢。若先天不足或后天失养或久病大病之后，元气未复，或起居不节，房劳过度，或负重劳损，或妇人、产妇失血过多等，皆可损伤肝脾肾三脏，使肾精、肝血、脾气不足，肌肉筋骨失养，外邪乘虚而入，而生痛痹。

（二）外邪痹阻

《素问·痹论》曰"风寒湿三气杂至，合而为痹也……其寒气胜者为痛痹"，说明了外感风寒湿邪以寒气胜者为痛痹发病的外因。寒邪凝滞，湿性黏腻，同为阴邪最易相合，临床上寒湿痹阻亦是常见的病机与证候。

（三）痰浊瘀血

痰浊和瘀血既是病理产物，又是致病因素。饮食不节致脾失健运，聚湿生痰；或跌仆闪挫、外伤术后等，可致气血凝滞。痰瘀互结滞留局部，阻遏气血，肌肉筋脉失养，机体御邪功能低下，风寒湿邪乘虚侵袭而发痛痹。《医门法律·中风门》曰："风寒湿三痹之邪，每借人胸中之痰为相授，故治痹方中，多兼用治痰之药。"《儒门事亲》认为，痹症乃"胸膈间有寒痰之故也"，并指出："必先涌去其寒痰，然后诸法皆效。"临证所见痹与痰瘀相夹比单纯风寒湿痹更为复杂严重。另外，风寒湿痹病程日久导致脏腑经络功能失调，遂生痰瘀，痰瘀与风寒湿交阻相夹成为新的致病因素，进一步阻闭脉络、蓄滞于骨骱，出现骨节肿大、僵硬变形或剧痛难忍等症。《医学传心录》所说："风寒湿气传入肌肤，流注经络，则津液为之不清，或变痰饮，或瘀血，闭塞隧道，故作痛走注。"《类证治裁·痹证》在论述痹病日久不愈时更明确地指出"必有湿痰败血瘀滞经络"。

二、诊断与鉴别诊断

（一）诊断要点

1. 本病多以肢体关节（颈、脊、腰、髋、肩、膝、肘、腕、踝、跖）疼痛、酸楚、麻木为主。
2. 腰脊、四肢关节及肌肉冷痛，以疼痛剧烈，痛处不移为特点。
3. 其痛遇寒痛重、得温痛减，局部皮色不红，肢体关节屈伸不利，形寒肢冷，昼轻夜重。
4. 舌质淡胖，苔薄白，脉弦紧。

（二）鉴别诊断

本病应与行痹、着痹、热痹、肌痹、脉痹等相鉴别。

三、辨证与治疗

（一）寒凝痹阻证

证候：肢体关节肌肉痛剧，遇寒痛增，得热痛减，痛处固定，昼轻夜重，甚则关节不能屈伸，痛处不红不热，形寒肢冷，舌淡苔白，脉弦紧。痛剧不移、得温痛减、遇寒痛重为本证辨证要点。

治法：温经散寒，通络止痛。

方药：乌附麻辛桂姜汤加减。制川乌 15g、熟附子 10g、干姜 10g、麻黄 10g、细辛 3g、桂枝 10g、甘草 6g。

加减：寒甚加制草乌 15g；痛偏上肢加羌活 15g、威灵仙 24g、千年健 15g；痛偏下肢加独活 15g、牛膝 18g、防己 24g；痛偏于腰加桑寄生 15g、杜仲 10g、续断 15g、淫羊藿 15g。

中成药：寒湿痹颗粒，尪痹颗粒，坎离砂，附桂风湿膏。

分析：此证是因人体阳气不足，寒邪侵袭为患。寒为阴邪，性凝滞，主收引，寒邪阻遏气血，经脉拘挛则疼痛。遇寒冷则凝滞收引，疼痛加剧，肢节屈伸不利；遇热则寒凝暂散，气血又复流通温煦，故痛减症缓。寒邪伤阳，阳气不足则形寒肢冷，脉弦紧、舌淡苔白，也属寒凝。方用制川乌、熟附子、干姜温经散寒止痛，麻黄、细辛、桂枝疏风散寒，甘草调和诸药，共奏温经散寒、通络止痛之功。

（二）风寒痹阻证

证候：肢体关节冷痛，游走不定，遇寒痛增，得热痛减，局部皮色不红，触之不热，四肢拘急、关节屈伸不利，恶风畏寒，舌质淡黯，苔薄白，脉浮紧或弦缓。疼痛游走不定、遇寒痛增、得热痛减为本证辨证要点。

治法：祛风散寒，温经通络。

方药：乌头汤加减。制川乌 12g、麻黄 10g、黄芪 18g、白芍 15g、甘草 10g、蜂蜜 30g。

加减：风胜加羌活 15g；痛以上肢为主加威灵仙 18g、川芎 10g；痛以腰背为主加杜仲 10g；痛以膝踝为主加独活 15g、牛膝 18g。

中成药：疏风定痛丸，伤湿止痛膏。

分析：风寒之邪侵袭肌体，闭阻经络、关节气血。风性善行，疼痛呈游走性。寒为阴邪，性凝滞主收引，使气血凝滞，阻遏更甚，故关节冷痛，屈伸不利，遇寒痛增。寒既属阴，故局部皮色不红，触之不热，恶风畏寒。舌质淡黯，苔薄白，脉弦紧或弦缓，为筋脉拘急风寒之征。方用川乌头、麻黄温经散寒，两药配合可搜剔入骨之风寒，为方中主药，辅以黄芪益气固卫，白芍养血，甘草、蜂蜜缓痛解毒。诸药相合，共奏祛风散寒，温经通络之效。本证亦可选用麻黄附子细辛汤加减；轻症可用《济生方》防风汤加减。

（三）寒湿痹阻证

证候：肢体关节冷痛重着，痛有定处，屈伸不利，昼轻夜重，遇寒湿痛增，得温热痛减，关节肿胀，舌质淡胖，苔白滑腻，脉弦滑或沉紧。关节冷痛重着，痛有定处为本证辨证要点。

治法：温经散寒，祛湿通络。

方药：附子汤加减。制附子 15g、白术 15g、白芍 15g、茯苓 15g、人参 10g、肉桂 10g、细辛 3g、川椒 10g、独活 15g、秦艽 15g。

加减：寒甚加制川乌 10g；湿重加薏苡仁 15g、苍术 15g。

中成药：寒湿痹颗粒，尪痹颗粒，强筋健骨丸，盘龙七片。

分析：风寒湿外邪致痹，寒湿邪偏重形成寒湿痹阻证。寒为阴邪，性凝滞主收引，主疼痛，气血经脉为寒邪阻遏，不通则痛，故关节冷痛；遇寒冷则凝滞加重，故遇寒痛甚屈伸不利，遇热则寒凝渐散，气血运行，故得热则痛减；湿为阴邪，重浊黏滞，阻碍气机，故肢体重着，痛处不移；寒湿日盛，留于关节，故关节肿胀；舌质淡黯、舌体胖嫩、苔白腻、脉弦紧或弦缓等皆为寒湿之象。方中重用附子温经扶阳，祛寒湿止疼痛；白术、附子相伍能温散寒湿；参、附同用温补元阳；芍药、附子同用能温经和营止痛；茯苓利水渗湿；以大辛大热之肉桂、细辛、川椒配附子温散重症寒湿；独活、秦艽以祛风除湿，和血通络。诸药合用，共奏温经散寒、祛湿通络之功。本证亦可选用桂附姜术汤加减。

（四）风寒湿痹阻证

证候：肢体关节冷痛沉重，痛处游走不定，局部肿胀，关节屈伸不利，遇寒痛增，得温痛减，恶风畏寒，舌质黯淡，苔薄白或白腻，脉浮紧或弦缓。肢体关节冷痛沉重，痛无定处，遇风寒加剧，得温则减，为本证辨证要点。

治法：疏风散寒，祛湿通络。

方药：蠲痹汤加减。羌活 15g、独活 15g、肉桂 10g、秦艽 15g、海风藤 15g、桑枝 15g、当归 10g、川芎 15g、乳香 6g、广木香 6g、甘草 3g、细辛 3g、苍术 15g。

加减：痛甚加威灵仙20g、防己15g；风偏胜加防风15g，秦艽增至20g；寒胜加制附子10g；湿胜加防己15g、薏苡仁20g、萆薢15g。

中成药：祛风止痛片，蕲蛇药酒，木瓜酒，五加皮酒。

分析：风性善行，则疼痛游走不定。寒为阴邪，易伤阳气，阻遏气血，经络不通，故冷痛。湿性重浊，阻遏气机，则肢体困重。肢体冷痛、重着，痛处游走不定，舌淡黯、苔薄白、脉浮紧，为风寒湿痹阻证主要特点。方用羌活、独活、桑枝、秦艽、海风藤祛风宣痹；肉桂、细辛温经通阳；苍术健脾燥湿；乳香、木香、川芎、当归理气活血；甘草调和诸药。全方共奏祛风散寒、除湿通络之功。本证亦可选用羌活胜湿汤加减，或用《圣济总录》海桐皮汤（海桐皮、防己、炮附子、肉桂、麻黄、天冬、丹参、生姜、甘草）。

（五）痰瘀痹阻证

证候：痹病日久肌肉关节肿胀刺痛，痛处不移，关节变形，屈伸不利，肌肤紫黯，肿处按之稍硬、有硬结或有瘀斑，肢体顽麻，面色黯黧，眼睑浮肿，胸闷痰多，舌质紫黯有瘀斑瘀点，苔白腻，脉弦涩。关节刺痛、痛处不移、局部色黯肿胀有硬结瘀斑为本证辨证要点。

治法：活血行瘀，化痰通络。

方药：身痛逐瘀汤合二陈汤加减。桃仁10g、红花10g、川芎6g、当归10g、陈皮15g、半夏10g、茯苓15g、没药6g、五灵脂10g、地龙15g、秦艽15g、羌活15g、怀牛膝18g、甘草6g。

加减：痰留关节，皮下结节，加制南星10g、白芥子10g以豁痰利气；如痰瘀不散，疼痛不已，加炮山甲10g、白花蛇1条、蜈蚣2条、土鳖虫10g，以搜风散结，通络止痛；痰瘀痹阻多损伤正气，若神疲乏力，面色不华，可加党参18g、黄芪24g；肢凉畏风冷者，加桂枝10g、制附子10g、细辛3g、防风10g以温经通痹。

中成药：瘀血痹颗粒，大活络丸，小活络丹。

分析：痰瘀即瘀血与痰湿互结而成，二者交结留阻经络、关节、肌肉，故肌肉关节肿胀刺痛。痰瘀留于肌肤，则见痰核结节或瘀斑；深入筋骨，致骨变筋缩，久则关节僵硬畸形。痰瘀阻滞，经脉肌肤失荣，故顽麻不仁，面色黧黑。舌质紫黯或瘀斑瘀点、脉弦涩为血瘀之象；目睑浮肿、胸闷痰多、困倦乏力、苔白腻，为痰湿为患。方用桃仁、红花、川芎、当归活血化瘀兼养血；二陈汤燥湿化痰；没药、五灵脂、地龙、香附活血祛瘀、理气通络；秦艽羌活祛风除湿通关节；羌活善祛上肢风寒湿，怀牛膝活血通络，引血下行，补肝肾强筋骨；甘草调和诸药。诸药合用，可治痹久不愈，痰瘀互结，疼痛不已。

（六）肝肾阴虚证

证候：腰膝酸软而痛，关节冷痛，关节肿胀甚至变形，屈伸不利，骨节烦痛，入夜愈甚，肌肤麻木，步履艰难，筋脉拘急，形体消瘦，口燥咽干，眩晕耳鸣，失眠，健忘，潮热盗汗，五心烦热，两颧潮红，男子遗精，女子经少或经闭，舌红少苔，脉细数或弦细数。腰膝酸软、五心烦热、关节肿痛、肌肤麻木是本证辨证要点。

治法：补肝益肾，强筋健骨。

方药：独活寄生汤加减。独活15g、桑寄生15g、杜仲10g、怀牛膝18g、秦艽15g、防风10g、细辛3g、当归10g、生地黄15g、白芍15g、人参10g、茯苓15g、川芎6g、肉桂10g、生姜3片、甘草6g。

加减：疼痛甚加制川乌10g、地龙15g、红花10g，以祛寒通络，活血止痛；寒邪偏重加制附子

10g、干姜 10g；湿邪偏重加防己 15g、苍术 15g、薏苡仁 15g。

中成药：尪痹颗粒，大补阴丸，龟鹿补肾丸，益肾壮骨胶囊。

分析：肾主骨藏真阴而寓元阳，为先天之本。肝主筋，司全身筋骨关节之屈伸。痹久伤阴，导致肾水亏虚，水不涵木，肝木风火消灼阴精，筋骨关节脉络失养，则见关节疼痛，肢体麻木，抽掣拘急，屈伸不利，行动困难。腰为肾府，肾阴不足，则腰酸无力。肝肾阴虚，脉络不荣，血脉不通，气血凝滞，则关节肿胀变形。昼阳夜阴，邪入于阴，正邪相争，故疼痛夜重昼轻。肝肾阴虚则生内热，故五心烦热，潮热盗汗，两颧潮红，失眠健忘，口燥咽干。肾水亏损，水不涵木而头晕目眩。舌红少苔或无苔，脉细数或弦细数，均为阴虚有热。方用独活辛温发散，祛风除湿，为治痛痹主药；桑寄生、杜仲、牛膝益肝肾，强腰膝，为辅药；秦艽、防风祛风湿止痹痛，细辛发散阴经风寒，搜剔筋骨风湿而止痛，当归、生地黄、白芍养血和血，人参、茯苓、甘草补气健脾扶助正气，共为佐药；更以川芎、肉桂温通血脉，生姜发散祛寒，为使药。诸药协同，使寒邪得祛，气血得充，肝肾得补。

（七）肝肾阳虚证

证候：腰膝酸软，关节冷痛，肿胀，屈伸不利，昼轻夜重，下肢无力，足跟疼痛，畏寒肢冷，面色㿠白，自汗，口淡不渴，毛发脱落或早白，齿松或脱落，面浮肢肿，夜尿频数、性欲减退，月经愆期量少，淡胖，苔白滑，脉沉弦无力。腰膝酸软而痛、畏寒、关节冷痛肿胀为本证辨证要点。

治法：温补肝肾，祛寒除湿，散风通络。

方药：消阴来复汤加减。鹿茸 6g、制附子 10g、补骨脂 15g、菟丝子 15g、枸杞子 15g、益智仁 15g、小茴香 10g、木香 10g、当归 10g、牛膝 18g、狗脊 10g、独活 15g、生姜 3 片、大枣 10 枚。

加减：寒重加制川乌 10g、制草乌 10g、麻黄 10g；湿胜加薏苡仁 15g、茯苓 15g、苍术 24g。

中成药：尪痹颗粒，滋补大力丸，参茸酒。

分析：肾藏精主骨生髓，肝藏血主筋，肝肾阳虚，髓不能满，筋骨失养，气血不行，痹阻经络，渐致关节疼痛、僵硬、屈伸不利。肾阳不足，温煦失司，致畏寒喜暖，手足不温。腰为肾府，肾阳不足，故腰膝酸软，下肢无力。足少阴肾经循足跟，肾虚经脉失养，致足跟酸痛。肝肾阳虚，精血失于温养，故性欲减退，月经愆期量少。舌体胖苔白滑，脉沉弦，为阳虚之象。方中以鹿茸温补肝肾、强筋骨为主药；制附子大辛大热，壮阳散寒通痹，通行十二经，补骨脂、菟丝子暖肝肾，牛膝、狗脊补肝肾固腰膝，独活祛风除湿而止痛，共为辅药；枸杞子补血养精，益智仁散寒暖肾，小茴香暖下元，木香、当归行气养血活络，使气行血畅，共为佐药；生姜、大枣调和诸药为使药。诸药合用，共奏益肾养肝、强筋壮骨、散寒通痹之效。

四、其他治疗

（一）单方验方

1. 风痛散　马钱子、麻黄等量，同煮 4~6 小时，弃麻黄，取马钱子去皮、心，麻油炸至黄而不焦表面起泡时立即取出，擦去表面油，研末，装胶囊，每晚临睡前服 1 次，每次 0.3g，黄酒 1 匙或温开水送服，每 3 天加 1 次量，每次递增 0.3g，以出现轻微头晕和偶然抽搐为度，每次最多 0.9~1.2g。如抽搐较多，可多饮开水，如抽搐严重则用镇静药拮抗。适于风寒湿痹阻证。（上海市中医院方）

2. 金雀根汤　金雀根 30g，桑树根 30g，大枣 10 枚。治疗漏肩风、颈肩风、腿股风、鸡爪风等证属风寒湿痹阻证者。（上海民间单方）

3. 海风藤 24g，地龙 12g，炮山甲 9g，木瓜 15g，乌梢蛇 9g，威灵仙 15g，制南星 9g，橘红 9g，独活 12g，水煎服。适用于痰瘀痹阻证。

（二）针灸治疗

1. 毫针　主穴：关元、肾俞、大椎、足三里、阳陵泉、丰隆、三阴交、夹脊穴，每次选用 3～4 个。配穴：肩关节取肩髎；肘、腕、掌指关节取曲池、尺泽、内关、外关、合谷；膝关节取梁丘、犊鼻、内膝眼；跖趾关节取昆仑、太溪、丘墟、解溪、承山。疼痛部位可配阿是穴。宜温针、艾灸。

2. 耳针　取心、肺、脾、肝、肾穴，配病变相应部位针刺，间日 1 次，3～15 次为 1 个疗程。

3. 灸法　上述毫针处皆可加艾灸，亦可取阿是穴，艾条灸 15～20 分钟（预防烫伤），10 次为 1 个疗程。

4. 拔罐　根据患病部位，选用大小相宜的火罐，在疼痛部位进行操作，可用 3～5 个火罐，每次留罐 5 分钟。

5. 刺血　取委中、委阳、足临泣或患肢静脉血管较明显处的有关穴位 1～3 个，用三棱针刺入穴位部小静脉使其自然出血，每 1～2 周治疗 1 次，3～5 次为 1 个疗程。

6. 穴位注射

（1）野木瓜注射液，每次用 2～4mL，按针灸穴位或阿是穴分别注射。

（2）复方当归注射，每次用 5～10mL，每穴可注入 2～4mL，每日或隔日 1 次。

（三）推拿疗法

1. 点穴　背部可点大椎、肝俞、脾俞、肾俞、关元、八髎、秩边；下肢可点环跳、承扶、殷门、委中、承山、昆仑、髀关、伏兔、鹤顶、膝眼、足三里、三阴交、绝谷、太溪、内庭；上肢可点肩井、肩贞、曲池、外关、合谷。均用强刺激手法，然后停留镇定手法。

2. 推拿　背部用捏脊舒筋法，自八髎开始，沿夹脊两线上至大椎，推捏 3 遍，再沿膀胱经各推捏 3 遍，四肢可采用按、揉、推、搓、提、旋转、扇打、臂叩、归挤、捋等手法，刚柔并用，以深透为主。以上二法可相结合。此外，用特定的电磁波治疗器（又名 TDP 治疗器、神灯）照射患病部位，每次 30～40 分钟，每日 1 次，10 次为 1 个疗程。

（四）外治法

1. 熏洗法

（1）海桐皮、桂枝、海风藤、路路通、宽筋藤、两面针各 30g，水煎，趁热熏洗关节，每日 1～2 次，每次 20～30 分钟。（《实用中医内科学》）

（2）花椒、透骨草各 9g，艾叶 30g，水煎，利用其热气先熏后洗患处，每日 1 次。

（3）川、草乌各 20g，白芷 50g，伸筋草 60g，羌、独活各 50g，透骨草 60g，细辛 10g，川芎 30g，桂枝 30g，威灵仙 60g，水煎，熏洗，每日 2～3 次，每次 15 分钟，5～10 天为 1 个疗程。（贵阳中医学院附院方）

2. 外搽法

（1）蜂生擦剂，蜂房（洗净，扯碎，晾干）180g，生川乌、生草乌、生南星、生半夏各 60g，以 60% 乙醇溶液 1 500mL 浸泡 2 周，去渣，用 200mL 之瓶分装。以药棉蘸药液搽关节肿痛处，每天 3～4 次，有消肿止痛之效。

（2）用红灵酒揉搽患肢，每日 20 分钟，日 2 次。

3. 贴敷法

（1）附子、干姜、吴茱萸等分研粉，蜜调敷足底涌泉穴，每日1次。用于寒凝证。

（2）伤湿止痛膏、痛贴灵、附桂风湿膏贴患处。

（3）寒痛乐外敷局部。

4. 离子导入

干姜、桂枝、赤芍、当归各2g，羌活、葛根、川芎、海桐皮、姜黄、乳香各6g，分袋装约25cm×15cm，每袋9～12g，封口置蒸锅内加热至气透出布袋，取出降温至40～42℃，热敷患处加直流电导入。

（五）饮食疗法

1. 世胜酒　黑芝麻炒20g，薏苡仁炒10g，生姜15g，绢袋装，酒500mL，浸3～7日，每次服25mL，空腹临卧温服。

2. 薏米粥　生薏苡仁多于白米2～3倍，先将薏苡仁煮烂后入白米粥。（《饮食辨录》）

3. 鹿茸酒　鹿茸3～6g，山药30～60g，白酒500g。将鹿茸、山药浸泡在酒中，封固7天后饮用，每次1小盅。（《本草纲目》）

五、调摄与护理

（一）调摄

1. 本病多病程长，病情缠绵，要劝患者坚持治疗，保持身心愉快，勿神躁情急。

2. 坚持锻炼，可打太极拳、舞太极剑、做广播操及散步等，原则是循序渐进。

3. 注意保暖，避免过劳，防风寒，避潮湿。

4. 加强营养，不过食肥腻食品。

（二）护理

1. 急性期及病情较重时，以休养为主，尽量减少活动。

2. 居处干燥、向阳、空气新鲜，被褥干燥，暖温。勿在风口阴凉处睡卧。

3. 洗脸洗手宜用温水　洗脚时热水应没至踝上，促进下肢血流畅通。

4. 汗出者干毛巾擦拭，及时换衣。

5. 髋、膝、踝关节变形者，要注意防止跌仆。

六、转归与预后

痛痹的转归与预后取决于患者正气的强弱和感邪的轻重。素体强壮，正气不虚，感邪轻者，易于治愈，预后好。素体虚弱，正气不足，感邪重者，则不易治愈，预后较差。转归、预后与发展缓急与是否及时诊断治疗关系密切。起病急者，易早发现，治疗及时，常可痊愈；起病缓者，正虚为主，诊断困难，治疗常不及时，病情缠绵，预后较差。

风寒痹阻证、寒凝痹阻证、寒湿痹阻证及风寒湿痹阻证等多见于痛痹初中期，证多属实，治护得法，可寒祛病除，失治误治则病缠绵难愈，或转为痰瘀痹阻证或肝肾亏虚证。痰瘀痹阻证多为痛痹中晚期，常由痛痹之初、中期迁延不愈而成，病情顽重，需较长时间治疗方能治愈，否则累及肝肾，成为肝肾阴虚证或肝肾阳虚证。

肝肾阴虚或肝肾阳虚证多由素体虚弱或其他痹痹后期转变而成，为久病及脏，已值痛痹中晚期，治宜滋补肝肾为主或温补肝肾为主兼通痹止痛。此类病证日久根深，预后较差，精心治疗后病情可好转。若日趋严重，则可成阴阳俱虚危候。

　　病程中，痛痹诸证可交叉出现。寒凝与血瘀，寒湿与痰浊，肝肾阴虚与痰瘀，肝肾阳虚寒凝与痰瘀均可交叉或相兼出现。证虽相兼或交叉，临证仍须明辨主次。

（陈　翊）

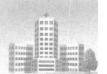

第九章

妇科病证

第一节　功能失调性子宫出血

功能失调性子宫出血（简称功血），是指由于神经内分泌机制失常引起的异常子宫出血，需排除全身及内外生殖器官器质性病变存在，或指下丘脑–垂体–卵巢轴调节功能失常导致异常子宫出血，而非直接由全身及内外生殖器器质性病变引起的异常子宫出血。功血是妇科常见病，可发生于月经初潮至绝经间的任何年龄。临床主要表现为月经周期、经期、经量的异常，如月经周期长短不一、经期延长、经量过多或不规则阴道流血。临床分为无排卵性功血和排卵性功血两类，无排卵性功血约占80%，其中90%见于青春期和绝经前期，即生殖功能开始发育和衰退过程中生殖内分泌功能波动大的两个阶段，少数发生于生育期，如流产后、产后需要重新恢复排卵功能的阶段。无排卵性功血的特点为月经周期和月经量的异常，表现为月经周期紊乱、经期延长、经量多或淋漓不净。排卵性功血多见于育龄期妇女，常需与器质性病变相鉴别。其月经周期相对有规律，主要表现为月经周期缩短、经量异常增多、经期延长、经间期出血等。

功血属中医"崩漏""月经先期""月经过多""经期延长""经间期出血"范畴，排卵性功血和无排卵性功血均可伴见"不孕"。

一、病因病机

该病病因较为复杂，但可概括为虚、热、瘀三个方面；其主要发病机制是劳伤血气，脏腑损伤，血海蓄溢失常，冲任二脉不能约制经血，以致经血非时而下。常见有血热、肾虚、脾虚、血瘀等。

1. **血热**　包括阴虚血热、阳盛实热、肝经郁热、湿热等。素体阴虚，或久病失血伤阴，阴虚内热，虚火内炽，扰动血海，加之阴虚失守，冲任失约，故经血非时妄行；失血则阴愈亏，冲任更伤，以致病情反复难愈。素体阳盛，感受热邪，或过服辛温香燥助阳之品，或素性抑郁，肝气郁久化火，或热伏冲任，扰动血海，迫血妄行。久居湿地，素体阳热，湿而化热，或过食湿热之品，湿热阻滞冲任，扰动血海而无以制约经血。

2. **肾虚**　包括肾气虚、肾阴虚、肾阳虚等。少女禀赋不足，天癸初至，肾气稚弱，冲任未盛；育龄期因房劳多产伤肾，损伤冲任胞脉；绝经期天癸渐竭，肾气渐虚，封藏失司，冲任不固，不能调摄和约制经血。若房劳多产，经、乳数脱于血，肾阴亏损，则阴虚失守，虚火内生，扰动冲脉血海，迫血妄行。若体质虚寒，久病不愈，或过食寒凉耗阳之品，或房劳多产，伤及肾阳，阳虚火衰，胞宫失煦，不能制约经血。

3. **脾虚**　素体禀赋弱，忧思过度，或饮食劳倦损伤脾气，脾气亏虚，统摄无权，冲任失固，不能约制经血而成崩漏。如《妇科玉尺·崩漏》云："思虑伤脾，不能摄血，致令妄行。"

4. **血瘀**　情志所伤，肝气郁结，气滞血瘀；或经期、产后余血未尽又感受寒、热邪气，寒凝热灼而致血瘀，瘀阻冲任，旧血不去，新血难安。也有因元气虚弱，无力行血，血运迟缓，因虚而瘀或久漏成瘀者。

该病病因可概括为：热、虚、瘀，三者或单独成因，或复合成因，或互为因果，最终导致冲任损伤，不能制约经血。

二、诊断与鉴别诊断

（一）诊断要点

功血的诊断应采用排除法。主要依据病史、体格检查及辅助检查做出诊断。

1. **病史**

详细询问患者的年龄、月经史、婚育史、避孕措施、激素类药物使用史，是否受环境和气候变化、精神紧张、劳累过度等因素的影响，或存在营养不良、代谢紊乱等因素。了解子宫出血的经过，如发病的时间，目前出血情况，出血前有无停经史及以往治疗经过（尤应注意以往内分泌治疗的情况），特别注意过去有无月经过多、月经频发、子宫不规则出血等病史。

2. **症状**

（1）无排卵性功血月经表现

1）月经过多：周期规则，但经量过多（＞80mL）或经期延长（＞7天）。

2）月经过频：周期规则，但短于21天。

3）子宫不规则过多出血：周期不规则，经期延长，经量过多。

4）子宫不规则出血：周期不规则，经期延长而经量正常。

（2）排卵性功血的月经表现

主要为月经周期缩短，有时月经周期虽在正常范围内，但卵泡期延长，黄体期缩短，以致患者不易受孕或在孕早期流产。或表现为月经周期正常，但经期延长，长达9～10天，且出血量多。

3. **体格检查**

（1）一般情况　应注意患者的精神、营养、发育状况，有无贫血及其程度，第二性征、乳房的发育及毛发分布，有无泌乳等。

（2）妇科检查　子宫大小多属正常。

4. **辅助检查**

（1）诊断性刮宫　结果显示分泌反应至少落后2天者，提示有黄体功能不足可能；在月经周期的第5～6天诊断性刮宫，显示子宫内膜仍呈分泌期反应，且与出血期及增生期内膜并存，提示有子宫内膜不规则脱落可能。

（2）B超　了解子宫大小、形状、子宫内膜厚度，宫腔内有无赘生物及血块等，有助于排除其他疾病；动态观察卵泡发育、优势卵泡大小及排卵情况。

（3）宫腔镜检查　可在宫腔镜直视下选择病变区进行活检，有助于诊断子宫内膜息肉、子宫黏膜下肌瘤及子宫内膜癌等宫腔内病变。

（4）凝血功能测定　通过血小板数量，出、凝血时间，凝血酶原时间等了解凝血功能。

（5）基础体温（BBT）测定　无排卵性功能失调性子宫出血 BBT 呈单相型，黄体功能不足者 BBT 呈双相型，但黄体期不足 11 天；子宫内膜不规则脱落者 BBT 呈双相改变，但下降缓慢。

（6）宫颈黏液检查　经前宫颈黏液见羊齿植物状结晶，提示有雌激素作用但无排卵，见成排出现的椭圆体，提示有排卵。

（7）阴道脱落细胞涂片检查　一般表现为中、高度雌激素影响。

（8）女性生殖内分泌激素测定　血清黄体酮为卵泡期低水平则提示无排卵；雌二醇可反映体内雌激素水平；催乳素及甲状腺激素有助排除其他内分泌疾病；高雄激素应考虑多囊卵巢综合征。

5. 常见并发症

（1）贫血　病程久、出血量多时出现贫血，表现为头晕、乏力、易疲倦、心慌、气短、水肿、食欲下降、失眠等。

（2）失血性休克　失血性休克可见于大出血的无排卵性功血患者，表现为意识障碍，面色苍白，四肢冷，皮肤湿冷，口唇青紫，脉搏细数，血压低。

（3）不孕　无排卵性功血患者小卵泡发育，但无卵泡成熟及排卵；排卵性功血患者黄体期孕激素分泌不足或黄体过早衰退，以致患者不易受孕。

（4）盆腔炎　功血患者出血时间过长，容易并发盆腔感染，而致盆腔炎。

（二）鉴别诊断

必须排除由生殖器官病变或全身性疾病所引起的子宫出血，应注意与下列疾病相鉴别。

1. 病理妊娠或妊娠并发症

如流产、异位妊娠、滋养细胞疾病、产后子宫复旧不全、胎盘残留等，可通过 HCG 测定、B 型超声检查或诊断性刮宫等协助鉴别。

2. 生殖道感染

如急性或慢性子宫内膜炎、子宫肌炎等，妇科检查可有带下增多，或子宫附件压痛。

3. 生殖道肿瘤

如子宫内膜癌、子宫肌瘤、卵巢肿瘤等，通过 B 超或诊断性刮宫可鉴别。宫颈病变可通过妇科检查结合宫颈细胞学检查、宫颈活检等有助鉴别。

4. 全身性疾病

血液病通过血液及骨髓检查可诊断；肝功能损害通过 B 超及肝功能检查有助于鉴别。甲状腺功能亢进或低下通过检测甲状腺功能有助于鉴别。

5. 性激素类药物使用不规范

含孕激素的避孕器，如节育器、阴道环、皮下埋置剂，由于持续释放低剂量孕激素，可使子宫内膜不规则脱落，表现为阴道不规则出血。

6. 生殖道损伤

妇科检查可诊断。

三、治疗

功血的治疗应根据出血的缓急之势、出血时间的久暂、病人的年龄及体质情况等决定治疗方案。出血期的治疗原则是急则治其标，缓则治其本，急缓指出血之势而言，对于异常出血，首当止血；非出血期的治疗，或调整月经周期至正常，或止血固冲。应结合病史，根据阴道出血期、量、色、质的变化及其全身证候辨明寒、热、虚、实；同时结合兼证及体质状况、舌脉特点，辨其病在何经何脏，或在气在血；患者的不同年龄阶段亦是功血辨证施治时的重要参考。青春期及生育年龄无排卵性功血以止血、调整周期、促排卵为主；绝经过渡期功血以止血、调整周期、减少经量，防止子宫内膜病变为治疗原则。血止后固本善后，即恢复正常的月经周期是治疗的关键，月经的调节是肾气－天癸－冲任－胞宫协调作用的结果。根据中医的基本理论辨证调经，采用中医药周期疗法，以恢复正常的月经周期。

（一）内治法

1. 辨证治疗

（1）治崩三法：根据病情三法可单独使用，也可相兼使用。

1）塞流：即是止血。暴崩之际，急当止血防脱，首选补气摄血法。或大补元气，摄血固脱，或回阳救逆，固脱止血。血势不减者，宜输血救急。血势渐缓应按不同证型塞流与澄源齐头并进，采用健脾益气止血，或养阴清热止血，或养血化瘀止血治法。出血暂停或已止，则谨守病机，行澄源结合复旧之法。

2）澄源：即正本清源，根据不同证型辨证论治。切忌不问缘由，概投寒凉或温补之剂，专事止涩，致犯"虚虚实实"之戒。

3）复旧：即固本善后，调理恢复。但复旧并非全在补血，而应及时地调补肝肾、补益心脾以资血之源，安血之室，调经固本。视其病势，于善后方中寓治本之法。调经治本，其本在肾，故总宜填补肾精，补益肾气，固冲调经，使本固血充，则周期可望恢复正常。

（2）分型论治

1）无排卵性功血

A. 肾阳虚

证候特点：经血非时而下，淋漓不断，色淡质稀；面色晦黯，腰膝无力，畏寒肢冷，小便清长，水肿，眼眶黯，五更泄泻，精神萎靡，性欲减退；舌淡黯，苔白滑，脉沉迟无力或弱。

治法：温肾固冲，止血调经。

推荐方剂：右归丸（《景岳全书》），止血加赤石脂，补骨脂，炮姜，艾叶。

基本处方：鹿角胶15g（烊化），熟制附子9g，肉桂6g（冲服），杜仲15g，枸杞子10g，菟丝子15g，熟地黄15g，山茱萸12g，山药10g，当归10g，赤石脂10g，补骨脂10g，炮姜9g，艾叶10g。水煎服，每日1剂。

加减法：出血量多、色淡、无块者，加党参20g、黄芪20g、菟丝子15g以温肾止血。

B. 肾阴虚

证候特点：经血非时而下，量少淋漓或量多，色鲜红，质稍稠；头晕耳鸣，腰膝酸软，口干舌燥，尿黄便干，五心烦热，失眠健忘；舌质红，少苔，脉细数。

治法：滋肾益阴，固冲止血。

推荐方剂：左归丸（《景岳全书》）合二至丸（《医方集解》）。

基本处方：熟地黄15g，鹿角胶10g（烊化），龟甲胶10g（烊化），枸杞子10g，山茱萸10g，菟丝子12g，怀山药10g，牛膝10g，女贞子10g，墨旱莲10g。水煎服，每日1剂。

加减法：出血量多加仙鹤草15g、乌贼骨15g以固涩止血；出血淋漓不断加生蒲黄15g（包煎）、生三七粉3g（冲服）以化瘀止血。

C. 脾虚

证候特点：经血非时而下，量多，色淡，质清稀，暴崩之后，经血淋漓；面色苍白，精神萎靡，气短乏力，语音低微，小腹空坠，食欲不振；面浮肢肿，手足不温，便溏；舌淡体胖，边有齿痕，苔薄白，脉缓弱。

治法：补气健脾，摄血固冲。

推荐方剂：固本止崩汤（《傅青主女科》）去当归，加五倍子，海螵蛸，煅龙骨，煅牡蛎。

基本处方：党参15g，白术15g，黄芪15g，熟地黄10g，炮姜6g，五倍子10g，海螵蛸10g，煅龙骨15g（先煎），煅牡蛎15g（先煎）。水煎服，每日1剂。

加减法：兼血虚者，加制首乌20g、白芍15g以养血止血；心悸失眠，加酸枣仁15g、五味子10g以宁心安神。

D. 虚热

证候特点：经血非时而下，量少淋漓，或量多势急，色鲜红而质稠；伴见心烦失眠，面颊潮红，咽干口燥，潮热汗出，小便黄少，大便燥结；舌红，少苔，脉细数。

治法：养阴清热，固冲止血。

推荐方剂：保阴煎（《景岳全书》）加阿胶，海螵蛸，仙鹤草，藕节。

基本处方：生地黄12g，熟地黄12g，白芍10g，山药10g，续断10g，黄柏9g，黄芩9g，甘草5g，阿胶10g（烊化），海螵蛸10g，仙鹤草15g，藕节10g。水煎服，每日1剂。

加减法：心烦、失眠少寐，加柏子仁15g、酸枣仁15g、夜交藤20g以养心安神，或加龟甲20g（先煎）、生牡蛎20g（先煎）、生龙骨20g（先煎）以重镇安神。

E. 实热

证候特点：经血非时而下，量多如崩，或淋漓不断，色深红，质稠，有血块；口渴烦热，小腹或少腹疼痛，腹部拒按，面红目赤，渴喜冷饮，口苦咽干，小便黄或大便干结；舌红，苔黄，脉滑数。

治法：清热凉血，固冲止血。

推荐方剂：清热固经汤（《简明中医妇科学》）。

基本处方：黄芩10g，栀子10g，生地黄15g，地骨皮12g，地榆10g，藕节10g，阿胶10g（烊化），龟甲15g（先煎），生牡蛎15g（先煎），棕榈炭10g。水煎服，每日1剂。

加减法：热瘀互结，见腹痛有块，去棕炭、牡蛎，加益母草20g、枳壳10g、生三七粉3g（冲服）以加强活血化瘀，加夏枯草10g以清热。

F. 血瘀

证候特点：经乱无期，量时多时少，时出时止，经行不畅，色紫黯有块，质稠，小腹疼痛拒按，或痛经；舌质紫黯，有瘀点瘀斑，苔薄白，脉涩。

治法：活血化瘀，固冲止血。

推荐方剂：逐瘀止血汤（《傅青主女科》）。

基本处方：大黄10g，生地黄10g，当归10g，赤芍15g，牡丹皮12g，枳壳12g，龟甲15g（先煎），桃仁12g。水煎服，每日1剂。

2）排卵性功血

A. 肾气虚

证候特点：月经先期，经期延长，量少，色淡黯，质稀；伴面色晦黯，腰膝酸软，性欲减退，夜尿频数；舌淡黯，苔薄白，脉沉细无力。

治法：补肾益气，固冲止血。

推荐方剂：归肾丸（《景岳全书》）。

基本处方：熟地黄 15g，山药 12g，山茱萸 12g，枸杞子 12g，当归 10g，茯苓 10g，菟丝子 15g，杜仲 15g。水煎服，每日 1 剂。

加减法：出血量多加党参 20g、北芪 20g、白术 15g 以补后天以益先天，补益肾气。

B. 脾虚

证候特点：月经先期，经期延长，淋漓不断，量多，色淡，质稀；面色苍白，精神萎靡，神疲肢倦，气短懒言，小腹空坠，食少纳呆，便溏；舌淡胖，边有齿痕，苔薄白，脉细弱或缓弱。

治法：补气健脾，摄血固冲。

推荐方剂：固本止崩汤（《傅青主女科》）去当归，加五倍子，海螵蛸，龙骨，牡蛎。

基本处方：党参 15g，白术 15g，黄芪 15g，熟地黄 10g，炮姜 6g，五倍子 10g，海螵蛸 10g，煅龙骨 15g（先煎），煅牡蛎 15g（先煎）。水煎服，每日 1 剂。

加减法：出血量多、色淡、无块，加补骨脂 15g、赤石脂 15g、仙鹤草 15g 以固涩止血。

C. 阴虚血热

证候特点：月经先期，经期延长，量少，色鲜红，质稠；面颊潮红，五心烦热，潮热盗汗，心烦失眠，咽干口燥，小便黄少，大便燥结；舌红有裂纹，少苔，脉细数。

治法：养阴清热，固冲止血。

推荐方剂：两地汤（《傅青主女科》）合二至丸（《医方集解》）。

基本处方：生地黄 15g，地骨皮 12g，玄参 12g，麦冬 10g，阿胶 10g（烊化），白芍 10g，女贞子 10g，墨旱莲 10g。水煎服，每日 1 剂。

加减法：兼有瘀血，症见小腹疼痛，经行不畅，色黯有块等，加炒蒲黄 15g（包煎）、炒灵脂 10g、丹参 10g、赤芍 10g 以活血化瘀止血。

D. 阳盛血热

证候特点：月经先期，经期延长，量多，色深红，质黏稠；面红颧赤，口渴欲饮，小便短赤，大便干结；舌红，苔黄，脉滑数。

治法：清热凉血，固冲止血。

推荐方剂：清热固经汤（《简明中医妇科学》）。

基本处方：黄芩 10g，栀子 10g，生地黄 15g，地骨皮 12g，地榆 10g，藕节 10g，阿胶 10g（烊化），龟甲 15g（先煎），生牡蛎 15g（先煎），棕榈炭 10g。水煎服，每日 1 剂。

加减法：血热伤阴者加旱莲草 15g、玄参 10g 以清热养阴；郁热互结加牡丹皮 15g、赤芍 15g 以凉血化瘀。

E. 肝郁血热

证候特点：月经先期，经期延长，量或多或少，经行不畅，经色深红，质稠有块；烦躁易怒，小腹胀痛，口苦咽干，胁肋胀痛，小便黄，大便干结；舌红，苔薄黄，脉弦数。

治法：疏肝清热，凉血固冲。

推荐方剂：丹栀逍遥散（《女科撮要》）。

基本处方：当归 10g，白芍 10g，柴胡 10g，薄荷 6g，白术 10g，茯苓 15g，炮姜 6g，炙甘草 5g，牡丹皮 15g，焦栀子 10g。水煎服，每日 1 剂。

加减法：出血量多者，加地榆 15g、贯众 15g 以清热凉血止血。

F. 血瘀

证候特点：经血非时而下，量或多或少，时下时止，或淋漓不净，血色紫黯有块；质稠，小腹疼痛拒按，或痛经；舌质紫黯，舌有瘀点瘀斑，苔薄白，脉涩。

治法：活血化瘀，固冲止血。

推荐方剂：逐瘀止血汤（《傅青主女科》）。

基本处方：大黄 10g，生地黄 10g，当归 10g，赤芍 15g，牡丹皮 12g，枳壳 12g，龟甲 15g（先煎），桃仁 12g。水煎服，每日 1 剂。

加减法：瘀久化热，口干苦，血色红，量多，加黄芩 10g、地榆 15g、夏枯草 10g 以清热凉血止血。

G. 湿热

证候特点：经期延长或淋漓不断，或经间期出血，质黏稠；小腹疼痛，胸脘满闷，白带色黄秽臭，质黏稠；舌红，苔黄腻，脉滑。

治法：清热利湿，凉血止血。

推荐方剂：清肝止淋汤（《傅青主女科》）加减。

基本处方：牡丹皮 12g，黄柏 10g，当归 10g，白芍 10g，地黄 10g，黑豆 10g，香附 9g，牛膝 12g，阿胶 10g（烊化），大枣 6g。水煎服，每日 1 剂。

加减法：湿重，加薏苡仁 20g、泽泻 10g 以利湿化浊；热重，加黄芩 10g、大小蓟各 15g、椿根皮 10g 清湿热、凉血止血。

2. 中成药

（1）出血期用药

1）益宫宁血口服液：补气养阴，固肾止血。用于功血气阴两虚证。每次 20mL，每日 3 次。

2）益母草流浸膏：活血调经，用治血瘀之崩漏，经血淋漓不尽等。每次 5～10mL，每日 3 次。

3）云南白药：有止血、抗炎、兴奋子宫等作用。用于治疗功血证属血热实证或气血瘀滞者。散剂，口服每次 0.2～0.3g，每次不超过 0.5g，4 小时服 1 次，可视出血情况连服多次。胶囊剂，口服每次 0.25～0.5g，每日 4 次。

4）紫地宁血散：清热凉血，收敛止血。用于功血血热证。每次 8g，每日 3～4 次，凉开水或温水调服。

5）宫宁颗粒：化瘀清热，止血固经。用于瘀热证所致的月经过多、经期延长；宫内节育器引起出血不良反应见上述证候者。温开水冲服。每次 1 袋，每日 3 次，饭后服用。用于经期过长、月经过多，于月经来潮前 1～3 天开始服用，服用 5～7 天有效者服用 3 个月经周期可防止复发。

6）归芪益气养血口服液：益气养血，调补肝肾。用于气血虚弱，肝肾不足所致的月经量多，经期延长，经行小腹隐痛。口服，每次 10～20mL，每日 2 次。糖尿病患者慎用，孕妇禁用。

7）妇康宁片：调经养血，理气止痛。用治气滞血瘀崩漏等。每次 4 片，每日 2～3 次。

（2）非出血期用药

1）紫河车胶囊：温肾补精，益气养血。用于功血肾精不足，或虚劳消瘦，骨蒸盗汗，咳嗽气喘，食少气短。温黄酒或温开水送服，每次15粒，每日2次。

2）鹿胎膏：补气养血，调经散寒。用于气血不足，虚弱消瘦，月经不调，行经腹痛，寒湿带下。口服，每次10g，每日2次，温黄酒或温开水送下。孕妇忌服。

3）复方阿胶浆：补气养血。用于功血气血两虚，头晕目眩，心悸失眠，食欲不振及白细胞减少症和贫血。每次20mL，每日3次。

4）定坤丹：滋补气血，调经舒郁。用于功血气血两虚兼有郁滞者。大蜜丸9g，每次半丸至1丸，每日2次。

5）四物合剂：养血调经。用于血虚所致的面色萎黄、头晕眼花、心悸气短及月经不调。口服，每次10~15mL，每日3次。

6）乌鸡白风口服液：补气养血，调经止带。用于功血气血两虚型。每次10mL，每日2次。

7）生脉饮：益气复脉，养阴生津。用于功血气阴两伤型。实证、实热之邪未尽及表证未解者禁用。每次10mL，每日3次。

（二）外治法

1. 针灸

（1）体针：取穴：关元，隐白，足三里，三阴交。操作方法：用毫针针刺上述穴位，针用平补平泻手法，留针30分钟；隐白穴用温针灸，灸2壮。每日1次，10次为1个疗程，疗程间休息3天。

（2）腹针：针刺冲脉配关元，取关元、气海旁开5分，左右各取一点。常规消毒后，取0.4mm×75mm毫针，垂直快速刺入皮肤后，缓缓进针，根据病人胖瘦不同进针1.5~2.5寸，当病人出现强烈针感后停止进针，不提插，禁乱捣，可轻微小幅度捻转或弹针以加强刺激。要求针感下传至整个下腹部，有时向会阴部放散，甚至双侧腰骶部出现酸麻胀痛感。强烈时感觉整个下腹部、双侧腰部、骶和会阴部有明显抽搐感。出现此种现象后立即停止进针，留针30~40分钟，可获最佳效果。每日1次，7次为1个疗程。

（3）经外奇穴：针刺断红穴，断红穴是经外奇穴，位于手指第2、3掌指关节间前1寸，相当于八邪穴之上都穴。患者取仰卧位或坐位，两手掌面向下，自然半屈状态，常规消毒后，取3.5寸毫针，沿掌骨水平方向刺入皮肤后，缓慢进针1.5~2寸，平补平泻法，使针感向上传导，上升至肩部为好，出现强烈针感后，停止进针，留针20~25分钟。每日针刺2次。

（4）耳针：取穴：子宫、卵巢、内分泌、肝、肾、神门。操作：每次选用3~4个穴，每日或隔日1次，中等刺激，留针30~60分钟，也可耳穴埋针。

（5）艾灸

1）艾灸隐白穴：把艾条做成米粒大小圆锥形6炷，分别置于两足隐白，点燃，待快燃尽时用拇指按压艾炷，每日灸3~4次。待出血停止后可再继续灸1~2天。

2）艾灸百会、隐白、关元、八髎：崩者在针刺完毕后用艾条悬灸百会、隐白、关元各30分钟；对于漏者必用重灸法，在灸百会、隐白、关元的基础上重灸八髎，即用5根艾条捆在一起重灸八髎，以局部皮肤充血起红晕、小腹有温热感为度。每日艾灸1次，至血止。

2. 穴位注射

（1）断红穴：患者取坐位或平卧位，双手半握拳，取断红穴注射。断红穴位于2、3掌骨间，指端下1寸。先针后灸，有减少血量的作用。取0.5~2mL酚磺乙胺1支，用5mL 6号针注射器抽取酚磺乙胺1mL，常规消毒后刺入穴位，待针下有酸、麻、胀等得气感后，回抽无血后将药液注入，每穴0.5mL。一般在注射后2小时后流血量明显减少或停止，个别患者至次日方见效。一般1次即可，流血量较多、注射1次后血不止者，次日再注射1次。

（2）常规穴位：子宫穴（耳穴）、内分泌（耳穴）、关元、肾俞（双侧）、三阴交。随症加减：实热加血海、水泉；阴虚加内关、太溪；气虚加脾俞、足三里；虚脱加百会、气海。药物：酚磺乙胺注射液、参麦注射液。方法：用10mL注射器，5号半注射针头，抽取酚磺乙胺注射液4mL，参麦注射液4mL，共得复合注射液8mL。在常规穴位局部消毒后，子宫（双侧）各注射0.1mL，内分泌（双侧）各注射0.1mL，三阴交穴各注射0.3mL，关元穴注射1mL，肾俞（双侧）各注射3mL，每日1次，15次为1个疗程。共4个疗程。

3. 耳穴压豆　主穴：子宫、卵巢、脑点、肝、脾、肾。配穴：内分泌，膈俞。方法：选光滑饱满的王不留行籽贴在0.5cm×0.5cm的胶布中心，用血管钳送至耳穴，贴紧后加压力，患者感到酸、麻、胀痛或发热或躯体有经络传感为度。两耳轮隔日交换治疗1次。嘱患者每日饭后、睡前、起床后自行按压所贴穴位1次，按压约15分钟左右，10次为1个疗程。

4. 穴位敷贴　取穴：耳穴子宫、卵巢、输卵管、盆腔、皮质下、内分泌、肾上腺、神门、脑干、肝、脾、胃、肾。将王不留行籽用胶布贴压于上述耳穴，每次按压3~5分钟，每日3~4次，出血重者，隔日换药，换药3~5次后改为每周1次。双耳交替。连续1~4周有效。

（陈　翊）

第二节　闭经

闭经分原发性闭经和继发性闭经。原发性闭经为女性年龄超过14岁，第二性征未发育；或者年龄超过16岁，第二性征已发育，月经还未来潮。继发性闭经为女性正常月经周期建立后，月经停止6个月以上；或按自身原有月经周期停止3个周期以上。按生殖轴病变和功能失调的部位分为下丘脑性闭经、垂体性闭经、卵巢性闭经、子宫性闭经以及下生殖道发育异常性闭经。按照发病原因，闭经又可分为生理性与病理性，生理性闭经有青春期前、妊娠期、哺乳期与绝经后。病理性闭经中，原发性闭经约占5%，以先天性疾病多见，如各种性发育异常等；继发性闭经多考虑后天发生的疾病。

本节讨论之闭经主要包括中枢神经、下丘脑、垂体、卵巢、子宫、子宫内膜或甲状腺等功能性病变引起的闭经；肿瘤等器质性病变所致闭经、生殖器官先天发育异常或后天损伤所致闭经不属本节重点讨论范围。

中医妇科与西医妇科的闭经概念基本相同，只是继发性闭经的诊断时间中医妇科既往以停经3个月为诊断依据，目的主要为早期诊断和治疗，满足患者需求。

一、病因病机

（一）中医

中医学认为闭经的病因有虚实之分，虚者主要是经血匮乏致胞宫胞脉空虚，无血可下；实者多为胞宫胞脉壅塞致经血的运行受阻，或经隧不通，或气血郁滞。虚实可单独为病，也可相兼为病。

1. 精血不足，血海空虚

（1）肾气亏虚：禀赋不足、肾气未盛、精气未充，或多产、堕胎、房劳伤肾，或久病及肾，肾气亏虚，生精乏源，以致精血匮乏，冲任空虚。

（2）肝肾阴虚：若素体肝肾阴虚，阴血不足，冲任血少，或多产房劳，肾精暗耗，肾阴虚损，肾水不足，肝木失养，肝肾阴虚，冲任血少，胞脉空虚。

（3）气血虚弱：脾胃素弱，或饮食劳倦，或忧思过度，或谷食不足，或节食减重，以致气血化源不足；或吐血、下血、堕胎、小产失血，或哺乳过长过久，或患虫疾耗血，以致失血伤血而不足。

（4）阴虚血燥：素体阴虚，或失血伤阴，或久病耗血伤阴，或过食辛燥伤阴，阴虚不足，虚热又生，热邪复伤阴，从而加重阴伤，营阴不足，阴血亏虚。

2. 冲任瘀阻，经血不泻

（1）气滞血瘀：素性郁闷，或精神紧张，或七情内郁，或病久抑郁，肝郁不舒，气机郁滞，冲任气血瘀阻。

（2）痰湿阻滞：素多痰湿，或嗜食肥甘厚味，酿生痰湿，或肥胖之人，多痰多湿，或脾虚失运，痰湿内生，下注冲任，冲任壅塞，气血运行受阻。

（3）寒凝血瘀：素体阳虚，或过食生冷，或经产之时，血室正开，或冒雨涉水，寒邪外袭，或过用寒凉之品，或久病伤阳，寒从内生，血为寒凝，瘀滞冲任。

3. 虚实夹杂，脏虚血瘀

肾精匮乏，精不化血，血少气虚，血运不畅，冲任瘀滞；或肾阴虚亏，阴血不足，冲任涩滞；或肾阳素虚，寒从内生，虚寒滞血，冲任不畅；或肾气不足，行血无力，冲任瘀滞；或手术伤损冲任，不能传送脏腑化生气血，离经之血瘀滞冲任。冲任既虚且瘀，故经血不得泻。

从上可见，闭经的病因病机虚者多责之肾、肝、脾之虚损，精、气、血之不足，血海空虚，经血无源以泄；实者多责之气血、寒、痰之瘀滞，胞脉不通，经血无路可行；尚有虚实相兼为病的。本病虚多实少，虚实可并见或转换。

二、诊断与鉴别诊断

（一）诊断要点

闭经是一种症状，其诊断需要结合病史，症状，辅助检查，寻找闭经原因，确定病变部位，再明确具体疾病所在。

1. 病史

根据原发性闭经和继发性闭经的不同了解相关情况。对于原发性闭经，应询问幼年时健康情况，是否曾患过某些严重急、慢性疾病（如结核），第二性征发育情况，家族情况等。对于继发性闭经，应询问既往月经情况（初潮年龄、月经周期、经期、经量、闭经期限及伴随症状等）、有无诱因（如精神因素、环境改变、体重增减、饮食习惯、运动、各种疾病及用药情况、手术史、职业等）、避孕药服用情况。已婚妇女询问生育史及产后并发症史等。

2. 症状

1）主要症状　无月经或月经停闭。表现为女性年龄超过 14 岁，第二性征未发育；或者年龄超过

16 岁，第二性征已发育，月经还未来潮；女性正常月经周期建立后，月经停止 6 个月以上；或按自身原有月经周期停止 3 个周期以上。

2）伴随症状　常可见阴道干涩，带下量少，或有腰酸腿软，头晕耳鸣，畏寒肢冷，神疲乏力，汗多，睡眠差，心烦易怒，食欲不振，厌食，小腹胀痛或冷痛，大便溏薄或干结，小便黄或清长等全身症状。

3）与病因有关的症状

①宫颈宫腔粘连综合征闭经可见周期性下腹疼痛。

②垂体肿瘤闭经可见溢乳，头痛。

③空泡蝶鞍综合征闭经可见头痛。

④席汉综合征闭经可见无力、嗜睡、脱发、黏液水肿、怕冷。

⑤丘脑及中枢神经系统病变所致闭经可见嗅觉丧失、体重下降。

⑥多囊卵巢综合征闭经可见痤疮、多毛。

⑦卵巢早衰闭经可见绝经综合征的症状。

3. 体格检查

体质瘦弱或肥胖，第二性征发育不良，可有多毛、胡须、溢乳、皮肤干燥、毛发脱落、面目肢体水肿等。

4. 辅助检查

诊断性刮宫、子宫输卵管造影等用于了解子宫及子宫内膜状态与功能的检查；基础体温测定、阴道脱落细胞检查、宫颈黏液结晶检查、甾体激素测定、卵巢兴奋试验、B 型超声监测等用于了解卵巢功能的检查；垂体兴奋试验、催乳素及垂体促性腺激素测定、CT 及 MR 等用于了解垂体功能的检查；染色体，血 T_3、T_4、TSH 检查等其他检查。

5. 常见并发症

（1）宫颈粘连或宫腔不完全粘连　可见宫腔积血，若并发感染可见宫腔积脓。

（2）卵巢早衰闭经　可见性欲低下、不孕、绝经综合征、骨质疏松症、骨折、心血管疾病。

（3）多囊卵巢综合征闭经　可见肥胖症。

三、鉴别诊断

闭经的鉴别诊断主要与生理性的闭经相鉴别。

1. 青春期停经　少女月经初潮后，可有一段时间月经停闭，此属正常现象。

2. 妊娠期停经　已婚妇女或已有性生活史妇女原本月经正常，突然停经、或伴晨吐、择食等早孕反应，妊娠试验阳性，B 超检查可见孕囊或胎心搏动，脉多滑数。

3. 哺乳期停经　产后正值哺乳期，或哺乳日久，月经未潮，妊娠试验阴性，妇科检查子宫正常大小。

4. 自然绝经　已近更年期，原本月经正常或先有月经紊乱，继而月经停闭，伴有更年期综合征表现，妇科检查子宫正常大小或稍小，妊娠试验阴性。

5. 特殊月经生理　避年，月经一年一行，无不适，不影响受孕；暗经是终身无月经，但有生育能力。

四、治疗

闭经的治疗目的是建立或恢复正常连续自主有排卵的月经，或有周期规律的月经。对于育龄期妇女，尤其是有生育要求者，需中医或中西医结合方法促卵泡发育及促排卵，以达到根本治疗目的，对暂时无生育要求的育龄妇女，在治疗过程中要注意避孕。

（一）内治法

1. 辨证治疗　闭经的辨证，首先根据局部及全身症状，结合闭经的病史、病程及诱因进行虚实辨证，在此基础上，再进行脏腑气血辨证。闭经的治疗原则，是根据病证的虚实寒热，虚者补而通之，或补益肝肾，或调养气血；实者泻而通之，或活血化瘀，或理气行滞，或化痰调经，如有实证，亦不可一味峻补，反而留邪，而阻滞精血。辨证要点如下。①辨虚证：特点为年逾16周岁尚未行经，或已行经而月经渐少、经色淡；或先有经期延后，继而停闭，伴或不伴全身其他症状；病程长者也多属虚；因骤伤精血、冲任损伤而月经突然停闭者也属虚（如刮宫太过、内膜基底层受损等）。属虚者多有先天不足或后天亏损或失血、房劳多产、多次人工流产刮宫病史，多见形体偏瘦，面色少华，伴见头晕失眠、疲倦乏力、纳食不佳、带下量少、阴道干涩、潮热汗出、烦躁等症，舌淡或红，脉细或弱，或细数。②辨实证：多为平素月经正常，骤然停闭，或伴有其他实象。属实者，有感寒饮冷、涉水、郁怒等诱因，尤出现在经前或行经之初，多见于形体壮实或丰腴，或伴胸胁胀满、腰腹疼痛或脘闷痰多等症，脉多有力。

闭经的辨证治疗，重点在于引经与调经的辨证治疗。

（1）肾气不足

证候特点：年逾16周岁尚未行经，或初潮偏晚而常有停闭，或月经已潮而又后期量少至停闭，或体质纤弱，第二性征发育不良，或腰膝酸软，头晕耳鸣，或夜尿频多，或四肢不温，倦怠乏力，性欲淡漠，面色晦黯，眼眶黯黑，舌淡红，苔薄白，脉多沉弱。

治法：补肾益气，养血调经。

推荐方剂：加减苁蓉菟丝子丸加淫羊藿，紫河车。

基本处方：肉苁蓉12g，菟丝子15g，覆盆子12g，淫羊藿12g，桑寄生12g，枸杞子12g，当归12g，熟地黄12g，焦艾叶6g，紫河车粉3g（冲服）。每日1剂，水煎服。

加减法：失眠多梦，加煅牡蛎15g、夜交藤30g以安神；带下清冷、量多，加金樱子12g、芡实15g、巴戟天12g以补肾固涩；四肢不温，加桂枝6g、肉桂6g（焗服）以补肾助阳。

（2）肝肾阴虚

证候特点：经量减少，色鲜红，质黏稠，既往月经正常，由于堕胎、小产、分娩后，或大病久病后，或月经骤然停闭，或月经逐渐减少、延后以至停闭。或腰酸腿软，或足跟痛，或带下量少，或阴道干涩，或手足心热，心烦少寐，或形体瘦削，头晕耳鸣，两目干涩，面色少华，毛发脱落，神疲倦怠，舌黯淡，苔薄白或薄黄，脉弦细而数或沉细无力。

治法：补益肝肾，养血通经。

推荐方剂：育阴汤。

基本处方：熟地黄12g，山药12g，川续断12g，桑寄生12g，杜仲12g，菟丝子12g，龟甲10g（先煎），怀牛膝12g，山茱萸12g，海螵蛸10g，白芍12g，牡蛎12g。每日1剂，水煎服。

加减法：若有产时大出血或入流、诊断性刮宫过度，内膜基底层受损，加紫河车粉3g（冲服）、肉苁蓉12g、鹿角片10g、鹿茸6g以滋肾助阳。

（3）阴虚血燥

证候特点：月经周期延后，经量少，经色红、质稠，渐至停闭，潮热或五心烦热，颧红唇干，咽干舌燥，甚则盗汗骨蒸，形体消瘦，干咳或咳嗽咯血，大便燥结，舌红，苔少，脉细数。

治法：滋阴益血，养血调经。

推荐方剂：加减一阴煎加丹参，黄精，女贞子，制香附。

基本处方：生地黄12g，熟地黄12g，白芍12g，知母10g，麦冬12g，地骨皮12g，枸杞子12g，菟丝子12g，女贞子20g，丹参12g，黄精15g，制香附10g，甘草4g。每日1剂，水煎服。

加减法：阴虚肺燥咳嗽，加川贝母12g以润肺止咳；咳血者，加阿胶10g（烊服）、白茅根30g、百合12g、白及12g以滋肺养阴；痨虫所致者，须结合抗结核治疗；阴虚肝旺，症见头痛、失眠、易怒者，加龟甲12g（先煎）、牡蛎10g（先煎）、五味子10g、夜交藤30g以益阴潜阳；阴中干涩灼热者，可用上方多煎一两次的药液外洗，或用大黄30g、甘草10g、青蒿10g等药外洗。

（4）气血虚弱

证候特点：月经周期逐渐延长，月经量逐渐减少，经色淡而质薄，继而经闭。或有头晕眼花，心悸气短，食少，面色萎黄或苍白，神疲体倦，眠差多梦，毛发不泽或早见白发，舌淡，苔少或白薄，脉沉缓或细弱。

治法：益气养血，调补冲任。

推荐方剂：滋血汤加紫河车粉。

基本处方：人参12g，怀山药20g，黄芪20g，茯苓12g，川芎9g，当归12g，白芍12g，熟地黄12g，紫河车粉3g（冲服）。每日1剂，水煎服。

加减法：若眠差多梦者，加五味子15g、夜交藤20g以养心安神。

（5）气滞血瘀

证候特点：既往月经正常，突然停闭不行，伴情志抑郁或烦躁易怒，胁痛及乳房胀满或小腹胀痛拒按，嗳气叹息，舌质正常或黯或有瘀斑，苔正常或薄黄，脉沉弦。

治法：理气活血，祛瘀通经。

推荐方剂：膈下逐瘀汤加川牛膝。

基本处方：当归12g，川芎9g，赤芍12g，桃仁12g，红花8g，枳壳12g，延胡索12g，五灵脂12g，丹皮10g，乌药12g，制香附12g，川牛膝15g，甘草4g。每日1剂，水煎服。

加减法：烦躁胁痛，加柴胡9g、郁金12g、栀子9g以疏肝泄热；热而口干，大便干结，加黄柏9g、知母12g滋阴泻火。

（6）痰湿阻滞

证候特点：月经量少、延后渐至停闭，色淡，质黏稠，形体日渐肥胖，或面部生痤疮，或面浮肢肿，或带下量多色白质稠，或胸胁满闷，或呕恶痰多，或神疲倦怠，心悸短气，舌淡胖嫩，苔白腻多津，脉滑或沉。

治法：健脾燥湿化痰，活血调经。

推荐方剂：苍附导痰丸加皂角刺，菟丝子。

基本处方：苍术9g，香附12g，茯苓12g，法半夏12g，陈皮9g，甘草4g，胆南星10g，枳壳12g，生姜 3 片，神曲 12g，皂角刺 10g，菟丝子 15g。每日 1 剂，水煎服。

加减法：若呕恶胸胁满闷者，去菟丝子、神曲，加厚朴 12g、竹茹 12g、葶苈子 10g 以行气化痰；痰湿化热，苔黄腻者，加黄连 10g、黄芩 12g 以清热祛湿；痰郁化热，加黄芩 12g、鱼腥草 20g、夏枯草 20g 以清热化痰；顽痰加昆布 12g、皂角刺 10g、浙贝母 20g、山慈姑 20g 以祛痰；肾虚者，加枸杞子 10g、山茱萸 12g、淫羊藿 12g、肉苁蓉 12g 补肾利水。

（7）寒凝血瘀

证候特点：月经停闭半年以上，胞宫感寒，小腹冷痛拒按，得热则痛缓，形寒肢冷，面色青白，小便清长，舌紫黯，苔白，脉沉紧。

治法：温经散寒，活血调经。

推荐方剂：温经汤（《妇人大全良方》）。

基本处方：人参 12g，当归 12g，川芎 9g，白芍 12g，肉桂 10g（焗服），莪术 10g，牡丹皮 12g，牛膝 12g，甘草 4g。每日 1 剂，水煎服。

加减法：若面色黧黄，小腹冷痛较剧，舌紫黯，加艾叶 10g、熟附片 10g（先煎）、淫羊藿 12g 以温经助阳。

（8）肾虚血瘀

证候特点：月经初潮较迟，或月经后期量少渐至闭经，或有多次流产史，或无全身症状，或伴腰酸腿软、头晕耳鸣、性欲淡漠、带下量少或无、阴道干涩疼痛，舌淡黯，苔白或少苔，脉沉细。

治法：补肾化瘀。

推荐方剂：左归丸去鹿角胶、龟甲胶，加丹参、红花、生山楂。

基本处方：熟地黄 9g，山药 12g，山茱萸 12g，枸杞子 10g，川牛膝 15g，菟丝子 12g，丹参 12g，红花 5g，生山楂 12g。每日 1 剂，水煎服。

加减法：若见潮热汗出，加牡丹皮 12g、黄柏 12g 以清热凉血化瘀。

经上述治疗后有首次月经来潮者，当根据患者出现的证候继续辨证调经治疗（参见辨证治疗），或施以周期治疗，以经后期滋补肾精、补养气血，经间期补肾活血、疏肝理气，经前期温补肾阳、健脾疏肝，经期行气活血、化瘀通经为法。

2. 中成药

（1）少腹逐瘀丸：温经活血，散寒止痛。用于寒凝血瘀型闭经。口服，每次 1 丸，每日 2 次。

（2）血府逐瘀丸：活血祛瘀，行气止痛。用于气滞血瘀型闭经。口服，每次 1 丸，每日 2 次。空腹用红糖水送服。

（3）坤灵丸：调经养血，逐瘀生新。用于月经不调，或多或少，行经腹痛，子宫寒冷，久不受孕，习惯性流产，赤白带下，病久气虚，肾亏腰痛。口服，每次 15 丸，每日 2 次。

（4）八珍益母丸：益气养血，活血调经。用于气血两虚兼有血瘀证所致月经不调。每次 1 丸，每日 3 次。

（5）八宝坤顺丸（大蜜丸）：益气养血调经。用于气血虚弱所致的月经不调、痛经。口服，每次 1 丸，每日 2 次。

（6）妇科金丸：调经活血。用于体虚血少，月经不调，腰酸背痛等症。每次 1 丸，每日 2 次。

（7）乌鸡白凤丸（大蜜丸）：补气养血，调经止带。用于月经不调，疲乏无力，心慌气短，腰腿酸软，白带量多。口服，每次 1 丸，每日 2 次。

（8）艾附暖宫丸：理血补气，暖宫调经。用于子宫虚寒，月经量少，后错，经期腹痛，腰酸带下等。每次1丸，每日2次。

（二）外治法

1. 针灸

（1）辨证施针

1）气血虚弱：选取关元、足三里、归来、气海、脾俞、胃俞。操作：手法宜轻柔。足三里直刺0.5～1寸，提插或捻转，补法，至局部酸胀感。关元、气海、归来直刺0.5寸，轻轻提插或徐徐捻转，至小腹部胀重感。脾俞、胃俞均斜刺0.5～1寸，捻转补法，至局部酸胀感。留针20分钟，隔日治疗一次。

2）肝肾不足：选取关元、足三里、归来、肾俞、肝俞。操作：关元、归来直刺0.5～1寸，提插捻转补法，至小腹胀重感。足三里直刺0.5～1寸，提插或捻转，补法，至局部酸胀感。肾俞直刺1.5～2寸，提插捻转运针，至局部酸胀感。肝俞斜刺1寸，捻转补法，至局部胀感。留针20分钟，隔日治疗一次。

3）阴虚血燥：选取关元、足三里、归来、太溪。操作：关元、归来直刺0.5～1寸，提插捻转补法，至小腹胀重感。足三里直刺0.5～1寸，提插或捻转，补法，至局部酸胀感。太溪直刺0.5～1寸，捻转补法，至局部胀感。留针20分钟，隔日治疗一次。

4）气滞血瘀：选取中极、三阴交、归来、合谷、血海、太冲。操作：中极、归来直刺1寸，提插平补平泻法，至小腹部胀麻感。三阴交向上斜刺1～1.5寸，提插泻法，使针感沿小腿内侧向上放散。合谷直刺0.5～1寸，提插泻法，至局部胀重感或向指端放散。血海直刺1寸，提插或捻转泻法。太冲直刺0.5～1寸，提插泻法，至局部胀感向趾端放散。留针20分钟，间歇行针。

5）痰湿阻滞：选取中极、三阴交、归来、阴陵泉、丰隆。操作：中极、归来直刺1寸，提插平补平泻法，至小腹部胀麻感。三阴交向上斜刺1～1.5寸，提插泻法，使针感沿小腿内侧向上放散。丰隆直刺1～1.5寸，提插泻法，使针感向足部放散。留针20分钟间歇行针。

（2）施针方式

1）电针：选取天枢、血海、归来、三阴交、气冲、地机。操作：选腹部和下肢穴位组合成对，每次选用1对，接上电针仪，可选用密波，中等频率，通电1～15分钟。

2）皮肤针：选取腰骶部膀胱经第一侧线、脐下冲任脉循行路线、归来、血海、足三里。操作：循各经反复叩打三遍，然后重点叩刺肝俞、肾俞、其后再叩刺其他各穴。中等刺激，隔日1次，5次为1个疗程，疗程间休息3～5天。

3）耳针：选取内分泌、卵巢、皮质下、肝、肾、神门。操作：每次选3～4个穴，毫针刺，用中等刺激，隔日1次，留针20分钟，或在耳穴埋豆，每周2～3次。

2. 按摩　全身推运，腰骶部加擦法，以透热为度；少腹部则振颤，摩腹，揉腹。取穴内关、合谷、肾俞、关元、中极、足三里、三阴交等。按摩垂体、甲状腺、肾上腺、生殖腺、子宫、腹腔神经丛等反射区。以上每日1次，15次为1个疗程。

3. 穴位埋线　选取主穴：天枢、带脉、子宫、脾俞、胃俞、肾俞、足三里均为双侧，关元、中极、中脘。操作：取消毒的弯盘、剪刀、镊子、纱布、3－0医用羊肠线、7号注射针头、35mm×40mm针灸针。将羊肠线分别剪成长约1cm的一小段放在95%的乙醇中，埋线时取出放在纱布上。局部皮肤消毒后，将针灸针穿入注射针头内，稍向后退少许，将羊肠线用镊子夹起，放进注射针头前端，羊肠线不要露出针头，然后倾斜地持注射针头及针灸针，快速将注射针头刺入皮内，针尖达患者肌肉层后，将注射针头稍向上提，同时将针灸针向下刺入，将羊肠线推入肌肉内，当针灸针针下有松动感时，说明羊肠线已进入肌肉内，即可将注射针头及针灸针一起拔出，再用棉签按压针孔片刻至血止。1 个月治疗 1次，6 个月为 1 个疗程。

（宋永红）

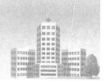

第十章　骨科病证

第一节　锁骨骨折

锁骨骨折是临床常见创伤性骨折，占全身骨折的 2.6% ~ 6%，占肩部骨折的 44% ~ 66%；男性患者数量约为女性患者的两倍。较常见于年轻人，受伤原因常为运动伤、交通伤等中等能量或高能量创伤；老年患者常因跌倒等低能量创伤引起。

锁骨外侧 1/3 上下扁平，横断面为椭圆形，其前上缘有斜方肌，前下面有三角肌和喙肱韧带附着，骨折后受肌肉的牵拉，远侧端向前下移位，近侧端向后上移位。内 1/3 较粗，为三棱形，其上面有胸锁乳突肌，前下面有胸大肌部分纤维和肋锁韧带附着，此处骨折少，骨折后多无明显移位。中 1/3 处较细，无韧带、肌肉附着，在中外 1/3 交接部位，仅在后面有锁骨下肌附着易于骨折，此处完全骨折多有典型移位。

锁骨骨折属中医学的"缺盆骨折""锁子骨折""井栏骨折断"等范畴。

一、病因病机

中医认为锁骨骨折多因击打，或由于骑马乘车等原因跌倒致肩部外侧着地，锁骨受直接或间接暴力而发生。《医宗金鉴·正骨心法要旨·锁子骨》说："锁子骨，经名拄骨，横卧于肩前缺盆之外，其两端外接肩解。"又说："击打损伤，或骑马乘车，因取物偏坠于地，断伤此骨。"间接与直接暴力均可引起锁骨骨折，但间接暴力较多。如跌倒时，手掌、肘部或肩部着地，传导暴力冲击锁骨发生骨折，多为横断形或短斜形骨折。直接暴力亦可从前方或上方作用于锁骨，发生横断形或粉碎性骨折。骨折严重移位时，锁骨后方的臂丛神经和锁骨下动、静脉可能合并损伤。

二、诊断与鉴别诊断

（一）诊断要点

1. 诊断依据

（1）症状　有明确外伤史，以间接暴力多见。骨折部位肿胀、瘀血、疼痛、患肩及上臂拒绝活动。

（2）体征　锁骨骨折部位肿胀、淤血，外观可有凹陷畸形，有异常活动，可触及骨擦感，锁骨有叩痛。幼儿可根据外伤史；检查时，头倾向患侧，下颏部转向健侧，从前臂或肘部托起或提拉上肢出现哭闹或痛苦面容，提示可能有骨折。患者往往用健侧手托患侧肘部以减少伤肢重量牵拉引起骨折移位的疼痛。诊断骨折的同时，应详细检查患侧血液循环、肌肉活动及皮肤感觉，以排除锁骨下神经、血管的损伤。琴键征阳性：如果锁骨骨折并发肩锁关节脱位，锁骨远端上移，按压锁骨远端时可产生弹性活动感。

2. 诊断分型

根据受伤机制和骨折特点，可将锁骨骨折分为中 1/3 骨折，外 1/3 骨折，内 1/3 骨折。

（1）中 1/3 骨折　为锁骨骨折中最多见的一种，多为间接暴力所致。骨折常为横断形或小斜形，老人多为粉碎性。骨折移位较大，内侧端向后上方移位，外侧端向前下方移位，并向内侧端重叠移位。儿童多为青枝骨折，向前上方成角。粉碎性骨折由于骨折端的相对移位，常使粉碎的骨折片旋转、倒立，桥架于两骨折端之间，复位不当，极易刺破胸膜、血管及神经，造成复合伤，给治疗带来极大的困难。中 1/3 骨折约占锁骨骨折的 80%。

（2）外 1/3 骨折　多由肩部着地或直接暴力损伤所致。骨折常为斜形、横断形，粉碎性较少。若骨折发生于肩锁韧带和喙锁韧带之间，骨折外侧端受肩臂的重力作用，则与内侧端相对分离移位。若骨折发生在喙锁韧带的内侧，骨折内侧端由于胸锁乳突肌的牵拉，可向上移位，而外侧端受肩锁韧带和喙锁韧带的约束，则多无明显改变。若为粉碎性骨折，骨折的移位则无一定规律。外 1/3 骨折约占锁骨骨折的 12% ~15%。此型骨折分 3 型，对治疗有一定的指导作用，Allman 分类法：Ⅰ型为微小移位骨折，此类骨折发生于椎状韧带与斜方韧带之间或喙锁韧带与肩锁韧带之间，韧带完整；Ⅱ型为移位骨折，由于喙锁韧带受损，近端锁骨向上移位，远端锁骨无明显移位；Ⅲ型为累及肩锁关节面的骨折，此类骨折少见、通常无明显移位，但很可能与肩锁关节炎有关。

（3）内 1/3 骨折　临床上很少见。其骨折移位多与中外 1/3 骨折相同，但外侧端由于受三角肌和胸大肌的影响，常有旋转发生。在正位 X 线片上呈钩形弯曲，两断端不对称。

3. 辅助检查　X 线片可显示骨折及脱位的类型及移位情况，对疑有喙锁韧带损伤者，可加拍 Zanca 位片、对称持重时的 X 线片等判定，必要时还可行 CT 或 MR 进一步确定诊断和分型。

4. 常见并发症

（1）神经血管损伤　移位的骨折端可能会损伤锁骨下动静脉及臂丛神经，另外，由于肩胛带不稳定也会造成臂丛神经牵拉伤。锁骨骨折如果引起胸廓出口综合征则会出现血管症状。

（2）肩锁关节脱位　锁骨骨折如并发喙锁韧带损伤，往往会出现肩锁关节脱位，造成肩部不稳定；锁骨骨折并发肩胛颈骨折致"浮肩损伤"。

（3）并发其他脏器损伤　高能量损伤的锁骨骨折可以并发肺挫伤和气胸。存在这些并发损伤时要注意及时采取合理的治疗方案。

（二）鉴别诊断

1. 锁骨骨折并发肩锁关节脱位

肩锁关节脱位常并发锁骨远端骨折。因此如发现锁骨远端骨折应注意排除肩锁关节脱位，双侧肩锁关节对比，应力位 X 线片，必要时肩部 CT 检查。

2. 肩部软组织挫伤

无明显移位的锁骨骨折临床上常漏诊，易误诊为肩部软组织挫伤，如果肩部外伤，上举困难，锁骨部有明显压痛时，应注意行 X 线片检查排除。

3. 肩袖损伤

两者均可有肩部外伤，肩上举困难。但肩袖损伤外力较轻或无明显外伤史，压痛点在冈上肌及周围，疼痛弧试验（＋）。而锁骨骨折压痛点在锁骨部或肩锁关节部。

4. 胸锁关节脱位

胸锁关节前脱位或后脱位与锁骨近端骨折症状相似。二者须鉴别，除常规 X 线片检查外，还须行 CT 检查。

三、辨证治疗

锁骨骨折按骨伤科三期辨证治疗，伤后 2 周以内属损伤早期，血脉受伤，恶血留滞，壅塞于经道，瘀血不去则新血不生。伤后 2～6 周属中期，局部肿胀基本消退，疼痛逐渐消失，"瘀肿虽消未尽，筋骨虽连而坚"。伤后 7 周以上属晚期，多出现正气虚损。

1. 血瘀气滞（骨折早期）

证候特点：局部肿胀，疼痛，活动受限，舌质黯，或有瘀斑，舌苔薄白或薄黄，脉弦。

治法：活血化瘀、消肿止痛。

推荐方剂：舒筋活血汤加减。

基本处方：羌活 9g，防风 6g，荆芥 6g，独活 9g，当归 9g，续断 9g，青皮 6g，牛膝 9g，五加皮 9g，杜仲 9g，红花 9g，枳壳 6g。

2. 瘀血凝滞（骨折中期）

证候特点：局部疼痛剧烈，痛有定处，活动明显受限，痛处拒按，舌质黯紫，或有瘀斑，舌苔薄白或薄黄，脉沉涩或脉弦。

治法：舒筋活血、强壮筋骨。

推荐方剂：壮筋养血汤加减。

基本处方：白芍 9g，当归 9g，川芎 6g，川断 12g，红花 5g，生地 12g，牛膝 9g，牡丹皮 9g，杜仲 6g。

3. 肝肾不足，气血虚弱（骨折晚期）

证候特点：中年以上患者，并发肩关节周围炎，疼痛缠绵日久，反复发作，包括肝肾阴虚及肝肾阳虚证。

治法：补肝肾、舒筋活络。

推荐方剂：补肾壮筋汤加减。

基本处方：熟地黄 12g，当归 12g，牛膝 10g，山茱萸 12g，茯苓 12g，续断 12g，杜仲 9g，白芍 9g，青皮 6g，五加皮 9g。

四、其他治疗

1. 中成药 中成药物的选用需以骨伤科三期辨证治疗为原则，适当选择即可。兹列举几种临床较常用的中成药物：

（1）七厘胶囊。功能：化瘀消肿，止痛止血。适应证：用于跌仆损伤，血瘀疼痛，外伤出血。用法：口服。用量：一次 2～3 粒，一日 1～3 次。疗程：2 周。

（2）独一味胶囊。功能：活血止痛，化瘀止血。适应证：用于多种外科手术后的刀口疼痛、出血，外伤骨折，筋骨扭伤。风湿痹痛以及崩漏、痛经、牙龈肿痛、出血等。用法：口服。用量：一次 3 粒，一日 3 次。疗程：7 天。

（3）六味地黄丸。功能：滋阴补肾。适应证：用于肾阴亏损，头晕耳鸣，腰膝酸软，骨蒸潮热，盗汗遗精。用法：口服。用量：大蜜丸一次1丸，一日2次。疗程：2周。

2. 外敷药　各类活血化瘀、消肿止痛、接骨续筋药膏等外敷中药均可酌情使用，以促进损伤组织修复，但是应注意避免局部皮肤过敏反应。骨折后期还可辨证使用熏洗类药物。

3. 推拿按摩　可在损伤后3天开始行手法治疗。手法以舒畅肩关节周围组织血运为主，不可动摇固定部位。

4. 物理治疗　蜡疗、激光、红外线照射、电磁疗法等，可根据患者情况每日予以单项或者多项选择性治疗。

五、调护

1. 生活调护　使患者保持舒适的体位，观察患肢血运感觉及指活动，注意皮肤护理，防止并发症的发生。睡眠时需平卧免枕，肩胛间垫高，以保持双肩后仰，有利于维持骨折复位。固定期间如发现神经或血管受压症状或固定绷带等松动，应及时调整绷带松紧度。帮助患者获得必要的护理工具，早期患者活动时应注意协助，以免发生骨折的再移位。进行用药指导，包括药物名称、剂量、用药方法、煎药方法、时间、可能的不良反应、药物不良反应观察、预防及处理方法；交代患者随访、出院后治疗、复查的安排。

2. 饮食调养　宜食易消化、清淡且富有营养之品，忌食辛辣之物。

3. 精神调理　消除患者对治疗的顾虑，耐心讲明各种治疗方法的效果及预后，让患者树立信心，配合治疗；治疗过程中，注意疼痛及伤后心理的调理与护理。

（宋永红）

第二节　肩部扭挫伤

肩部筋肉受到外力的打击或扭捩导致肩部组织遭受损伤者为肩部扭挫伤。局部可以出现瘀肿，青紫，广泛压痛，关节功能活动受限，但无明确的肌腱断裂和骨折。本病可发生于任何年龄，损伤的部位多见于肩部的上方或外上方，以闭合伤为常见。

一、诊断与鉴别诊断

（一）诊断

（1）过度扭转，重物直接打击肩部等外伤史。

（2）肩部疼痛、肿胀、压痛，局部可以出现瘀肿、青紫，关节活动受限，其受限多为暂时性。

（3）扭伤的压痛点多在肌腱、韧带的起止点，而外伤则多在损伤局部，痛区呈片块状，如肩部肿痛范围较大者，要查出肿痛的中心点，根据压痛最敏感的部位及深浅，判定受伤的准确位置。

（4）肩部X线摄片多无异常，应注意除外肱骨外科颈嵌入性骨折、肱骨大结节撕脱性骨折、肩关节脱位及肩锁关节脱位。

（二）鉴别诊断

1. 肌腱炎、肩峰下滑囊炎、肱二头肌长头腱鞘炎　肩部扭挫伤有明确的外伤史，发病急且多数症状在一周内明显减轻，而冈上肌腱炎、肩峰下滑囊炎、肱二头肌长头腱鞘炎多为慢性劳损或外伤史轻微。

2. 肩关节脱位 以青壮年人多发，肩部外伤史明显，肩部出现方肩畸形，弹性固定等特有体征。

3. 肱骨外科颈骨折 肩部肿胀严重，外科颈部位环周性压痛，纵轴叩击痛，摄肩部 X 线片不难鉴别。

二、治疗

（一）辨证治疗

1. 气滞血瘀型

证候：见于损伤初期，气滞血瘀，不通则痛，以肩部肿痛为明显，痛处固定，活动受限，舌质暗或有瘀斑、苔白或薄黄、脉弦或细涩。

治法：治宜行气活血、散瘀止痛。

主方：方用桃红四物汤、复元活血汤、舒筋活络汤加减。

2. 风寒湿邪型

证候：见于损伤后期，常兼风寒湿邪侵袭，多为风寒痹阻，经脉不畅之证，以肩部酸胀痛为主。肩部沉重、活动不利、恶寒畏风，舌淡苔白、脉弦紧。

治法：治宜祛风散寒、舒筋通络。

主方：方用麻桂温经汤、三痹汤加减或舒筋丸加减。

（二）中成药

1. 损伤初期 三七伤药片，每次 3 片，每日 2～3 次；回生第一丹，每次 1.0g，每日 2～3 次。

2. 损伤后期 小活络丹，每次 1 丸，每日 2～3 次。

3. 外用药物 局部可外贴麝香壮骨膏、伤湿止痛膏和复方祖师麻膏等。

（三）中医外治

1. 固定制动 用三角巾将患肢悬吊固定于屈肘 90°位休息 3～5 天。

2. 中药热敷 用布或纱布做成布袋，内装骨科腾洗药，熏洗或热熨患处。热熨时，在患处涂一层醋或酒，外盖一层疏松透气的织物（如毛巾），再把加热的药袋置于其上，每次 40 分钟左右，一天 2 次。

3. 推拿手法

（1）舒筋法：在颈项和肩背部用点压、揉搓和搓法等手法治疗，以缓急解痉、行气活血、通络止痛。

（2）旋肩法：患者取坐位，医者立于患者身后，右手虎口托于其右腕上，医者屈肘、内收带动患者屈肘，由下向胸前上举，再旋外、外展后伸放下、重复数遍，幅度由小变大，患者肘关节的活动随医者肘关节的屈伸而屈伸。

4. 针灸 取阿是穴、天宗、曲池等穴，提插、捻转至肩臂感酸痛胀麻，留针 30 分钟，10 次一疗程。

（四）简易疗法和偏方

1. 拔罐疗法 目前常用罐的种类有竹筒火罐、陶瓷火罐、玻璃火罐及抽气罐等。常用的拔罐方法有火罐法（投火法、闪火法、滴酒法、贴棉法、架火法）、水罐法、抽气法等。

拔罐疗法对肩部扭挫伤有辅助治疗作用，取一两个小号罐于肩部最痛处，上下间隔2cm处各拔火罐1个，每次5～10分钟，隔日一次，5次为一疗程。

2. 刮痧疗法　是用刮痧板或边缘光滑的汤匙、硬币或铜钱等，蘸刮痧油在经络循行患肩痛处部位表面反复刮动，以能忍受为度，刮出片状或不规则斑点状紫红色痧点，需刮至痧点出透，刮痧介质可选红花油。有较好的止痛作用。刮痧要顺一个方向刮，不要来回刮，力量要均匀合适，不要忽轻忽重。一般每处可刮20下，直至皮肤表面出现部分紫红色散在的出血点为出痧，有疏经通络、活血行气止痛，消肿散结的效用。使邪随痧出，对急性期患者疗效独特。

刮痧注意事项：

（1）刮痧治疗时应注意室内保暖，尤其是在冬季应避寒冷与风口。夏季刮痧时，应回避风扇直接吹刮拭部位。

（2）刮痧出痧后30分钟以内忌洗凉水澡。

（3）前一次刮痧部位的痧斑未退之前，不宜在原处进行再次刮拭出痧。再次刮痧时间需间隔3～6天，以皮肤上痧退为标准。

（4）刮痧出痧后最好饮一杯温开水或淡糖盐水，并休息15～20分钟。

3. 民间偏方处方

（1）豆腐切片贴之，稍干即易。主治外伤青肿。

（2）松树枝加糯米饭捣烂成饼，外敷伤处；另取嫩梢取外皮，焙干研粉，每次15g，黄酒冲服。主治跌打损伤。

（3）将生姜适量捣烂，加入食盐少许，外敷患处。主治各种关节扭伤。

（4）细香葱头120g，生姜30g，捣烂外敷痛处，主治各种关节扭伤。

（5）熏洗法：艾叶、花椒各50g，装入纱布药袋内。水煎，煮沸3～5分钟，倒入盆内，将患肩悬置于盆上方，以热气熏蒸患处周围数分钟，边熏边待温度适宜时将患处浸于药液中揉擦洗浴，每次30分钟左右。药液变凉时可重新加热。每日1～2次。每剂药可用2～3日。

三、预防与调护

1. 由于肩部急性筋伤易于迁延成慢性筋伤，因此在治疗过程自始至终要注意动静结合，早期制动时间不宜过长，要早期练功，争取及早恢复功能，尽量预防转变为慢性筋伤。

2. 肩部扭挫伤的初期，出现瘀肿时忌热敷，可用冷水、冰块、冰袋或冰冻手巾贴敷，以减轻疼痛和抑制患部出血。根据伤情，待伤后一两天再做热敷等理疗治疗。

3. 功能锻炼以肩部主动活动为主，被动活动为辅。可作肩关节的外展、内收、前屈、后伸、旋外、旋内和环转360°活动，可反复进行，每次3～5分钟。

四、营养配餐

损伤早期，饮食上以清淡为主，如蔬菜、蛋类、豆制品、水果、鱼汤、瘦肉等，忌食酸辣、油腻的食物，尤其不可过早地施以肥腻滋补之品，如骨头汤、肥鸡、炖鱼等，否则淤血积滞，难以消散，会拖延病程，恢复迟缓，影响日后关节功能的恢复。

损伤中后期，淤肿大部分吸收。此期饮食宜由清淡转为适当的高营养补充。可在初期的食谱上增加田七煲鸡、动物肝脏之类，以补给更多的钙、蛋白质及维生素 A、维生素 D。饮食上可逐渐解除禁忌，食谱可添加老母鸡汤、猪骨汤、羊骨汤、鹿筋汤、炖鱼等；能饮酒者可选用中药泡酒饮用等。

1. 荔枝核粥

组成：荔枝核 50g，粳米 100g。

用法：将荔枝核 50g 捣碎洗净，置锅中，加清水 100mL，急火煮开 10 分钟，滤渣取汁；将粳米 100g 与荔枝核汁共入锅中，加清水 500mL，急火煮开 5 分钟，改文火煮 30 分钟，成粥，趁热服用。可行气止痛散结，主治软组织损伤初期，局部肿胀明显或有结块者。

2. 桃仁冬瓜米粥

组成：桃仁 10g，冬瓜 20g，粳米 100g。

用法：桃仁捣烂如泥，用水研汁去渣，与冬瓜、粳米一同置锅中，加清水 200mL，急火煮开 3 分钟，改文火煮 30 分钟，成粥，趁热食用。

3. 桃仁牛血羹

组成：桃仁 12g，鲜牛血（已凝固）200g，精盐少许。

用法：将桃仁去皮、尖，研成细末。将桃仁末、牛血同放入锅中，加清水 500mL，急火煮开，文火煲成汤，放入精盐调味，即可食用。功效活血通络止痛，适用于软组织损伤中期。

4. 黄酒鸡血饮

组成：活鸡热血 15mL，热黄酒 25mL。

用法：活杀鸡时取鸡热血 15mL，即刻注入热黄酒内，趁热服用。功效行气通络散结。适用于软组织损伤后期瘀肿趋于硬结者。

5. 牛肉荔枝羹

组成：牛肉 50g，荔枝（鲜）50g。

用法：牛肉煮熟后切成块，鲜荔枝去核，共置锅中，加清水 200mL，急火煮开 2 分钟，文火煲成羹，分次食用。功效：益气健脾，理气止痛。

6. 月季花饮

组成：月季花 5g，红糖 15g。

用法：将月季花洗净，置锅中，加清水 200mL，急火煮沸 5 分钟，滤渣取汁，加红糖，分次饮服。功效活血消肿止痛。适用于软组织损伤初期，肿胀疼痛明显者。

五、转归及预后

肩部急性筋伤一般 1 周左右症状明显减轻，2～3 周可以完全恢复。若早期没有得到正确、积极地治疗，易于迁延成慢性筋伤，因此在治疗时注重早期的正确处理和后期的功能锻炼，即动静结合，以利于患者肩关节功能的完全康复。

（巩民刚）

第三节 肱骨髁上骨折

肱骨髁上骨折，中医古称"臑骨下段骨折"，是指肱骨内外髁上方 2cm 以内的骨折，是小儿最常见的骨折之一，多见于 3～12 岁儿童，尤多见于 5～8 岁，占小儿骨折的 26.7%，占小儿肘部骨折的 60%～

70%，男多于女，左侧多于右侧。成年和老年人亦可发生，但老年人只占本病的约0.04%。肱骨髁上骨折主要分为伸直型和屈曲型两大类，在这两类中还可以分为尺偏型、桡偏型和旋转型。

肱骨髁上骨折的病因有外因和内因两种。金疮、跌、仆、闪、挫、坠等，是导致骨折的直接原因，也与人体的气、血、肝、肾功能有很大关系，同时也与外感六淫之邪及邪毒污染有密切的关系；内因是指小儿骨骼柔软，尚未坚实，所以容易发生骨折。

从肱骨髁上骨折的解剖结构上分析，肱骨远端较扁薄，髁上部处于松骨质和密质骨交界处，前有冠状窝，后有鹰嘴窝，两窝之间仅为一层极薄的骨片，该处又是肱骨自圆柱形向下移行为三菱柱形的应力弱点，故易发生骨折。且儿童时期肘部前关节囊及侧副韧带相对较坚固，因此当儿童肘部外伤后不易发生脱位，而多易造成骨折。

肱骨髁上骨折典型的表现为：肘关节肿胀、畸形、功能障碍，肘关节上方压痛，活动时疼痛加重，可触及骨擦感和异常活动等。中医主要症状可归为疼痛、肿胀、出血、瘀血等。

一、病因病机

（一）病因

肱骨髁上骨折的发生是内外因素综合作用的结果。外因包括作用于人体皮肉筋骨而引起各种损伤的外力，如跌仆、坠堕、撞击、闪挫、压轧、负重、刀刃、劳损等，而肱骨髁上骨折多因间接暴力与自身重力所形成的剪力所致（伸直型），或因肘尖着地直接暴力所致（屈曲型）。内因也起着很重要的作用，比如与年龄、体质、局部解剖结构等内在因素的关系也十分密切。

1. 年龄因素　年龄不同，伤病的好发部位、类型及发生率也不一样。老年人因年老体衰、气血亏虚、肝肾亏虚、经络失养、骨质疏松，跌倒时多为屈曲型肱骨髁上骨折；而中青年人年轻体壮、气血旺盛、肾气充足、筋骨坚固，则不易发生屈曲型肱骨髁上骨折。小儿因骨骼柔嫩，尚未坚实，气血未充，则易发生伸直型肱骨髁上骨折。但小儿的骨骼骨膜较厚而富有韧性，骨折时多发生不完全性骨折。骨骺损伤多发生在儿童或正在生长发育而骨骺尚未愈合的少年。

2. 体质因素　体质的强弱与损伤的发生有密切的关系。年轻体壮，气血旺盛，肾精充足，筋骨坚固者则不易发生损伤；年老体弱，气血虚弱，肝肾亏虚，骨质疏松者则易发生损伤；而年小体弱，气血不充，筋骨不坚，发育不成熟者则尤多发生损伤。

3. 解剖结构因素　骨折与其局部解剖结构有一定的关系。传达暴力作用于某一骨骼时，骨折常常发生在密质骨与松质骨交界处，而肱骨髁上骨折是肱骨髁上约2cm处的骨折，该处正是松骨质和密质骨的交界处。

（二）病机

1. 发病　肱骨髁上骨折的发病与气血筋骨、脏腑经络等都有着密切关系。由于皮肉筋骨损伤导致肱骨髁上骨折，引起气血瘀阻、经络阻塞，或津血亏损，或瘀血邪毒由表入里，而致脏腑不和。

2. 病位　肱骨髁上骨折的病位在于筋骨，主要累及气血。当遭遇跌打损伤时，由于筋附着于骨的表面，首先受到暴力作用而发生损伤，出现局部肿痛、青紫，活动受限；暴力因素，或直接或间接，皆可引起伤骨，遂出现肿胀、疼痛、功能障碍，并可因骨骼断裂和骨折断端位置的改变出现骨擦音、异常活动、畸形。但伤骨也不是单纯性的孤立的损伤，损骨能伤筋，伤筋亦能损骨，互为影响。

肱骨髁上骨折与气、血、肝、肾的关系十分密切。当人体受到外力伤害后，常导致气血运行紊乱而产生一系列的病理改变。《素问·阴阳应象大论》指出："气伤痛，形伤肿。故先痛而后肿者，气伤形也；先肿而后痛者，形伤气也。"当肱骨髁上发生骨折时，可使局部气血的运行发生障碍，而出现"气滞血瘀"的证候。老年患者发生肱骨髁上骨折时，因全身或某一脏腑、器官、组织功能不足和衰退，或体内血液不足以营养周身时，或因筋骨严重损伤而累及肝肾，肝血肾精不充，可表现为"气血亏虚、肝肾不足"的证候。

3. 病性　肱骨髁上骨折的病性多为实证。当肱骨髁上发生骨折时，局部气血运行发生障碍，而出现"气滞血瘀"的实证表现，如：局部肿胀、疼痛，疼痛性质如针刺刀割，痛点固定不移，伤处出现肿胀青紫等。全身症状表现为面色晦黯，唇舌青紫，脉细或涩等。当老年患者发生肱骨髁上骨折时，因脏腑功能不足和衰退，或因筋骨严重损伤而累及肝肾，肝血肾精不充，而出现"气血亏虚、肝肾不足"的虚证表现，如：伤痛绵绵不休，疲倦乏力，语声低微，气短，自汗，面色不华或萎黄，头晕，目眩，爪甲色淡，手足麻木，唇舌淡白，耳鸣耳聋，脉细无力等。在伤科疾患中还可表现为局部损伤之处久延不愈，甚至血虚筋挛或关节缺少血液滋养而僵硬、活动不利等。

4. 病势　肱骨髁上骨折的病势较急，但若施治及时，预后较好，若施治不及时，则迁延难愈。因肾主骨生精，骨折损伤必内动于肾，骨折后如肾生养精髓不足，无以养骨，则骨折难以愈合。筋骨相连，发生骨折时常伤及筋，筋伤则内动于肝，肝血于是不充，血不足则无以荣筋，筋失滋养而影响修复。肝血肾精不足，还可以影响骨折的愈合，所以在治疗时要注意补益肝肾。同时，伤后气机紊乱，妨碍脾胃功能，如果脾胃运化失常，化源不足，无以滋养脏腑筋骨，则必然影响气血的生化和筋骨损伤的修复。所以在治疗时也要注意调理脾胃，否则就有病势迁延难愈的可能。

5. 病机转化　因肱骨髁上骨折而致血瘀时，由于积瘀化热，热邪灼伤津液，可出现津液一时性消耗过多，轻则出现口干、咽燥、大便干结、小便短少、舌苔黄而干糙等症；重则严重耗伤阴液，除了可见较重的伤津证候外，还可见形瘦肉脱、肌肤毛发枯槁、口干而不甚欲饮、舌色红绛而干、舌体瘦瘪、舌苔光剥等表现。

6. 证类病机　肱骨髁上骨折的证类病机总归于气血。伤气，主要是伤后气机运行失常，临床表现常见气滞、气闭、气脱、气虚等证。伤血，由于跌仆、撞击、挤压、切割致伤，损伤血脉当表现为出血、瘀血、血脱、血虚等证。

（1）气滞：对于肱骨髁上骨折而言，肢体损伤后出现的患肢肿痛、胀痛属于局部气滞，波及脏腑则可出现腹胀、便秘等症状。肝在体合筋，肢体损伤，筋骨一体，导致肝郁气滞，则可出现胸胁不适、善太息，舌黯，苔白，脉弦。

（2）气闭：为气滞之甚者发展而成。气闭时，气机运行完全或接近完全阻滞，表现为剧烈疼痛、精神烦乱、恶心呕吐，甚至昏不识人。

（3）气脱：为气机失调之虚证表现。常见伤后突然颓变，语言低微，呼吸气弱，面目无神，汗出肢冷，神志呆滞，胸闷气短，脉象细微，亦可致死亡。

（4）气虚：损伤日久，正气虚衰，或素体薄弱，或化源不足，疼痛绵绵，肿胀日久不散，少气懒言，动则头昏眼花，心悸，耳鸣耳聋，食少自汗，多梦易惊，脉虚无力。

（5）出血：伤后血液离经外溢，由创口溢出者为外出血。如出血多而未及时止血，可造成气随血脱的危险。所以凡是出血，应该及时止血。

（6）瘀血：无开放创口的闭合损伤，离经之血，停积于皮下、肌腠之间，或蓄积于脏腑、胸胁之内而未出体外者，即称为瘀血。瘀血形成后，除局部肿胀疼痛外，还表现为疼痛如针刺，得温则减，得寒则剧。瘀血积久，营卫受阻，郁而生热，表现为自觉或他觉的发热，即瘀血热。瘀血蓄积经久不愈，则变为宿伤，可反复发作疼痛。瘀血注于四肢关节称为瘀血泛注。

（7）血虚：损伤出血或瘀血过多，或伤后久治不愈，或治疗不当，或后天化源不足，或素体不足均可表现为血虚证。如面色㿠白，爪甲枯萎，头目眩晕，心悸气短，手足麻木，夜寐梦多，舌淡苔少，脉细无力。

（8）血脱：由于大量出血，可出现肢体厥冷，唇口色淡，面色㿠白，汗出如油，头目眩晕，神呆气微，脉象细微，或浮大中空。

气为阳，血为阴，气与血阴阳相随，相互依存。损伤之后，伤气必及血，伤血常及气，但是各有偏盛。如偏于伤气，则在气滞、气闭、气虚、气脱之中，又兼见血证；或偏在伤血，则在出血、瘀血、血虚、血脱之中，兼见气机阻滞之证；或伤气伤血同时并见。

二、诊断与鉴别诊断

（一）诊断标准

外伤导致肘部肿胀、疼痛，疼痛固定如针刺刀割感，活动受限。查体见肱骨髁上环形压痛，叩击有传导痛，肘部呈靴形畸形，有异常活动及骨擦感，明显功能障碍。肿胀严重者还会出现张力性水疱。舌黯红或青紫，脉细或涩等。

（二）鉴别诊断

1. 肱骨髁间骨折　肱骨髁上骨折多见于 3～12 岁的儿童，而肱骨髁间骨折多见于成人，儿童很少。二者都可分为伸直型和屈曲型，都有关节肿胀、疼痛、畸形、功能障碍。单纯通过临床症状体征难以鉴别，X 线片可见肱骨内、外髁间距增宽，并可触及异常活动及骨擦感，肘关节功能障碍。二者的鉴别详见表 10-1。

表 10-1　肱骨髁上骨折与肱骨髁间骨折的鉴别

鉴别要点	肱骨髁上骨折	肱骨髁间骨折
发病年龄	多见于儿童	好发于成人
发病率	多见，占全身骨折的 7.48%	少见，占全身骨折的 0.41%
骨折类型	大部分属于关节外骨折，少数属于关节内骨折	属于关节内骨折
肘后三角	正常	改变
并发症	易并发血管神经损伤	血管神经损伤少见
后遗症	易并发肘内翻	多见肘关节功能障碍
治疗	手法复位小夹板固定较满意	各种疗法均不满意

2. 肱骨远端全骺分离　是肱骨髁上骨折发生在幼儿阶段的一种特殊类型，又称低位肱骨髁上骨折。幼儿肘部骨骺多未骨化，因肱骨小头的骨化中心在 1 岁左右出现，而滑车的骨化中心在 10 岁左右才出现，故骨骺全分离时骨折线往往不能通过 X 线直接显影，桡骨纵轴线与肱骨小头关系不改变，但与肱骨远端的关系改变，加上与肘部一些骨折的 X 线表现甚为相似，极易混淆，临床误诊率最高。其典型的 X 线表现为分离的肱骨远端骨骺连同尺桡骨近端一并向后向内侧移位，而外髁骨骺与桡骨近端始终保持对应关系。

3. 肘关节后脱位　主要与伸直型肱骨髁上骨折相鉴别，特别是低位伸直型肱骨髁上骨折，因骨折远端向后上方移位，肘后突起，前臂相对变短，呈"靴样"畸形而类似肘关节后脱位。若肱骨外髁尚未骨化，则与肘关节脱位相鉴别时颇为困难。儿童肘关节脱位极少，而容易发生骨骺分离；肘关节脱位常为外侧，而骨骺分离远端往往内移。另外，肘关节脱位有弹性固定的表现，肘后三角关系发生改变（即肘关节屈曲位时肱骨内、外髁与尺骨鹰嘴不成等腰三角形），而肱骨髁上骨折无上述表现。X线摄片可明确诊断。二者的鉴别情况详见表10-2。

表10-2 伸直型肱骨髁上骨折与肘关节后脱位的鉴别

鉴别要点	伸直型肱骨髁上骨折	肘关节后脱位
肿胀	较重	较轻
肘后三角	正常	改变
弹性固定	无	有
触诊	肘窝触及不平整的近折端	触及光滑的肱骨下端
瘀斑及水疱	有	无
疼痛	较重	较轻
X线示	骨折	脱位

（三）证候诊断

肱骨髁上骨折归属于中医"骨折"范畴，肢体损伤后就会出现伤气伤血或气血两伤的表现。伤气主要是伤后气机运行失常，表现为气滞、气闭、气逆、气脱、气虚等证；伤血表现为出血、瘀血、血脱、血虚等证。简单来讲，肱骨髁上骨折的中医证候主要有两种：

1. 气滞血瘀　肘部青紫、肿胀、疼痛，疼痛固定如针刺刀割感，面色晦黯，唇舌青紫，脉细或涩等。

2. 气血亏虚、肝肾不足　肘部疼痛绵绵不休，疲倦乏力，语声低微，气短自汗，面色不华或萎黄，头晕目眩，爪甲色淡，手指麻木，唇舌淡白，脉细无力，耳鸣耳聋等。

三、治疗

（一）复位、固定治疗

中医治疗肱骨髁上骨折以辨证论治为基础，贯彻"动静结合，筋骨并重，内外兼治，医患合作"的治疗原则，强调整体观念、内外兼治，辨证地处理好骨折治疗中的复位、固定、功能锻炼的关系，尽可能做到骨折复位不增加局部软组织损伤，固定骨折而不妨碍肢体活动。及时的复位、切实的固定、合理的练功、必要的用药是治疗肱骨髁上骨折的基本原则。尽快地恢复肢体的功能、防止肘部畸形是治疗的目的。

1. 复位

（1）手法整复：大部分肱骨髁上骨折均适用于手法整复和外固定。无移位的稳定性骨折，可置患肢于屈肘90°位，用颈腕带悬吊，或上臂内外两夹板超肘关节固定，或肘部"8"字绷带固定2~3周即可。有移位的骨折，一定要先进行手法整复，整复后采用小夹板或石膏托外固定。一般应在伤后6~8小时内进行，时机愈早愈好。若已超过24小时，且肿胀明显者，可予临时固定，待肿胀开始消退后的1~2周内再行延期复位。对陈旧性骨折，建议在麻醉的情况下进行手法整复。

手法整复一般不需麻醉，必要时可采用臂丛神经阻滞或全身麻醉。患者仰卧位，复位顺序按照纠正旋转移位、纠正侧方移位、纠正前后移位来进行。具体操作步骤如下。

1）手摸心会：骨折整复前，术者必须用手触摸骨折部位，触摸时先轻后重、由浅及深、从远到近，要确实了解骨折端在肢体内的移位情况，尤其要辨认肱骨外髁和上髁嵴的连续性和弧度，从而判别骨折前后、内外移位情况。同时，要了解肘尖是否内偏和内倾，内髁和肘尖的间距是否明显变短，从而判别骨折尺偏、尺嵌情况。

2）拔伸牵引：是正骨手法中重要的步骤，用于克服肌肉拮抗力、矫正患肢的短缩移位、恢复患肢的长度。术者一手握患肢前臂远端与握患肢上臂的助手维持对抗牵引，另一手的手掌放在患肢肘横纹上方，虎口朝患肢远端，拇指按在内上髁处，把骨折远端推向桡侧，其余四指将骨折近端拉向尺侧（骨折远端桡偏移位则手法相反，但不可矫枉过正），同时用手掌向下压，握前臂之手在持续牵引下徐徐屈肘至120°～130°位，这样向外侧移位和前后侧移位同时可以矫正。一般牵引时间为3～5分钟，牵引力的大小要轻重适宜、持续稳定。小儿、老年人及女性患者，注意牵引力不宜太大，以免造成骨折不愈合。

3）内外端挤：在充分牵引后，先做远侧骨折端的侧方移位整复。术者以四指双向扣住骨折近端，两拇指推顶骨折远端，在纠正重叠移位的牵引力的共同作用下，纠正侧方移位。若患者年幼，也可用一手握住骨折近端，拇指、示指、中指分别卡住远端内外后3处，在内外推端的同时或之后施以上下提按法。

4）上下提按：在纠正侧方移位之后进一步纠正前后方移位。伸直型骨折，术者两手拇指按近端向下，两手四指端提骨折远端向上，同时配合牵引和屈肘；屈曲型骨折，术者两手拇指按远端向下，两手四指端提骨折近端向上，同时配合牵引和伸肘。

5）摇摆触碰：骨折基本复位后，为了使骨折端紧密接触，增加稳定性，术者可用两手固定骨折部，由助手在持续牵引下轻轻地左右或前后方向转动骨折的远端，待骨折端的骨擦音逐渐变小或消失，则骨折端已紧密吻合。

整复前一定要仔细阅读X线片，根据受伤机制、骨折类型、移位情况研究和制订整复方案，同时也要对患者的全身情况有全面的了解；同时还要根据骨折的需要，准备好一切所需要的物品，如小夹板、扎带、压垫等，并根据病情准备好急救用品，以应对整复过程中出现的意外；整复前还应向患者和家属进行知情告知，告知时要注意耐心解释，消除患者的恐惧心理，并取得家属的理解和配合。患者或其家属签字同意后方可整复。

（2）牵引复位：在骨折远端旋转移位明显或肱骨远端骨骺分离尺偏，手法复位效果欠佳或难以固定者，或者肢体肿胀严重、皮肤情况不宜手法整复，以及严重开放性骨折伤口感染等情况下，可以选择牵引复位的方法。具体操作方法如下。

患者仰卧于骨牵引床上，助手一手握住患肢腕部，一手握住前臂近肘部，在牵引下前屈肩关节并屈曲肘关节，把持固定，防止患者动弹。术者将患肘严格消毒，在鹰嘴尖向远侧2～3cm处（相当于桡骨头水平），与背侧皮缘2cm处的交叉点，双侧做皮下浸润麻醉直达骨膜；自内侧向外钻入1枚直径2mm的克氏针，进针前向前推开肌肉，以免损伤尺神经，无菌纱布覆盖针口处皮肤，安装牵引弓及牵引绳，通过滑轮将牵引绳引至床边，进行垂直牵引。肘关节屈曲90°在床上横管处用一三角巾悬吊前臂。牵引重量2～3kg为宜。定期拍摄X线片复查，一般每周2次为宜，牵引时间为2～3周。牵引时一定要注意避免尺神经的损伤，入针时要严格遵照操作规范，仔细定位，由内向外入针，术后观察指动情况。

2. 固定

（1）夹板固定：夹板固定是最常用的外固定方法，一般采用木夹板，南方地区多采用杉树皮夹板。

用不同长度的木夹板 4 块，前侧板上达肱骨大结节，下至肘窝下 3cm，后侧板自腋下至鹰嘴下，远端向前弯曲，内侧板自腋下至髁下 3cm，外侧板自肩峰下至肱骨外髁下方，内外侧板下端各系一布带。梯形垫两块，一块置于鹰嘴部，推骨折远端向前；一块置于内髁部，向外挤压远段。塔形垫一块，置于外髁上方，向内推挤远端。方形垫一块，置于肘窝上方压迫近段，防止向前成角。用布带进行捆扎，肘部布带要松紧适度、防止滑脱移位，腋下布带应略松，以能摸到桡动脉搏动为度。夹缚后以颈腕带悬吊。伸直型骨折固定肘关节屈曲 90°～110° 位置 3 周，屈曲型骨折固定肘关节屈曲 40°～60° 位置 2 周后逐渐屈曲至 90° 位置继续固定 1～2 周。

夹板固定要注意如下。

1）经整复固定后，肢体的肿胀程度可能有所加重，应随着肢体肿胀程度变化而随时调整夹板的松紧度及位置，一般以扎带上下移动 1cm 为宜，过紧可影响远端血液循环，过松则夹板可能松动而失去固定作用，引起骨折再移位。

2）反复整复、血肿压迫、夹板绑缚过紧、固定时肘的屈曲度过小等因素都可能阻碍血液的疏通，若不及时处理，致前臂及手部肌肉缺血 6～8 小时之后即可发生变性，并发前臂及手部缺血性肌挛缩，可终身致残。尤其年龄小的患儿反应较迟钝、表达能力受限，容易错过救治的时机。因此整复固定后应密切观察患肢循环感觉运动情况，重点观察皮肤色泽温度、肢端动脉搏动、毛细血管充盈、感觉变化、疼痛肿胀情况、手指主动活动等情况，并及时排除异常情况，避免出现严重并发症。

（2）石膏固定：石膏固定方法在临床上也较常用，但一定要在复位后进行，同时要注意纠正尺偏或桡偏，并要预防愈合后肘内翻畸形的发生，必要时可以矫枉过正。伸直型骨折于屈曲位固定，屈曲型骨折于半伸直位固定。

石膏固定时应注意：

1）操作时一定要维持石膏固定的位置直至石膏完全凝固，石膏未干前尽量不要搬动，如需改变体位，需用手掌托起患肢，不可用手指抓捏，以免在石膏上形成凹陷，引起肢体压疮。石膏于固后脆性增加，容易断裂，改变体位时要平托石膏，力量轻柔、均匀，避免折断。折断后要重新固定。

2）石膏固定后，上肢置于功能位，用垫枕将肢体抬高，嘱进行伸指握拳活动，促进血液循环以利消肿，如疼痛较甚，不可盲目给予镇痛药物，应查清楚是否因石膏固定过紧引起的疼痛，以免掩盖病情而出现不可逆的损伤。

3）要注意观察露在石膏外面的皮肤，特别是石膏边缘，如出现红肿擦伤等早期压疮症状，及时处理。一般患者有持续性局部疼痛不适，之后石膏局部有臭味及分泌物，即说明有压疮存在，应及时开窗检查处理。同时，因固定部位皮肤不洁，有擦伤及软组织严重挫伤而有水疱形成，破溃后可形成化脓性皮炎，也应及时开窗处理，以免影响治疗。

4）要注意观察伤肢血液循环、感觉运动情况。如患肢出现剧痛，桡动脉搏动减弱或消失，按压指甲充血时间延长，手部皮肤苍白或紫黯，触之发凉，被动屈伸五指引起剧痛，则提示有血管神经压迫或损伤的可能，应及时将石膏纵行全层剖开松解，以免出现坏疽及缺血性挛缩。

（二）药物治疗

1. 辨证思路　肱骨髁上骨折辨证用药应按骨折 3 期辨证施治，并结合患者体质及兼症施治。《正体类要》指出："机体损伤于外，则气血伤于内，营卫有所不贯，脏腑由之不和……"阐述了骨折后的病理变化，贯穿了中医学的整体观念，为骨伤科早、中、后 3 期辨证施治提供了理论依据。骨折早期，由于脉络损伤，血离经脉，凝聚成瘀，气血之道不得宣泄，故肿痛并见；骨折中期，骨折已复位，筋络已理顺，筋骨开始续接，但此时瘀血尚未尽去；骨折后期，因骨折之时气血耗损精髓，加以内服之剂克伐肝肾，致养筋充骨之功能差。

临床的这些病理改变，通过相关实验研究获得了证实。早期（第1~2周）病理切片见骨细胞坏死，巨噬细胞处于吞噬阶段，血肿形成并渐渐机化吸收；中期（第2~4周）血肿消失，出现成骨细胞、破骨细胞、成纤维细胞，合成胶原纤维，出现纤维软化，形成纤维性骨痂；后期（5周以上）出现大量成骨细胞、成纤维细胞，胶原纤维粗且排列整齐，新生骨小梁出现，形成骨性骨痂。3期之中，具有明显不同的组织形态改变，这给治疗提供了可靠的病理依据。早期由于筋骨脉络的损伤，血离经脉，瘀积不散，气血凝滞，经络受阻，故以活血化瘀、消肿止痛类中药为主；中后期肿胀已消，骨痂已生但不坚固，应以接骨续筋、补气血、强壮筋骨类中药为主。

（1）内治法

1）早期

主症：伤后1~2周，伤肢疼痛较甚，明显肿胀，甚至张力性水疱，肤温较高，可伴口干、低热、烦躁、纳差，尿黄、大便干结，舌尖红，苔薄黄干，脉弦滑数。

治法：活血凉血，消肿止痛，兼利水疏风。

方药：桃红四物汤（《医宗金鉴》）加减。

桃仁，川芎，白芍，生地，当归，红花。

2）中期

主症：伤后3~4周，伤肢疼痛肿胀较轻，肤温正常，或纳差，舌淡红，苔薄白或厚，脉缓。

治法：和营生新，接骨续筋，健脾和胃。

方药：续骨活血汤（《中医伤科学讲义》）加减。

川芎，当归尾，白芍，生地黄，红花，地鳖虫，骨碎补，乳香，没药。

3）后期

主症：伤后4~5周，伤肢肿痛消失，关节活动受限，伴纳差、气短、头晕、四肢无力，舌淡，苔薄少，脉弱。

治法：补气血，壮筋骨，舒筋络。

方药：壮筋养血汤（《伤科补要》）加减。

白芍，当归，川芎，川断，红花，生地，牛膝，牡丹皮，杜仲。

（2）外治法：伤科熏洗法是骨伤科外治法之一。去除外固定后，即行伤肢熏洗。初期可用舒筋洗药（透骨草、威灵仙、苏木、钩藤等）；后期可用通络洗药（桂枝、姜黄、五月艾等），借助热熏及药力达到活血通络、软坚散结、通利关节的目的，使关节功能得以恢复。将药置于盆中，放水浸过药面，稍浸渍后再置于火上煎熬半小时左右即可。将患肘置于药盆之上，先取其热气熏蒸，待药液温度适中时再将患肘置于药液中，并用毛巾将药液反复淋于整个患肢，进行热敷热洗。洗后抹干患肢并注意保温，避免感受风寒。并嘱患者立即进行肘关节屈伸练习。每日熏洗2次，每剂药用2天，7天为1个疗程。

初期可用双柏膏、定痛膏等，解除外固定以后可用上肢损伤洗方、海桐皮汤等熏洗。

1）双柏膏：侧柏叶、黄柏、大黄、薄荷、泽兰等，共研细末，用时以水、蜜糖煮热调成糊状外敷于患处，或用凡士林调煮成膏外敷。

2）定痛膏：生南星、白芷、独活、紫荆皮、芙蓉叶等。制法、用法同上。

3）上肢损伤洗方：伸筋草、透骨草、荆芥、防风、红花、千年健、刘寄奴、桂枝、苏木、川芎、威灵仙等。煎后熏洗患处。

4）海桐皮汤：海桐皮、透骨草、乳香、没药、当归、川椒、川芎、红花、威灵仙、甘草、防风、白芷等。用法同上。

（3）中成药治疗：中成药以其服法简单方便、易于保存等优点，更能为患者所接受，所以临床上用于治疗骨折的中成药种类亦较多，且疗效肯定。常用活血止痛胶囊，主要药物成分有当归、地鳖虫、三七、乳香（制）、冰片、自然铜（煅），可用于骨折后的各个分期，有活血散瘀、消肿止痛之功，用于跌打损伤、瘀血肿痛，口服 1 次 3 粒，1 日 3 次；金天格胶囊，成分为人工虎骨粉，可用于骨折后的中后期治疗，主要有健骨作用，以及后期改善患肢痿软乏力，口服 1 次 3 粒，1 日 3 次；另有骨康胶囊，主要药物成分有芭蕉根、酢浆草、补骨脂、续断、三七等，有消肿止痛、舒筋通络、补肾壮骨的作用，用于骨折，口服 1 次 3 粒，1 日 3 次。

（三）按摩疗法

早期伤肢局部高度肿胀，可按压消肿，以便整复。中期骨折稳定，可局部点按肘关节前后以疏通经络，并可轻度被动屈伸肘关节。后期骨折临床愈合，去除外固定后主动练功的同时可轻柔按摩肘关节，以利关节功能恢复。各期的按摩，均应轻柔，"不痛"为宜，"疼痛"为忌。

操作方法：患者与术者相对而坐，术者一手握住患肢前臂，另一手的手掌在患肢上臂、肘及前臂做抚摸手法，以放松肌肉，来回约 15 次；术者一手继续握住患肢前臂，另一手以拇指与其余四指呈钳形握住患肢，从下到上做捏、揉捏手法，对发硬的肌肉或肌腱可用拇指进行揉或弹拨。整个手法力量由轻到重，时间 10～15 分钟，并禁止在肘前部做反复的强刺激手法；术者一手握住患肢腕部，另一手托住患肢肘部后侧，前臂旋后，同时屈肘，待屈至一定程度后（以患者不痛为限）再伸肘；术者继续以上述姿势将患肘做被动屈曲练习，压迫的力量由轻到重，缓慢加力，以患者能承受为原则。持续 20～30 秒后再行牵拉，同样由轻到重，逐渐加力，将屈曲的肘关节慢慢牵拉，持续时间 20～30 秒，在牵拉的过程中还可在肘前做轻柔的抚摸，以帮助肌肉放松，减轻疼痛。休息片刻后可再次重复上述手法，共 4～5 次，但应禁止粗暴手法和过度扳、拉患肘。

（四）热熨疗法

热熨法是一种热疗方法。临床上多选用温经祛寒、行气活血止痛的药物用布包裹，加热后热熨患处，借助其热力作用于局部。主要有下列几种。

1. 坎离砂　坎离砂用铁砂加热后与醋水煎成药汁搅拌后制成。临用时加醋少许拌匀置布袋中，数分钟内会自然发热，热熨患处。适用于陈伤兼有风湿证者。现在的制剂接触空气即能自然发热，使用更为方便。

2. 熨药　将药置于布袋中，扎好袋口放在蒸锅中蒸气加热后熨患处，适用于各种风寒湿肿痛证。能舒筋活络、散瘀退肿。

3. 其他　如用粗盐、黄砂、米糠、麸皮、吴茱萸等炒热后装入布袋中加热后熨患处，也很简便有效。

（五）针灸疗法

1. 体针疗法　依法"骨会大杼，血会膈俞，肾主骨生髓"，取穴大杼、膈俞、肾俞（两侧交替使用）及断端局部穴位（就近取穴与阿是穴），治疗新鲜骨折患者。以斜刺、中等强度刺激，每次留针 30

分钟，起针后隔姜艾灸 5 壮，每日 1 次，10 次为 1 个疗程。治疗后恢复原有外固定，休息 3 天后再进行第 2 个疗程，共治疗 3 个疗程。

2. 针刺加穴位注射疗法　针刺配合穴位注射，取肾、脾、肝之经及表里经腧穴为主，配合骨折断端附近取穴，治疗骨折迟缓愈合患者。常规消毒后用 30 号 1.5~3.0 寸毫针针刺，得气后配合电针治疗仪，每次留针 20~30 分钟，日 1 次，10 次为 1 个疗程。穴位注射：选取骨折断端邻近腧穴 2~3 个，2 日 1 次，5 次为 1 个疗程，同时配合功能锻炼，共治疗 6~9 个疗程。

3. 针灸加药物疗法　应用针刺加药物与单纯应用药物的方法治疗骨质疏松性骨折，有疏通经络和活血化瘀的功效，加速了骨质疏松骨折的愈合，其肿胀消退及疼痛减轻明显加快，骨痂生长有明显差异，骨密度有所提高。

（六）功能锻炼

以往肱骨髁上骨折复位后为防止重新错位和肘内翻，往往过多强调患肢制动和良好的外固定，而忽视相应的功能锻炼，结果使肘关节长期处于一个体位，导致关节内粘连、肌肉萎缩、关节僵硬等多种并发症。我们应遵循"动静结合，筋骨并重"的治疗原则，在牢固固定的前提下，指导患者正确地进行功能锻炼，可推动气血流通，气血行则皮肉筋骨得养，有利于组织修复，促进骨折愈合。肱骨髁上骨折的功能锻炼以主动活动为主，配合被动活动，以促进骨折愈合，恢复患肢功能。具体练功方法如下：

1. 早期（1~2 周）　此期局部疼痛、肢体肿胀、骨折断端不稳定，练功的主要形式是肌肉收缩锻炼，包括用力握拳、充分伸直五指、屈伸腕关节。应自手法复位后或麻醉消失时即开始，根据患肢肿胀程度，每日 2~4 次，每次 5~10 分钟。感疲劳时，减少每次活动量，增加活动次数，促使肿胀消退。

2. 中期（2~3 周）　此期局部疼痛明显减轻，甚至消失，肿胀消退，骨折断端初步稳定。应在原活动基础上加大活动幅度，活动时间也可延长 5~10 分钟，循序渐进进行肌肉收缩锻炼。

3. 后期（4~6 周）　此期局部软组织恢复正常，骨折处已有足够骨痂，解除外固定后，开始练习肘关节主动屈伸活动。让患者坐于床头桌旁，上臂平放于床头桌上，掌心向上，健侧手平放于患肢手腕部，用力逐渐向下按压，然后再屈曲向上，反复进行，每日 3~4 次，每次 10~20 分钟。

进行功能锻炼时尤其要注意被动活动与主动活动的配合。因患者突然遭受外伤发生骨折，又经历了手法整复的疼痛，会因惧怕疼痛而不敢活动，或者患者本身或患儿的家长认识不到功能锻炼的重要性，担心因活动而使骨折再次移位，从而缺乏信心、不敢锻炼。此时应指导患者正确面对、积极配合，必要时可辅以适当的镇痛措施。

（七）手术治疗

1. 治疗原则　对于无移位的稳定性骨折，可置患肢于屈肘 90° 位，用颈腕带悬吊，或肘部"8"字绷带，或采用石膏托外固定 2~3 周即可；有移位的骨折，一定进行复位固定，常用的方法有牵引复位、闭合复位经皮穿针内固定、手术切开复位内固定等；开放性的骨折，要先清创，再治疗骨折，或者清创的同时一次性固定；如肿胀较甚者，可先抽积血，如肘部出现张力性水疱，则应在无菌操作下，将水疱内的液体抽吸干净，或用针头刺破，再行手法复位；如出现血管、神经症状者，要先注意抢救血管损伤，宜及时切开肱二头肌筋膜减压，二次处理骨折，或做尺骨鹰嘴牵引，以解除骨折对血管的压迫。若血循环改善，仍应密切观察；若无明显改善，并出现明显的"5P"征（即肢体远端剧痛、苍白、麻痹、无脉、感觉异常等），尤其是前臂和手指的疼痛，手指的被动牵拉痛，应立即手术探查。神经损伤者多为挫伤所致，宜先观察，一般在正确复位后3个月左右能自行恢复。如确诊为神经断裂者，要及时手术探查、吻合。

2. 闭合复位穿针内固定　随着C型臂X光机的普及，可在C型臂X光机的透视下采用闭合复位经皮穿针内固定治疗儿童肱骨髁上骨折。这种方法治疗儿童肱骨髁上骨折不仅创伤小，而且避免了开放复位对组织的损伤。

3. 手术切开复位内固定　对于手法整复后不稳者，或难以复位者，或因骨折后时间太久，无法手法复位者应切开复位内固定；对开放性损伤，在清创的同时可以直视下复位内固定。

（八）急症的处理

血管损伤是肱骨髁上骨折最为常见的并发症，发生率1.2%～18.5%。大多数的血管损伤是由于骨折端刺激或压迫肱动脉引起的动脉痉挛，其次是局部血肿引起的压迫，肱二头肌筋膜的紧张以及外固定的不当，肘关节屈伸过高而发生血循环障碍。对于血管损伤的处理措施有以下几种。

1. 手法复位　良好的手法整复是解除血循环障碍的重要措施，可解除动脉的压迫及痉挛、恢复血流，因此，用闭合手法复位，石膏托外固定或皮肤牵引，对血液恢复有益。

2. 手术治疗　一般认为，单纯出现桡动脉搏动消失不是手术指征，只有出现肢体远侧疼痛、麻木及皮肤颜色和温度的改变，当采取改善血循环的措施之后仍无改善时，才是手术探查的指征。对血管痉挛，有些学者认为，经解除痉挛措施无效时，可切除损伤段的血管。对于断裂的肱动脉，有人认为不做处理，依靠侧支循环，可以保证肢体的血液供应。

四、护理与调摄

（一）护理

（1）入院后要做好患者的心理疏导，使其树立战胜疾病的信心和勇气，积极配合治疗。

（2）整复固定后应密切观察患肢感觉运动、皮肤温度、血运、桡动脉搏动情况，防止血管损伤造成前臂缺血性肌挛缩，观察石膏边缘有无渗血及擦伤，石膏固定不可过松或过紧，应随时调整。

（3）术后应密切观察体温、脉搏、呼吸、血压的变化，每半小时或1小时测量一次，直至麻醉清醒，生命体征平稳。要抬高患肢以利静脉回流，减轻患肢肿胀，观察术后伤口渗血情况，出血多时应及时更换敷料。如有发热，应注意有无伤口感染的发生。

（4）治疗过程中出现疼痛，应向患者解释疼痛的原因及可能持续的时间，采用疼痛分散、转移的方式缓解疼痛，必要时可遵医嘱给予对症止痛治疗。

（5）根据患者具体情况，制订可行的功能锻炼计划，在患者信心不足、惧怕疼痛时给予及时的鼓励，并积极争取家属的支持和参与。

（6）出院时要做好指导，尤其在治疗期间就提前出院的患者，要教会正确地功能锻炼方法，嘱咐自我观察内容，并定期返院复查。

（二）饮食调摄

骨折初期：络脉受损，气血凝滞，瘀积不散为肿为痛，发热、纳呆，饮食宜清淡、易消化；骨折中期：瘀未尽去，筋骨未连，宜健脾和胃，调和营血，接骨续筋，大量补充维生素及钙质；骨折后期：瘀肿已散，筋骨未坚，病久正气亏，虚则补之，宜调养气血，滋补肝肾，强壮筋骨。同时应考虑小儿"脾常不足"，宜少量多餐。"食贵有节"，定时定量。如有不良的饮食习惯，应予以纠正。同时注意饮食卫生。

1. 早期（1~2周）　受伤部位瘀血肿胀，经络不通，气血阻滞。此期治疗以活血化瘀、行气消肿为主。中医认为，"瘀不去则骨不能生"。可见，消肿散瘀为骨折愈合之首要。饮食上要以清淡为主，如蔬菜、蛋类、豆制品、水果、鱼汤、瘦肉等，忌食酸辣、油腻的食物，尤其不可过早食用肥腻滋补之品，如骨头汤、肥鸡、炖鱼等，否则瘀血积滞难以消散，会拖延病程，使骨痂生长迟缓，影响日后关节功能的恢复。在此阶段，食疗可选用田七10g、当归10g、肉鸽1只，共炖熟烂。喝汤吃肉，每日1次，连用7~10天。

2. 中期（2~4周）　瘀肿大部分吸收。此期治疗以和营止痛、祛瘀生新、接骨续筋为主。饮食上由清淡转为适当的高营养补充。可在初期的食谱上增加骨头汤、田七煲鸡、动物肝脏之类，以补给更多的钙、蛋白质及维生素A、维生素D。食疗可选用当归10g、骨碎补15g、续断10g、新鲜猪排或牛排骨250g，共同炖煮，汤肉同食，连用2周。

3. 后期（5周以上）　受伤5周以后，骨折部瘀肿基本吸收，已经开始有骨痂形成。治疗以补为主，通过补益肝肾、益气养血，一方面能促进更牢固的骨痂生成，另一方面可以舒筋活络，使骨折部的邻近关节恢复往日的功能。饮食上可解除禁忌，食谱可添加老母鸡汤、猪骨汤、羊骨汤、鹿筋汤、炖鱼等，能饮酒者可选用杜仲骨碎补酒、鸡血藤酒等。食疗可选用枸杞子10g、骨碎补15g、续断10g、薏苡仁50g煮粥，先将骨碎补与续断煎汤，去渣后加入枸杞子、薏苡仁煮粥。每日1次，7天为1个疗程。每1个疗程间隔3~5天，可用3~4个疗程。

五、转归与预后

肱骨髁上骨折主要发病年龄为6~12岁，主要由于跌仆导致骨折发生，因此在日常生活中，应对此年龄段的儿童或青少年进行预防骨折教育，勿进行危险行为，如追逐打闹、高处跳下等，但适当的运动可以改善骨质，可预防骨折的发生。

肱骨髁上骨折经及时的治疗，预后一般良好，约30%后遗有不同程度的肘内翻等外观畸形，个别后遗肘关节僵硬，尤其是发生在严重移位、开放损伤和骨化肌炎的病例。若有合并动脉损伤和筋膜间隙综合征，没有得到及时正确的处理则造成缺血性肌挛缩，甚至肢体坏死。神经损伤绝大多数为不完全损伤。经过一段时间的治疗，一般都能恢复。常见的并发症及处理措施如下：

（一）肘内翻畸形

肘内翻畸形是肱骨髁上骨折最常见的畸形，其发生率高达30%以上，治疗上应以预防为主，必要时手术治疗。

1. 预防措施

（1）对尺偏型应矫枉过正，对桡偏型勿过度矫正。

（2）尺偏型之尺侧纸压垫要低，作用于肱骨内髁部，以便推远端向外，桡侧纸压垫应置于骨折线部略偏高。

（3）先固定1周后，发现远段仍向尺侧倾斜时，可在麻醉下伸直肘关节做外展压挤，直至内翻移位纠正为止。一旦出现了肘内翻畸形，就应采用截骨矫正。

2. 手术指征　虽然肱骨髁上骨折后肘内翻畸形矫形手术的最佳时机仍然存在争议，但我们认为轻度的肘内翻（提携角丧失并有内翻10°以内）、外观畸形不甚明显又不影响功能者，不必手术矫正。但儿童在矫形后的塑形能力比较强，年龄小的主张早期手术矫形。以下为手术指征。

（1）引起功能障碍或屈肘肌力减弱者。

（2）肘关节疼痛尚未形成创伤性关节炎者。

（3）肘内翻大于20°，畸形已固定者（伤后1~2年）。

（4）肘内翻同时并发迟发性尺神经炎者。

（二）肘关节骨化性肌炎

肘关节异位性骨化的确切发病机制还不清楚，常与肘部创伤有关，脱位、骨折、手术是其主要的致病因素。研究表明：骨折脱位使其骨膜掀起、撕裂，致肌肉血肿内可能包含碎裂骨膜、骨块，释出骨母细胞，也可能在血肿机化过程中纤维细胞演变成骨细胞，形成异位骨化。早期，关节及周围软组织损伤，影响外周血液循环，使局部循环发生障碍而致局部肿胀也是造成异位骨化的主要条件；强制性被动活动按摩使骨膜损伤，促使其周围骨形成蛋白转移到肌肉等损伤软组织中，软组织内血管周围的间叶细胞在骨形成蛋白的刺激下演变成骨母细胞、骨细胞，也形成异位骨化。因此，避免及减轻肘部损伤后血肿形成，血肿清除、早期脱水消肿、避免骨膜多次损伤、避免强制被动活动为预防创伤性肘关节骨化性肌炎发生的重要原则。早期尽早治疗、复位制动、冰敷、止血用药，可减轻血肿程度；早期血肿穿刺、骨折术后正确的引流有利于清除血肿；损伤后抬高患肢、用脱水药有利于肿胀消退；避免多次手法整复，可保护骨折断端骨膜，避免骨膜多次损伤后骨母细胞进入血肿。正确的功能锻炼及康复手段配合中药熏洗、理疗也是避免创伤性关节骨化性肌炎的重要途径之一。故采用以上方法能有效降低创伤性骨化性肌炎的发生。

（三）缺血性肌挛缩

缺血性肌挛缩是肱骨髁上骨折最严重的并发症。一旦发生，治疗十分困难，预后也差。其发生机制是由于肱动脉在骨折时或处理中受到损伤或遭受机械性压迫，动脉及侧支循环发生痉挛；或由于骨折血肿引起的张力和软组织损伤后的肿胀，外固定过紧和肘关节固定于过度屈曲位等；静脉的回流障碍均可以影响血循环，从而发生缺血性肌挛缩症。最好的治疗方法是预防，在急性缺血期首先解除一切外固定或将骨折复位，6~12小时症状体征不缓解者应立即切开前臂深筋膜并探查肱动脉。若缺血性肌挛缩已经发生，首先解除一切外固定，同时进行热敷，轻手法按摩。为了减轻挛缩畸形的发展可用铝制夹板固定前臂、腕关节及手指，固定位置是腕部背伸，掌指关节略屈曲，指关节伸直位，每日可取下夹板进行按摩及各关节功能锻炼。晚期主要做肌腱移植或延长术，也可做桡尺骨短缩术，进行手术时间应该在发病1年后，过早进行有可能再度出现畸形。

（巩民刚）

参考文献

［1］吴勉华，石岩. 中医内科学新世纪第 5 版［M］. 北京：中国中医药出版社，2021.

［2］李建生，蔡永敏. 中医经典肺病学［M］. 北京：科学出版社，2021.

［3］郑洪新，杨柱. 中医基础理论新世纪第 5 版［M］. 北京：中国中医药出版社，2021.

［4］方祝元，孙丽霞. 中医内科名家医案讲析［M］. 北京：中国中医药出版社，2021.

［5］陈湘君. 中医内科常见病证辨证思路与方法［M］. 北京：人民卫生出版社，2020.

［6］李灿东，方朝义. 中医诊断学新世纪第 5 版［M］. 北京：中国中医药出版社，2021.

［7］印会河. 印会河中医内科新论［M］. 北京：中国医药科技出版社，2021.

［8］胡鸿毅，方祝元，吴伟. 中医内科学第 4 版［M］. 北京：人民卫生出版社，2021.

［9］陈红风. 中医外科学新世纪第 5 版［M］. 北京：中国中医药出版社，2021.

［10］颜新，颜乾麟. 颜德馨用药经验集［M］. 北京：人民卫生出版社，2019.

［11］倪青，王祥生. 实用现代中医内科学［M］. 北京：中国科学技术出版社，2019.

［12］陈仁寿. 中医临床病证大典脾胃病卷［M］. 上海：上海科学技术出版社，2020.

［13］吕志达. 临床中医心血管疾病诊疗思维［M］. 吉林：吉林科学技术出版社，2020.

［14］张伟. 张伟中医肺病学［M］. 济南：山东科学技术出版社，2021.

［15］张法荣. 齐鲁中医肾病医方集锦［M］. 北京：华夏出版社，2022.

［16］黄燕，李军，丰广魁. 实用中医临床脑病学［M］. 上海：上海科学技术出版社，2020.

［17］刘学春，王诗恒，王光涛. 名老中医肝胆病验方集萃［M］. 北京：化学工业出版社，2021.

［18］郭淑云，邵明义，李墨航. 郭淑云医论医案选［M］. 北京：科学出版社，2021.

［19］刘维. 中医风湿病学临床研究［M］. 北京：人民卫生出版社，2019.

［20］黄桂成，王拥军. 中医骨伤科学新世纪第 5 版［M］. 北京：中国中医药出版社，2021.

［21］杨龙，杨瑞春. 天灸疗法临床运用举隅［J］. 广西中医药，2000，23：5.